护理专业双元育人教材

妇产科护理

主　编　申　婧

副主编　王　冰　王　容　乔娅兰

编　委（按姓氏拼音排序）

刘　丽　陕西能源职业技术学院

刘　邑　宝鸡职业技术学院

马雪雪　陕西能源职业技术学院

乔娅兰　汉中职业技术学院

申　婧　陕西能源职业技术学院

王　冰　陕西能源职业技术学院

王　容　清远职业技术学院

王娟妮　西安交通大学第二附属医院

吴改娟　西安大兴医院

徐玲丽　清远职业技术学院

杨　蠡　陕西省核工业二一五医院

张　伟　西安市临潼区妇幼保健院

复旦大学出版社

内容提要

本教材是护理专业双元育人活页教材之一，全书共分为2个模块7个项目32个任务。模块一为产科护理，主要内容包括早期妊娠健康管理、中期妊娠健康管理、妊娠异常护理、围生期健康管理、正常分娩护理、产褥期护理、新生儿护理和围生期疾病护理等；模块二为妇科护理，主要内容包括妇科炎症、妇科肿瘤、妇科内分泌疾病、妇科生殖器官损伤性疾病的护理和优化生育健康管理。本教材遵循学生认知规律，循序渐进，系统地呈现了典型护理案例中护理人员为护理对象进行护理评估、提出护理问题、制订护理措施的护理岗位真实工作路径，增加了教材的实用性，为学生后续学习相关护理课程和临床护理实践打下了扎实的基础。本教材适合职业院校护理、母婴护理、涉外护理、助产等相关专业师生使用。

本套教材配有相关课件、教案、视频、习题等资源，欢迎至复旦社云平台（www.fudanyun.cn），搜索书名获取。

云平台使用方法

推进教师、教材、教法"三教"改革已成为当前职业院校提升办学质量和人才培养质量的重要切入点,其中教材是教学改革的重要载体和体现形式,是"三教"改革的基础,也是"双高计划"建设中"打造技术技能人才培养高地"的首要任务。

在中国特色学徒制教学指导委员会的悉心指导和严格把关下,联合全国多所职业院校和医院,共同开发了护理专业双元育人教材系列之一——《妇产科护理》。"妇产科护理"是高等职业教育专科护理类专业的专业核心课程。教材编写采用《国家职业教育改革实施方案》倡导的新型活页式教材。在编写过程中,编者认真总结了多年的教学经验及课程改革经验,结合临床护理工作实际,打破传统教材的编写模式,更加贴近妇产科护理岗位实践,使教材内容与行业要求、职业标准、岗位规范相统一。本教材以护理任务为驱动,以案例问题为导向,基于岗位能力要求设计教学内容,建立了以学习者为中心、岗位需求为导向的编写思路,并引入现代职业教育理念,立足职业能力培养,适当融入思政元素深化教材的价值引领,充分发挥教师的导向作用与学生的主体作用。

本教材突出基础理论学习、操作技能培养和职业素质养成,并配丰富的专业图片、思维导图、知识链接、操作评价表、课后习题和微课视频等资源,部分内容以二维码的方式呈现在书中相应位置,让学生在相关教学过程中随时学习,以提高其主观能动性,也使教学更加具有针对性和直观性。

本教材中每个学习任务以"护理案例"这一工作任务为导引,将真实的临床妇产科护理病例融入到课程学习中,使课堂教学与岗位工作尽可能地零距离接轨,课堂教学与临床护理程序紧密结合。通过案例分析和任务实施,增进学生临床实践体验,做到"理实并重、知行合一",充分体现基于临床实际护理工作的学习。

本教材共分为两大模块,每一模块下分为若干学习项目和任务。模块一主要介绍产科护理,包括早、中期妊娠护理和围生期护理两个项目内容;模块二主要介绍妇科护理,包括妇科炎症、妇科肿瘤、妇科内分泌疾病、妇科生殖器官损伤性疾病护理和优化生育健康管理五个项目内容。本教材遵循学生认知规律,循序渐进、系统地呈现了临床妇产科护理场景真实工作流程,为学生后续进入临床妇科、产科专科实习及工作奠定了基础。

　　本教材的编写得到了全国相关职业院校和医院专家的大力支持与帮助,特此表示诚挚的感谢! 由于编写时间紧迫,编者水平有限,书中难免存在错漏之处,恳请读者不吝赐教,以便今后再版时修正。

编 者

2025 年 4 月

目 录

◆ 模块一　产科护理

项目一　早、中期妊娠护理

项目介绍

　　早、中期妊娠是妊娠期非常重要的阶段,早、中期妊娠护理是指从确定妊娠开始一直到妊娠进入早、中期阶段所进行的全部护理,具体包括早期妊娠健康管理、中期妊娠健康管理、妊娠出血护理、羊水量异常护理、妊娠期贫血护理、妊娠期血糖异常护理等。作为护理人员能对早、中期妊娠生理变化和病理情况进行护理,对于异常妊娠者能够配合医生进行相应的处理,保障母儿顺利度过早、中期妊娠阶段。

　　本项目通过早、中期妊娠临床典型案例的导入,明确护理人员对该阶段孕妇健康与异常情况的评估,指导其根据护理评估结果提出护理问题,制订适宜的护理措施,规范护理人员对早、中期妊娠的护理实施。

学习导航

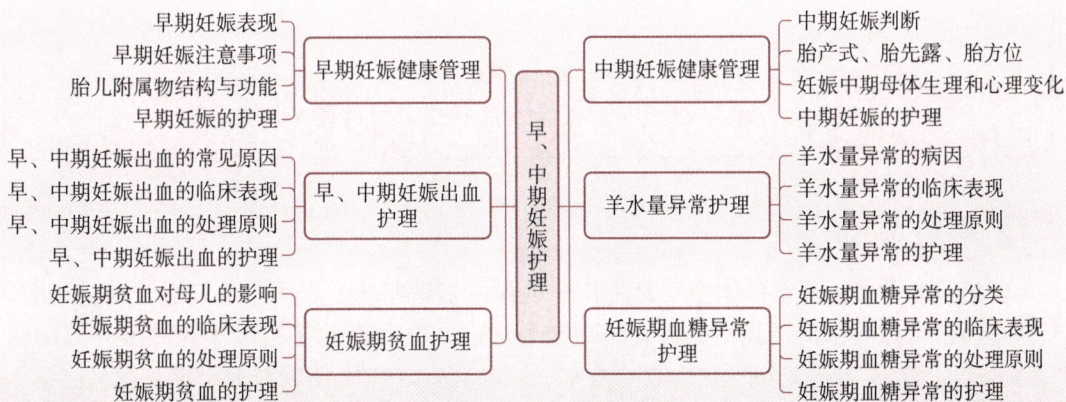

项目一 早、中期妊娠护理

任务一 早期妊娠健康管理

任务目标

1. 了解早期妊娠的诊断方法和胎儿发育特点。
2. 能对早期妊娠妇女实施整体护理和健康指导。
3. 具备对妊娠剧吐症状的判断和专业应对能力,能够有效进行护理干预。
4. 关心和爱护孕妇,能通过耐心的引导和细致的协助,帮助孕妇完成相关检查,并协助建立完善的孕期健康档案。

护理案例

晓琳,女,28岁,小学教师,结婚半年。月经已过期10天,3天前开始恶心呕吐、厌食油腻、嗜睡,尤其在白天反复呕吐,进食量明显减少,体重无明显下降。在家用验孕棒自测为阳性。家人陪同来社区卫生中心咨询。

请思考:

1. 护理人员应协助晓琳做哪些检查以明确诊断?
2. 如果确定为妊娠,护理人员应对晓琳进行哪方面的妊娠期指导?

学习内容

妊娠是胚胎和胎儿在母体内发育成长的过程。受精卵的形成标志着妊娠开始,胎儿及其附属物从母体内排出是妊娠的终止。临床上常以末次月经的第一天作为妊娠开始的时间,妊娠全过程约280天,即10个孕月或40孕周。孕13^{+6}周及以前为早期妊娠,孕14～27^{+6}周为中期妊娠,孕28周及以后为晚期妊娠。

孕卵的形成、发育和着床

一、早期妊娠的表现

（一）主要症状

1. **停经**　有性生活史、平时月经规律的育龄期健康妇女，一旦月经过期应考虑到妊娠，停经 10 日以上高度怀疑妊娠。如为哺乳期妇女，可表现为乳汁明显减少。

2. **早孕反应**　在停经 6 周左右，大多数妇女出现畏寒、头晕、流涎、乏力、嗜睡、食欲缺乏、喜食酸物或厌食油腻、恶心、晨起呕吐等症状，称为早孕反应，部分妇女还会出现情绪改变。一般持续到妊娠 12 周左右症状消失。

3. **尿频**　妊娠早期由于子宫增大而压迫膀胱，因此，妇女经常有尿频现象，妊娠 12 周后子宫增大超出盆腔水平，尿频症状消失。

女性子宫内膜周期性变化和月经

女性卵巢的内分泌功能及月经周期的调节

《中华人民共和国劳动法》

第二十九条　劳动者有下列情形之一的，用人单位不得依据本法第二十六条、第二十七条的规定解除劳动合同：

（一）患职业病或者因工负伤并被确认丧失或部分丧失劳动能力的；

（二）患病或者负伤，在规定的医疗期内的；

（三）女职工在孕期、产期、哺乳期内的；

（四）法律、行政法规规定的其他情形。

第六十一条　不得安排女职工在怀孕期间从事国家规定的第三级体力劳动强度的劳动和孕期禁忌从事的劳动。对怀孕七个月以上的女职工，不得安排其延长工作时间和夜班劳动。

《女职工劳动保护特别规定》

第五条　用人单位不得因女职工怀孕、生育、哺乳降低其工资、予以辞退、与其解除劳动或者聘用合同。

（二）体征

1. **乳房变化**　自觉胀痛，乳房体积逐渐增大，有明显的静脉显露，乳头增大，乳晕着色加深，乳房周围皮脂腺增生出现深褐色结节，称为蒙氏结节。

2. **生殖器官变化**　阴道黏膜和宫颈均充血着色，呈紫蓝色，妊娠 6～8 周时，双合诊检查子宫峡部极软，感觉宫颈与宫体似不相连，称黑加征（Hegar sign）。随妊娠进展，子宫逐渐增大变软，妊娠 6～8 周宫体逐渐饱满呈球形，妊娠 8 周时的宫体约为非孕时的 2 倍，妊娠 12 周时的子宫大小约为非孕时的 3 倍，此时宫底超出骨盆腔，在耻骨联合上方可触到。

妊娠诊断

（三）辅助检查

1. **妊娠试验**　若结果为阴性，则排除妊娠，但应注意假阴性；若结果为阳性，则可判断为妊娠，应进一步做 B 超确定妊娠部位。

2. **妇科 B 超**　妊娠早期通过 B 超检查可以判断是否为宫内妊娠，以排除异位妊娠、胚胎停育等特殊情况。一般在孕妇妊娠 6 周左右时，做第 1 次 B 超检查。阴道超声最早于妊娠 4～5 周可在增大的子宫轮廓内探到胚囊回声；妊娠 6～8 周可探到原始的胎心搏动，早期单一高调、率快,一般为 150～160 次/分。

3. **特殊感染检查** 单纯疱疹病毒、巨细胞病毒、风疹病毒、弓形虫等检测,可以避免通过母婴传播致胎儿出现畸形。

综上,早期妊娠检查的项目较多,具体还要结合孕妇实际情况。孕妇在早孕期间要做好日常护理,出现不适时应尽早到医院妇科就诊。

二、早期妊娠注意事项

(一)合理饮食,营养均衡

护理人员应为孕妇提供个性化的营养指导,注意保持饮食均衡,确保摄入足够的维生素、矿物质和蛋白质。原则上以清淡、少油腻为主,每日摄入 40～50 g 的蛋白质。避免食用刺身、生肉等,以减少食源性感染的风险。

(二)坚持补充叶酸,避免接触有毒有害物质

建议妇女增加叶酸的摄入,这对于胎儿的神经系统发育至关重要。通常妇女在孕前就应开始服用叶酸补充剂。尽量减少接触有害物质,如化学品、辐射、毒物等,避免在怀孕期间从事可能暴露于危险物质的工作。

(三)情绪平稳,适度运动

保持心情舒畅,避免过度紧张和焦虑,保持良好的心态。可以通过放松技巧、阅读有关妊娠的正面信息以及家人的陪伴等来保持积极的情绪状态。适量的运动锻炼对于孕妇的身体健康有益,但应避免剧烈运动和激烈的体育活动,最好在医生的建议下选择合适的运动。

(四)加强卫生保健,规律产检

保持个人卫生,避免感染,尤其要注意手部卫生,不要与动物亲密接触,预防传染病。遵照医生指导及时进行产前检查,确保胎儿的正常发育,并通过医学检查了解母儿的健康状况。

三、胎儿附属物的结构与功能

胚胎和胎儿要在母体的子宫腔内生长发育,必须依靠胎儿附属物。胎儿附属物包括胎盘、胎膜、脐带和羊水。

(一)胎盘

1. **胎盘构成** 由母体部分的底蜕膜以及胎儿部分的叶状绒毛膜和羊膜构成(图 1-1-1)。

(1)底蜕膜:来自胎盘附着部位的子宫内膜。

(2)叶状绒毛膜:是胎盘的主要结构。晚期胚泡着床后,滋养层细胞迅速分裂增殖,表面形成毛状凸起为绒毛,此时的滋养层称为绒毛膜。与底蜕膜接触的绒毛膜因为血液丰富,发育分化良好,形成叶状绒毛膜;与包蜕膜接触的绒毛膜因供血不足,萎缩退化,形成平滑绒毛膜。

(3)羊膜:在胎盘最内层,光滑,无血管、神经及淋巴,具有一定的弹性,为半透膜。

2. **足月胎盘结构** 胎盘于妊娠 6～8 周开始发育,12 周末时完全形成。妊娠足月的胎盘一般呈圆形或椭圆形,重约 450～650 g,直径约 16～20 cm,中央厚、边缘薄。胎盘分母面

科学备孕

女性生殖系统解剖之子宫

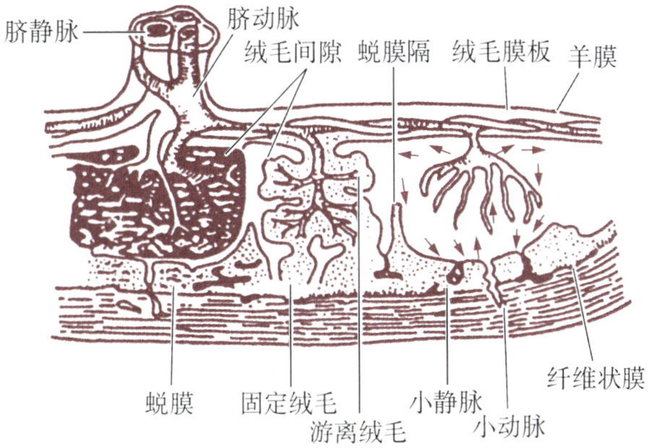

图 1-1-1 胎盘的结构和血液循环

和子面,母面呈暗红色,由 $18\sim20$ 个胎盘小叶构成;子面有羊膜覆盖,呈灰蓝色,光滑、半透明,在其中央或稍偏旁边附着一根脐带,与胎儿的脐部相连接(图 1-1-2)。

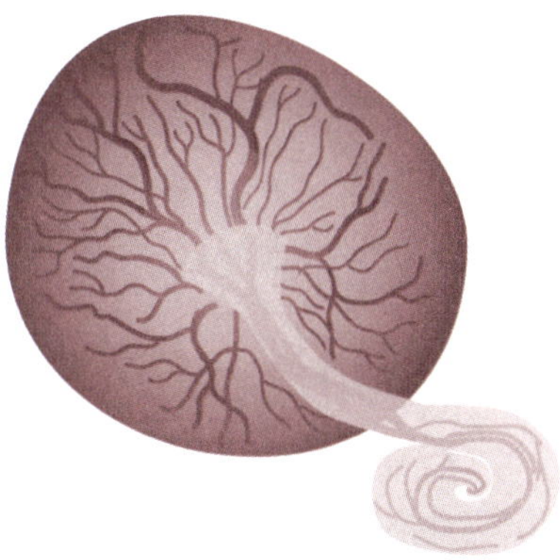

3. 胎盘功能

(1)气体交换:胎儿生长所需的 O_2 和代谢产生的 CO_2 通过胎盘以简单扩散方式完成。相当于出生后的呼吸系统功能。

(2)供给营养物质:胎儿生长发育所需要的葡萄糖、氨基酸、脂肪酸、维生素及电解质等,以易化扩散、简单扩散或主动运输等方式通过胎盘输送到胎儿血中。相当于出生后的消化系统功能。

图 1-1-2 足月胎盘形态

(3)排泄代谢废物:胎儿的代谢产物如尿酸、肌酐、肌酸等,经胎盘进入母血,由母体排出。相当于出生后的泌尿系统功能。

(4)有限的防御功能:胎盘屏障具有阻止母血中某些有害物质进入胎儿体内的作用,但胎盘屏障作用极为有限。各种病毒(如风疹病毒、巨细胞病毒等)及大部分药物均可通过胎盘,影响胎儿。母血中的免疫物质 IgG 可通过胎盘,使胎儿在出生后短期内获得被动免疫。

(5)合成功能:胎盘可以合成激素和酶。胎盘合成的人绒毛膜促性腺激素(human chorionic gonadotropin,hCG)在受精后第 6 天由滋养细胞开始微量分泌,在受精后第 10 天左右可用放射免疫法自母体血清中测出,成为诊断早孕的敏感方法之一。

(二)胎膜

胎膜由外层的平滑绒毛膜和内层的羊膜组成,以维持羊膜腔的完整性,对胎儿起保护作用。

(三)脐带

脐带是连接在胎儿和母体之间的管状结构,一端连接于胎儿腹壁的脐轮,另一端附着于胎盘子面。足月胎儿的脐带长 $30\sim100$ cm,平均 55 cm,直径 $0.8\sim2.0$ cm。脐带表面由羊膜覆盖,内有 1 条腔大壁薄的脐静脉和 2 条腔小壁厚的脐动脉,血管间填充华通胶(保护脐血管的胶样组织)。

(四)羊水

羊水为充满于羊膜腔的液体。妊娠早期的羊水主要来自于母体血清的透析液;妊娠中期以后,胎儿尿液成为羊水的主要来源。羊水量随妊娠周数增加而逐渐增加,妊娠 38 周可达 1 000～1 500 mL,此后羊水量逐渐减少,妊娠 40 周约 800 mL。

足月妊娠羊水 pH 约为 7.20,略浑浊、不透明,含有胎脂、胎儿脱落上皮细胞、毳毛等,并含有大量激素、酶和蛋白质。妊娠期穿刺抽羊水有助于早期诊断某些先天性疾病。

案例分析

晓琳 28 岁,为育龄期女性,既往月经规律,但这次已停经 10 天,并且 3 天前出现晨起恶心呕吐、厌食油腻、嗜睡、乏力等表现,符合早孕妇女的症状,临床初步考虑为“早孕”,护理人员对案例进行护理评估。

一、健康史

(1)一般资料:晓琳 28 岁,已婚,未产。

(2)月经婚育史:晓琳既往月经规律,$13\frac{5}{28}$,末次月经为 2023 年 10 月 7 日。半年前结婚,夫妻关系和谐。

二、身体评估

(1)主要症状:晓琳为育龄期已婚妇女,此次月经已过期 10 天,还出现了晨起恶心呕吐、厌食油腻、嗜睡、乏力、进食量明显减少等早孕反应的表现。

(2)全身检查:观察晓琳的发育、营养、精神状态,以及步态和身高情况,测量血压、体重。正常血压不超过 140/90 mmHg,超过者属病理状态;计算体重指数(body mass index,BMI),评估其营养状况;检查心、肺、肝、脾、肾功能有无异常;评估乳房发育状况、乳头大小及有无乳头凹陷;注意检查脊柱、下肢有无畸形。

(3)妇科检查:晓琳的阴道通畅,黏膜和宫颈充血呈紫蓝色。双合诊检查显示宫颈软,子宫增大变软,峡部极软,黑加征(+)。需注意的是,应明确妇女对于妊娠的意愿,如果继续妊娠,一般不做妇科检查;如果妇女不准备继续妊娠,必须做妇科检查,且需要取得妇女的配合,操作过程动作轻柔、规范,有保护妇女隐私的意识。

三、心理-社会评估

重点评估晓琳和家属对妊娠的态度和接受程度。确定早孕后是否有惊讶、喜悦或者震惊、矛盾的反应,是否出现焦虑、紧张的心理变化。

四、辅助检查

(1)妊娠试验:若妊娠试验结果为阳性,则可确定为早期妊娠,但不能确定妊娠部位。晓琳已做妊娠试验且结果为阳性,则必须做 B 超以明确宫内妊娠的判断。

（2）B超检查：晓琳做B超后明确为宫内妊娠、单胎、活胎。

根据评估结果可以明确晓琳为"早孕"，目前可能存在以下护理问题：

1. **舒适度改变**　与停经后晨起恶心呕吐、厌食油腻、乏力有关。
2. **营养摄入不足**　与反复呕吐、不能进食有关。
3. **焦虑**　与担心胎儿发育、自身健康有关。

任务实施

护理人员明确晓琳是早孕并愿意继续妊娠，应完成以下护理任务。

一、建册

确定早孕后，护理人员应指导孕妇到所在地社区卫生服务中心建立母子健康手册（母婴保健手册），登记相关信息后领取母子健康手册，指导其填写相关内容，如姓名、年龄、孕次等。

二、建档并进行孕期健康评估

晓琳携带母子健康手册到二级及以上医院的孕产妇健康管理中心进行资料录入，完成建档。护理人员对孕妇进行早孕期健康评估。

（一）健康史

（1）核对一般情况，即姓名、年龄、孕产次。

（2）详细询问晓琳的停经时间，停经后出现早孕反应的情况。

（3）询问既往月经是否规律，了解末次月经时间，准确进行预产期的推算（末次月经月份＋9或－3，日期＋7）。根据晓琳的末次月经（2023年10月7日），推算预产期为2024年7月14日。

（4）注意询问丈夫的健康状况和家族中有无遗传病史、双胎妊娠史等。

（二）全身评估

护理人员对晓琳进行生命体征的测量，尤其是血压，注意检查心肺功能，询问晓琳幼时有无佝偻病、骨盆骨折等。护理人员为晓琳测量身高、体重，计算BMI。

（三）辅助检查

护理人员指导晓琳完成血常规、血型、尿常规、肝功能、肾功能、空腹血糖、肝炎病毒、梅毒螺旋体、人类免疫缺陷病毒（human immunodeficiency virus，HIV）筛查等检查。协助晓琳完成B超预约和检查。孕11～13^{+6}周需做胎儿颈后透明层厚度（nuchal translucency，NT）检查，以早期筛查胎儿染色体有无异常。

NT检查是早孕期筛查胎儿染色体是否正常的一种检查方法，正常值＜2.5 mm，如NT值升高（＞3 mm）需进一步做无创DNA、羊水穿刺检查以确定胎儿染色体有无异常。

三、心理护理

护理人员能耐心与晓琳交流，细致讲解有关早孕的知识，让其接受早孕的生理、心理变化。能指导晓琳正确应对身体出现的各种不适，进行心理调适。鼓励其多听舒缓的音乐，嘱其丈夫和家人多陪伴，关注其身体变化，使晓琳放松心情，保持愉快的心理状态。

四、饮食护理

对于晓琳目前呕吐比较严重，但体重无明显减轻的情况，膳食原则宜清淡、少油腻为主，鼓励其多食水分丰富的蔬菜、水果，以补充水、维生素和钙、钾等无机盐，防止酸中毒和电解质紊乱，减轻不适感。注意饮食的多样化，少量多餐，则呕吐现象基本可以缓解。待早孕反应减轻后，根据晓琳的 BMI 指导其多摄入优质蛋白、新鲜蔬菜和水果，保证体重增长。同时，告知晓琳孕期应坚持补充叶酸，使其了解叶酸能预防胎儿神经管畸形和高同型半胱氨酸血症。鼓励晓琳每天多吃富含叶酸的新鲜蔬菜和水果，如菠菜、胡萝卜、猕猴桃等，适当摄入动物肝脏。

如果晓琳继续呕吐严重，体重比孕前减轻 5% 以上，出现酸碱失衡、电解质紊乱，应考虑发生妊娠剧吐。此时需加强口腔护理，暂时禁食，及时送晓琳就医。护理人员应注意观察晓琳的全身状况和生命体征，遵医嘱补液，如有病情变化，及时报告医生处理。

五、健康指导

护理人员应根据末次月经准确推算晓琳的预产期，叮嘱晓琳按时进行系统产检，告知其首次产检的时间为孕 $6\sim13^{+6}$ 周，系统产检一般从孕 20 周开始。指导晓琳进入产科管理群，告知晓琳群内的护理人员会提醒其准时产检，以免遗漏。指导晓琳参加孕期课堂的学习，帮助孕妇及家人了解孕期保健的相关知识，预防早期流产的发生。

护理人员应告知晓琳孕期禁烟酒，避免被动吸烟或主动吸烟。注意休息，禁止性生活和盆浴，避免剧烈运动和随意用药，动态监测体重变化，按时预约产检。如果有下腹痛、阴道流血等异常情况，应及时就诊。

任务评价

根据任务实施情况进行考核（表 1-1-1）。

表 1-1-1　早期妊娠健康管理任务评价表

评价项目	评价标准	分值	得分
素质要求	1. 护理人员服装、鞋帽整洁，仪表大方，举止端庄，指甲符合要求 2. 护理人员微笑服务，语言柔和恰当，态度和蔼可亲	10	
实施过程	1. 准确核对妇女姓名、年龄、民族、职业、婚姻、文化程度等信息 2. 评估妇女临床症状，包括停经、早孕反应和尿频等 3. 评估妇女乳房和生殖器官的体征 4. 协助妇女做妊娠试验、B超检查等，明确早孕结果	80	

（续表）

评价项目	评价标准	分值	得分
	5. 评估妇女的健康史,评估其丈夫健康情况及家族史		
	6. 评估妇女生命体征、步态及身高,测量血压、体重,评估 BMI 和营养状况		
	7. 指导妇女建立母子健康手册并建档,准确推算预产期,详细告知其孕期检查的时间		
	8. 对妇女进行早期妊娠护理,包括心理护理、饮食护理和健康指导等		
综合评价	1. 护理人员在护理评估过程中正确应用沟通技巧,语言通俗易懂,妇女配合默契 2. 能流畅进行健康教育,亲和力强,内容科学,符合早期妊娠健康教育的内容要求 3. 工作过程中能尊重妇女隐私,态度端正,能关心、爱护女性,有保护孕妇安全的意识	10	
	评价总分	100	

任务训练

请扫码完成课后习题。

课后习题

（申　婧）

任务二　中期妊娠健康管理

任务目标

1. 熟悉中期妊娠的体征。
2. 能对中期妊娠的孕妇进行整体护理。
3. 能区分中期妊娠孕妇的生理和病理变化,并进行护理评估和健康指导。
4. 在产前检查操作中动作规范、操作轻柔,对孕妇有耐心、细心和爱心,有保护孕妇安全的意识。

护理案例

晓琳,女,28 岁。主诉"停经 20 周,常规产检"来门诊。其自确定早孕后一直未检查,担心胎儿宫内发育是否正常,想知道胎儿的胎位。晓琳看着自己逐渐增大的肚子,担心以后自己的身材走样,询问护理人员饮食以蔬菜、水果、瘦肉为主是否可以?陪同检查的晓琳丈夫特别希望能通过 B 超看到胎儿的性别,要求护理人员在检查结束后告知其胎儿性别。护理人员测量晓琳的血压为 120/80 mmHg,体重 50 kg。门诊产前检查:胎位枕左前,手测宫底高度在脐下一横指,胎心率 138 次/分。

请思考:

1. 针对晓琳目前的情况,应提出哪些护理问题?

2. 护理人员应采取哪些护理措施?

3. 护理人员应对晓琳的丈夫做哪些知识宣教?

学习内容

妊娠中期是指妊娠 14～27^{+6} 周的妊娠阶段,也称为中期妊娠。孕妇在此阶段全身各器官变化显著,胎儿在母体内逐渐发育成熟,因此,孕妇在首次产前检查确定妊娠后,应在社区建立母子健康手册,然后到医院产检门诊进行系统的产前检查,时间一般是每 4 周 1 次,直到孕 28 周。如有异常,可酌情增加产前检查次数。

一、中期妊娠的判断

(一) 症状

(1) 有早期妊娠的经过。

(2) 孕妇腹部逐渐增大。

(3) 孕妇自觉胎动,可扪及胎体,听到胎心音。

(二) 体征

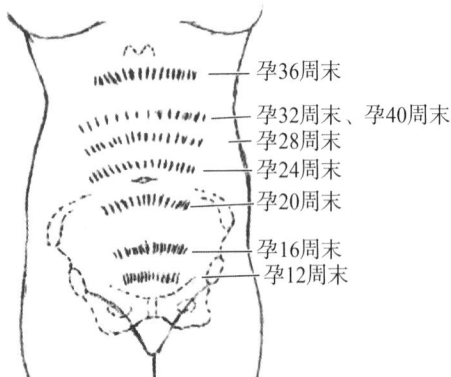

图 1-2-1 宫底高度与孕周的关系

1. 子宫增大 随着妊娠进展,子宫逐渐增大,宫底逐渐升高。不同孕周的宫底高度增长速度不同,妊娠 20～24 周时增长速度较快。手测宫底高度或尺测耻上子宫长度可估计胎儿大小及孕周(图 1-2-1)。

2. 胎动 胎儿在母体子宫腔内的活动称为胎动,是孕妇自我监测胎儿宫内安危的重要指标。初产妇于妊娠 18～20 周时开始自觉有胎动,经产妇感觉略早。胎动随妊娠进展逐渐增强,正常胎动每小时 3～5 次,临床以每 2 小时 ≥6 次为正常。有时腹部检查可以看到或触及胎动。

3. 胎心音 妊娠 18～20 周一般用听诊器经

孕妇腹壁可听到胎心音。胎心音呈双音的"滴答"声,正常为110～160次/分。妊娠24周前胎心音多在脐周较清楚;妊娠24周后,胎心音多在胎背侧听诊最清楚(图1－2－2),但需与子宫杂音、腹主动脉音和脐带血流杂音进行区别。

4. 胎体　妊娠20周后,经孕妇腹壁能触到子宫内的胎儿肢体活动。妊娠24周以后,触诊能辨别胎头、胎背、胎臀和胎儿肢体。因此,可通过四步触诊法查清胎儿在子宫内的位置,帮助判断胎方位。

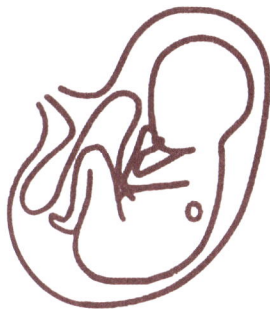

图1－2－2　听胎心音的位置

多胎妊娠

(三)辅助检查

1. B超检查　首选,可显示胎儿数目、胎产式、胎先露、胎方位、有无胎心搏动、胎盘位置及分级、羊水量,可评估胎儿体重,同时能测量胎头双顶径、股骨长等径线,了解胎儿生长发育情况。

2. 系统超声　妊娠20～26周进行,俗称"大排畸",妊娠中期必查。

3. 四维彩超　根据临床需要选做。

> 　　胎儿系统超声检查,即通俗意义上的"大排畸",可检查胎儿的生物学指标、是否严重畸形、遗传标志物以及孕妇宫颈的长度。胎儿的生物学测量主要是测量胎儿的双顶径、股骨长、头围和腹围,以评估胎儿的生长情况。同时,可测量羊水、胎盘、脐带相关指标。胎儿畸形的筛查主要包括颅脑结构、上唇连续性、心肝脾肾等脏器的结构、骨骼的发育等是否有异常。胎儿遗传标志物的检测包括脉络丛囊肿、侧脑室增宽、肠管回声增强、单脐动脉、心室内强回声点等,行胎儿系统超声检查可排查以上疾病,从而降低新生儿出生缺陷的发生。

二、胎产式、胎先露、胎方位

(一)胎产式

胎产式指胎体纵轴与母体纵轴之间的关系。胎体纵轴与母体纵轴平行者为纵产式(图1－2－3),约占足月妊娠分娩总数的99.75%;胎体纵轴与母体纵轴垂直者为横产式(图1－2－4),即横位,仅占足月妊娠分娩总数的0.25%。两轴呈交叉者为斜产式,一般是暂时性的。

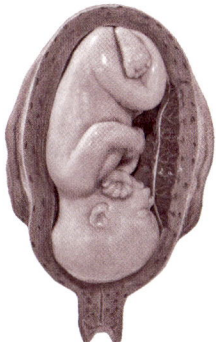

图1－2－3　纵产式

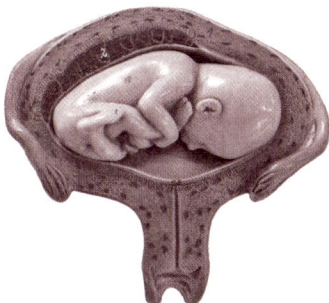

图1－2－4　横产式

（二）胎先露

胎先露指最先进入母体骨盆入口的胎儿部分。纵产式有头先露和臀先露,横产式为肩先露(图1-2-5)。

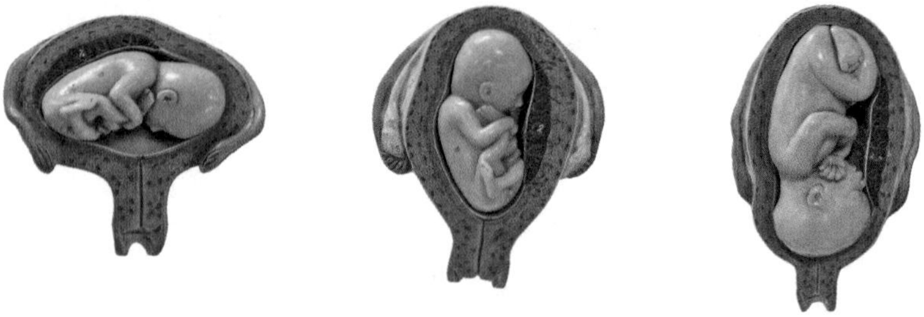

图1-2-5　胎先露

1. **头先露**　包括枕先露、前囟先露、额先露及面先露等,以枕先露最常见。
2. **臀先露**　包括混合臀先露、单臀先露、单足先露及双足先露。
3. **肩先露**　横产式时先露部为胎儿肩部,较少见。
4. **复合先露**　少见,头先露与胎手或臀先露与胎足同时入骨盆时为复合先露。

（三）胎方位

胎方位指胎儿先露部指示点与母体骨盆的关系。

枕先露以枕骨、面先露以颏骨、臀先露以骶骨、肩先露以肩胛骨为指示点。根据指示点与母体骨盆入口前、后、左、右、横的关系而形成不同胎方位(表1-2-1)。

表1-2-1　胎产式、胎先露和胎方位的关系及种类

纵产式(99.75%)			横产式(0.25%)
头先露(95.75%~97.75%)		臀先露(2%~4%)	肩先露
枕先露(95.55%~97.55%)	面先露(0.2%)	—	—
枕右前(ROA)	颏右前(RMA)	骶右前(RSA)	肩右前(RScA)
枕右横(ROT)	颏右横(RMT)	骶右横(RST)	
枕右后(ROP)	颏右后(RMP)	骶右后(RSP)	肩右后(RScP)
枕左前(LOA)	颏左前(LMA)	骶左前(LSA)	肩左前(LScA)
枕左横(LOT)	颏左横(LMT)	骶左横(LST)	
枕左后(LOP)	颏左后(LMP)	骶左后(LSP)	肩左后(LScP)

三、妊娠中期母体变化

妊娠中期母体变化显著,包括生理变化和心理变化。

（一）生理变化

1. 生殖系统变化

（1）子宫：子宫体变化最明显，大小由妊娠 12 周时耻骨联合上 1～2 横指增大至妊娠 28 周时的脐上 3 横指左右。子宫腔容量由非孕时约 5 mL 增加至妊娠中期约 500 mL。子宫重量由非孕时约 70 g 增至妊娠足月时约 1 100 g。妊娠 12 周后，增大的子宫逐渐对称并超出盆腔，在耻骨联合上方可触及。随妊娠进展，子宫逐渐发生右旋。妊娠 12～14 周开始子宫会出现无规律、无痛性收缩，孕妇感觉子宫局部变硬，称为布雷希氏（Braxton Hicks）收缩，属于生理现象。子宫颈充血呈紫蓝色，柔软，有假性糜烂出现，妊娠期宫颈管形成黏液栓。子宫峡部逐渐拉长变薄，最终形成 7～10 cm 长的子宫下段。

（2）卵巢：妊娠期卵巢略增大，排卵和新卵泡发育均停止。

（3）输卵管：妊娠期输卵管伸长，但肌层不增厚，有时黏膜也可见到蜕膜反应。

（4）阴道：妊娠期阴道壁黏膜增厚变软，充血水肿呈紫蓝色，皱襞增多，阴道分泌物增多呈白色糊状。

（5）外阴：妊娠期外阴部充血，皮肤增厚，大小阴唇色素沉着、伸展性增加，有利于胎儿娩出。部分孕妇可有外阴静脉曲张发生，产后可自行恢复。

2. 乳房变化

妊娠中期孕妇乳房继续增大，乳头变得更坚挺和敏感，乳晕逐渐扩大且颜色变深。

3. 其他系统变化

（1）循环系统：心脏向左、向上、向前移位，心浊音界稍扩大。妊娠中、晚期心率每分钟增加 10～15 次。多数孕妇心尖区可闻及 Ⅰ～Ⅱ 级柔和吹风样收缩期杂音，产后逐渐消失。妊娠期循环血量自妊娠 10 周开始逐渐增加，至妊娠 32～34 周达高峰，持续至分娩，因此，患有心脏病的孕妇易发生心力衰竭。孕妇在妊娠中、晚期易发生仰卧位低血压综合征，因此，宜鼓励孕妇左侧卧位休息。

（2）血液系统：孕期血容量增加，其中血浆增加多于红细胞增加，使血液稀释，出现生理性贫血。同时，血液中大部分的凝血因子，即凝血因子 Ⅱ、Ⅴ、Ⅶ、Ⅷ、Ⅸ、Ⅹ 增加，血液出现高凝状态。血液中白细胞计数升高可达 $15 \times 10^9 / L$。

（3）呼吸系统：妊娠期上呼吸道（鼻、咽、气管）黏膜增厚，轻度充血、水肿，易发生上呼吸道感染。妊娠中期肺通气量增加，有过度通气现象，妊娠中、晚期以胸式呼吸为主，呼吸次数变化不大，但呼吸变深大。

（4）泌尿系统：妊娠期肾血浆流量及肾小球滤过率均增加，孕妇饭后可出现妊娠期生理性糖尿，应注意与真性糖尿病相鉴别。孕妇在妊娠期易患输尿管结石和急性肾盂肾炎，以右侧居多。

（5）消化系统：妊娠中期孕妇的牙齿、牙龈易充血水肿，发生出血；胃排空时间逐渐延长，上腹部饱胀感越来越明显；肠蠕动逐渐减弱，可致便秘，甚至诱发痔疮。

（6）内分泌系统：妊娠期孕妇的腺垂体增大，嗜酸性粒细胞肥大、增多，形成"妊娠细胞"，于产后 10 天左右恢复。若产后发生大出血，可致增大的垂体缺血、坏死，继发严重的腺垂体功能低下，发生希恩综合征（Sheehan syndrome）。

（7）其他：包括体重、色素、矿物质代谢等变化。

① 体重:妊娠中期孕妇体重一般增加约 8～10 kg。

② 色素:妊娠期孕妇面部、乳头、乳晕、腹白线、外阴等处逐渐出现色素沉着。面部出现蝶形分布的褐色斑,称为妊娠斑,可于产后逐渐消退。腹壁皮肤呈现紫色或淡红色的妊娠纹,产后变为银白色,持久不退。

③ 矿物质代谢:妊娠中期开始易出现缺铁性贫血和骨质疏松。

(二)心理变化

妊娠中期由于子宫逐渐增大,孕妇形体发生明显改变,能感觉到胎动,因此,孕妇的心理会发生一系列的改变。

1. 逐渐接受妊娠,体验妊娠的幸福　由于妊娠中期胎动的出现,早孕反应减轻或消失,孕妇从心理上开始接受妊娠,享受孕育新生命的快乐。

2. 由于形体变化,部分孕妇出现矛盾心理　妊娠中期子宫迅速增大,孕妇的形体发生明显改变,部分孕妇会出现矛盾心理。一方面享受妊娠的愉悦,另一方面又担心自己的身材不能恢复,因此,出现矛盾心理,加上孕期激素的变化,情绪容易波动。

3. 孕妇出现内省,关注宫内胎儿　随着妊娠的继续,孕妇会出现内省,以自我为中心,关注自己的身体,喜欢独处。这种状态有助于更好地应对妊娠和分娩,为接受新生儿的到来做好充分准备,但易冷落家庭其他成员而影响相互关系。

四、中期妊娠的管理

孕妇从妊娠 20 周开始规律进行产前检查,一般每 4 周 1 次直到 28 周,护理人员对于中期妊娠孕妇应加强护理。

(一)动态监测孕妇的血压和体重

(1) 每次产检时,护理人员应准确测量血压,同时评估孕妇双下肢有无水肿,判断有无妊娠期高血压疾病的可能。若血压升高或双下肢水肿严重,应及时告知医生。

(2) 测量孕妇的体重,动态观察体重增长情况,由于妊娠中期是妊娠期体重增长最快的阶段,因此,须进行体重管理以避免体重增长过快诱发巨大儿,造成分娩困难。

根据妊娠前或妊娠早期的体重指数指导孕妇进行体重管理。BMI = 体重/身高^2 (kg/m^2),正常值为 18.5～24.9 kg/m^2。

① 如果孕妇 BMI＜18.5 kg/m^2,则为偏低体重,每周可增重 0.51 kg,整个孕期增重 12.5～18 kg。

② 如果孕妇 BMI 18.5～24.9 kg/m^2,则为正常体重,每周可增重 0.42 kg,整个孕期增重 11.5～16 kg。

③ 如果孕妇 BMI 25.0～29.9 kg/m^2,则为超重体重,每周可增重 0.28 kg,整个孕期增重 7.5～11.5 kg。

④ 如果孕妇 BMI ≥30 kg/m^2,则为肥胖,每周可增重 0.22 kg,整个孕期增重 5.0～9.0 kg。

为保持孕中期体重增长合适,孕妇应注意:

(1) 调整饮食结构,均衡膳食。孕妇应减少淀粉和糖的大量摄入,进食丰富的蛋白质、维生素和多种矿物质,适当地多摄入富含纤维素的蔬菜、水果,平衡膳食,以满足胎儿生长发

巨大儿

育的需要,但避免食用高热量、油炸的食物和大量甜食。对于血糖异常的孕妇,必须严格控制糖的摄入,做好饮食管理。

(2) 合理安排作息和活动。保证充足睡眠,适当进行户外运动,如散步、游泳、孕妇体操和瑜伽等,以消耗多余的热量,控制体重,促进自然分娩。

(3) 让孕妇每周空腹测体重,观察体重变化,根据 BMI 控制每周体重增加量,避免体重增长过快。

(二) 指导孕妇注意保持个人卫生,密切监测胎儿安危

(1) 指导孕妇保证个人卫生,每天清洗外阴和乳头,注意不要刺激、牵拉乳头,避免诱发宫缩。由于孕妇代谢旺盛,容易出汗,可淋浴保持身体清洁,避免盆浴引起逆行感染。外出时注意做好防护和手卫生,避免感染。

(2) 保持心情愉快,每天听舒缓音乐,可进行胎教活动。根据情况遵医嘱可适当吸氧,增强胎儿氧供。

(3) 指导孕妇在家自数胎动,监测胎儿情况,如胎动频繁或减慢,均应及时就诊。

(三) 健康教育

告知孕妇注意生活规律,穿平底鞋和宽松衣物保证安全。坚持规律产检,提前 1 个月预约胎儿系统超声。如果出现阴道流血、腹痛等异常情况,应及时就诊。

案例分析

案例中,孕妇晓琳已经妊娠 20 周,为中期妊娠阶段,护理人员对晓琳进行护理评估。

一、健康史

晓琳已经妊娠 20 周,妊娠早期时早孕反应较剧烈,经调整饮食后缓解,此后饮食正常。近期无阴道流血、头晕、头痛等异常表现。

二、身体评估

(1) 全身评估:测量晓琳的血压为 120/80 mmHg,体重 50 kg,比早孕时增长了 5 kg,其体重增长符合孕周。检查晓琳双下肢无水肿,无其他异常。

(2) 产科评估:

① 腹部检查:护理人员视诊晓琳的腹型呈纵椭圆形,大小与孕周基本相符,腹白线上有色素沉着,无妊娠纹。腹部触诊前护理人员先告知孕妇检查的目的,检查时动作尽可能轻柔。护理人员用软尺测量晓琳宫高与腹围,估计胎儿大小与孕周相符。通过四步触诊法评估胎儿的胎方位为枕左前位,在靠近胎背侧上方的孕妇腹壁上清楚听到胎心音,胎心率(fetal heart rate,FHR)为 144 次/分。

产前检查

② 骨盆外测量:护理人员初步评估孕妇的骨盆情况,协助进行骨盆外测量的操作。

(3) 绘制妊娠图:将产前检查的各项结果,如血压、体重、宫高、腹围、胎位、胎心率等填于妊娠图中,绘制成曲线,观察动态变化,及时发现并处理孕妇和胎儿的异常情况。

三、心理-社会评估

评估孕妇和家属目前对妊娠的态度,注意有无过度焦虑、恐惧、淡漠等异常心理反应。评估孕妇由于腹型增大,活动受限,以及形体发生变化,有无心理上的焦虑、紧张等。评估丈夫及家属对孕妇多变的情绪有无正确应对。

四、辅助检查

(1) 常规检查血常规、尿常规。

(2) B超:判断胎儿个数、胎儿发育情况和羊水量等。必须做系统超声以筛查胎儿畸形,需要提前预约。

(3) 其他:若胎儿过大,则须测血糖了解孕妇有无妊娠期糖尿病。对出现心慌、胸闷、气短或有心脏病家族史的孕妇须做心电图。

针对案例中晓琳的情况,提出以下护理问题:

1. *知识缺乏* 孕妇和家人缺乏孕期相关知识。
2. *自我形象紊乱* 与孕妇体形变化有关。
3. *焦虑* 与孕妇对胎位不明确、担心能否顺利生产等有关。

晓琳目前宫高与腹围都与正常相符,宫底高度在脐下一横指,同孕20周的宫底高度。针对晓琳因为怕身材走形,提出的饮食是否能只吃蔬果和瘦肉的情况,护理人员应细心询问晓琳的饮食习惯,认真讲解合理膳食对胎儿发育的影响,告知晓琳妊娠期必须加强饮食护理,增加优质蛋白、足量维生素和微量元素的摄入,保证体重正常增长。针对晓琳丈夫希望通过B超检查知晓胎儿性别的情况,护理人员应向其进行普法教育,明确医护人员严禁利用B超进行非医学需要的胎儿性别鉴定。向孕妇丈夫及家属讲解生男生女都一样,宣传男女平等的思想和理念。

2021年8月由第十三届全国人民代表大会常务委员会第三十次会议通过的《中华人民共和国人口与计划生育法》第三十九条明确规定:严禁利用超声技术和其他技术手段进行非医学需要的胎儿性别鉴定;严禁非医学需要的选择性别的人工终止妊娠。

任务实施

针对案例中晓琳的情况,护理人员应完成以下任务。

一、做好产科检查的护理配合

(1) 做好腹部检查的护理配合,规范操作,准确判断晓琳的孕周、胎儿的大小和胎方位,正确听胎心音。操作过程中注意保护隐私、保暖,关注孕妇的反应,避免刺激。

(2) 做好骨盆外测量的护理配合,协助晓琳取适宜体位,准确选取测量点,适时与晓琳沟通,安全保护意识强。

（3）绘制妊娠图时准确无误,熟练进行图形的分析。

（4）及时告知孕妇检查结果,预约下次产检。

二、饮食护理

（1）膳食营养原则:根据妊娠期膳食营养原则和孕妇的 BMI 适时调整妊娠期饮食,妊娠期应合理营养,保证多样化的平衡膳食,增加相应的营养素摄入。因此,宜动态监测晓琳的营养状况和体重变化,按需进行饮食计划的调整,确保孕妇获得足够、适度的营养。

（2）膳食指导:

① 适当增加鱼、禽、蛋、瘦肉、海产品的摄入:动物性食品在妊娠中期应每天增加摄入50 g,妊娠晚期增加至每天 125 g。深海鱼类含有较多不饱和脂肪酸,其中的二十二碳六烯酸（DHA）对胎儿脑和视网膜功能发育有益,每周最好食用 2～3 次。

② 增加奶类的摄入:奶或奶制品富含优质蛋白,是钙的良好来源。建议每天至少摄入牛奶 250 mL（低脂牛奶 400～500 mL）或相当量的奶制品,以满足钙的需要。

③ 常吃富含铁的食物:孕妇易发生缺铁性贫血。建议常吃含铁丰富的食物,如动物血、肝脏、蛋黄、瘦肉等。必要时在医生指导下补充小剂量的铁剂。还要注意多摄入富含维生素 C 的蔬菜和水果,或者在补充铁剂的同时服用维生素 C 制剂,以促进铁的吸收和利用。

为了保证胎儿的正常发育,孕妇应平衡膳食,根据医生指导摄入相应的营养素,避免因缺乏某些微量元素或蛋白质造成胎儿发育异常。

三、运动指导

中期妊娠的孕妇应注意适度运动,可指导晓琳做瑜伽或游泳等,既可以减轻身体的不适,伸展会阴部肌肉,为分娩顺利进行做准备;又可强化肌肉,有助于产后身体迅速、有效地恢复。

四、心理护理

向晓琳和家属解释妊娠是正常的生理过程,应正确对待妊娠期的各种变化,鼓励晓琳及时表达身体的不适和想法,缓解焦虑、恐惧的情绪,轻松愉快地度过妊娠期。

五、健康教育

指导晓琳加强卫生意识,保持外阴清洁,避免盆浴。嘱咐晓琳加强营养,适度活动,睡眠以左侧卧位为宜。教会晓琳自数胎动的方法,自我监测胎儿安危。告知家属按期陪晓琳参加产检和孕妇学校,学习相关知识,最大限度地保障母儿安全。若出现阴道流血、腹痛、头晕、头痛等异常症状,应及时就诊。由于妊娠期系统超声可确定胎儿性别,因此,一定要加强法律知识的宣教,让孕妇和家属知晓私自进行非医学需要的胎儿性别鉴定是违法的,提高该类人群的法律意识。

任务评价

根据任务实施情况进行考核(表1-2-2)。

表1-2-2 中期妊娠健康管理任务评价表

评价项目	评价标准	分值	得分
素质要求	1. 形象:服装、鞋帽整洁;仪表大方,举止端庄;指甲符合要求 2. 态度:微笑服务;语言柔和恰当;态度和蔼可亲 3. 注意操作规范,保护孕妇隐私,过程中体贴、爱护女性,确保安全	10	
实施过程	1. 评估孕妇的一般情况,如姓名、年龄等 2. 评估孕妇是否排尿,协助取适宜体位 3. 护理人员解释产科检查的内容和目的,取得孕妇配合,温暖双手,备齐用物 4. 腹部检查: (1) 视诊注意充分暴露孕妇腹部,评估准确 (2) 四步触诊操作过程中,护理人员应站在孕妇的右侧,先用软尺测量宫高、腹围,然后进行触诊。前三步面向孕妇,第四步面向孕妇的足端。注意操作过程流畅,动作规范,和孕妇沟通良好,安全意识强。检查结束后告知孕妇结果 (3) 听诊时方法正确,位置准确,胎心率计数无误 (4) 检查过程中进行人文关怀,安全意识强 5. 骨盆外测量: (1) 测量径线时,护理人员协助孕妇取适宜体位,站在孕妇右侧,测量方法规范,位置正确,读数准确 (2) 测量过程中,注意协助孕妇体位改变,有安全意识,避免孕妇受伤 (3) 测量结果告知孕妇,并明确结果意义 6. 根据检查结果准确绘制妊娠图 7. 协助孕妇做系统超声和相关辅助检查 8. 对孕妇进行健康宣教,包括饮食营养、运动卫生和心理护理等 9. 准确记录产检结果,做好产检时间预约	80	
综合评价	1. 能熟练应用交流技巧进行健康教育,语言流畅,亲和力强,内容科学,符合妊娠中期健康教育的内容要求 2. 熟练进行操作,动作标准、规范,避免刺激 3. 尊重孕妇意愿,沟通有效,关心、爱护女性,注意孕妇安全	10	
评价总分		100	

任务训练

请扫码完成课后习题。

课后习题

（申 婧）

任务三　早、中期妊娠出血护理

任务目标

1. 掌握自然流产、异位妊娠的临床表现和处理原则。
2. 熟悉早、中期妊娠出血性疾病的辅助检查方法。
3. 了解早、中期妊娠出血性疾病的相关病因及病理生理机制。
4. 学会运用所学知识对早、中期妊娠出血的妇女进行护理评估并实施护理。
5. 具有辩证分析问题的能力，养成严谨、慎独的职业素养。具有同理心，关爱、尊重孕妇，帮助孕妇顺利度过妊娠期。

护理案例

案例1

小红，30岁，停经2个月，出现早孕反应，今日因少量阴道流血、轻微腹痛就诊。查体：宫口闭，子宫质软，2个月妊娠大小，尿hCG（＋）。B超检查：宫内有胎囊，大小与孕周相符，可见胎心搏动。

请思考：

1. 小红的临床诊断和处理原则是什么？
2. 小红存在哪些护理问题？相应的护理措施包括哪些？

案例2

晓兰，31岁，停经48天，阴道流血3天，左下腹撕裂样疼痛半小时就诊。晓兰平素月经规则，3天前开始出现少量阴道流血，持续至今。半小时前，无明显诱因下出现左下腹撕裂样疼痛，伴恶心、呕吐。既往有慢性盆腔炎病史。查体：BP 100/60 mmHg，贫血貌，四肢厥冷，全腹有压痛、反跳痛及腹肌紧张，移动性浊音（＋）。妇科检查：宫颈举痛及摇摆痛（＋），阴道后穹隆饱满、有触痛。

请思考：

1. 晓兰的临床诊断和处理原则是什么？
2. 晓兰存在哪些护理问题？相应的护理措施包括哪些？

学习内容

妊娠早期常见的出血性疾病有自然流产、异位妊娠等,若病情进展快,有时会危及母儿安全,在身体不适的基础上,孕妇还会出现恐惧、无助等心理反应,这不仅会对母儿产生不良影响,还会影响治疗效果。因此,对妊娠早期出现并发症的孕妇应进行正确的身心评估、心理疏导及精心的护理可促进孕妇顺利渡过难关,继续维持妊娠或及时中止异常妊娠。

一、流产

流产是指妊娠不足 28 周、胎儿体重不足 1 000 g 而终止妊娠者。妊娠 12 周以前终止者称为早期流产;妊娠 12 周至不足 28 周终止者称为晚期流产。流产分为自然流产与人工流产,本节仅阐述自然流产,人工流产具体内容详见项目七任务二"避孕失败补救措施及护理"。自然流产约占全部妊娠的 10%～15%。

(一)病因

1. 胚胎因素　染色体异常是导致早期流产的主要原因,50%～60% 的早期流产是由染色体异常导致的。

2. 母体因素　妊娠期任何疾病引起的高热都可能刺激子宫收缩而导致流产。细菌毒素或病毒通过胎盘进入胎儿血液循环,导致胎儿死亡而流产。母体患有慢性疾病(如严重贫血、心力衰竭、高血压)也可导致流产。此外,内分泌失调(如黄体功能不全)、生殖系统疾病(如子宫畸形、宫颈内口松弛)、不良习惯(如酗酒、抽烟、吸毒)、免疫因素等均可导致流产。

3. 环境因素　接触过多有害的化学物质(如苯、甲醛)和不良的物理环境(如高温、噪声、放射线)可导致流产。

(二)病理

流产发生的时间不同,病理过程亦有所不同。早期流产往往先有出血,后有腹痛。妊娠前 8 周,发育中的胎盘绒毛与子宫蜕膜连接不紧密,妊娠物多能完全排出,出血量一般不多;妊娠 8～12 周,胎盘绒毛发育茂盛,与子宫蜕膜连接紧密,流产时妊娠物不易完整剥离排出,从而影响子宫收缩,出血较多;妊娠 12 周以后,胎盘已完全形成,流产时大多先有腹痛,后排出胎儿、胎盘。

(三)临床类型

常见的自然流产类型包括先兆流产、难免流产、不全流产和完全流产。

1. 先兆流产　停经后出现少量阴道流血,可伴有轻微下腹痛、腰酸或坠胀感,但无妊娠物排出。

2. 难免流产　由先兆流产发展而来,阴道流血量增多,腹痛加重,流产已不可避免。

3. 不全流产　指部分妊娠物已排出,另有部分仍残留于宫腔内,影响子宫收缩而致阴道持续流血,严重时可引起失血性休克。

4. 完全流产　指妊娠物已全部排出。

常见流产类型的一般发展过程如下:

```
                          继续妊娠
              先兆流产                      不全流产
                          难免流产
                                         完全流产
```

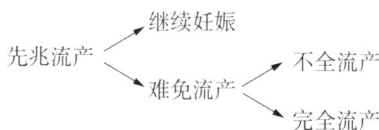

此外,临床还有 3 种特殊类型流产。

1. 稽留流产 又称过期流产,指胚胎或胎儿已死亡未及时自然排出者。死亡的胎儿及胎盘组织在宫腔内稽留过久,可能会导致凝血功能障碍。

2. 复发性流产 指与同一性伴侣连续发生 3 次及 3 次以上的自然流产(包括生化妊娠)。

3. 流产合并感染 流产过程中,若出血时间过长、有组织残留宫腔等,易造成宫腔感染,严重时会扩散至盆腔、腹腔,引起败血症,甚至感染性休克,称为流产合并感染。

复发性流产
处理原则

(四)临床表现

1. 症状 停经后阴道流血和下腹疼痛。因妊娠周数和流产过程不同,临床表现也因人而异。早期流产主要表现为先有阴道流血,后出现腹痛。晚期流产时,胎盘已经形成,流产过程与早产相似,胎盘继胎儿娩出后排出,一般出血不多,临床表现为先有腹痛,后出现阴道流血。

2. 体征 可发现子宫增大,宫口开大,胎囊膨出,部分妊娠物排出等。

(五)处理原则

应根据流产的不同类型进行相应处理。

1. 保胎 适用于先兆流产、复发性流产。

(1)卧床休息,禁止性生活,必须行阴道检查时,护理人员应注意动作轻柔。

(2)给予必要的药物治疗,如镇静剂(苯巴比妥)、维生素 E。对于黄体功能不足者,给予黄体酮肌内注射。

(3)对于复发性流产者的保胎治疗,应超过原来流产发生时间约 1 个月,可常规肌内注射 hCG 3 000～5 000 U,隔日 1 次,至妊娠 8 周后停止。

2. 清宫 适用于难免流产、不全流产及稽留流产等。一旦确诊,应尽早使胚胎及胎盘组织完全排出。

3. 抗感染 流产合并感染或出血时间较长、量多者,应给予抗生素控制感染的同时尽快清除宫内残留物。

4. 查病因 复发性流产患者须在下一次妊娠前进行夫妇双方染色体检查以排除遗传性疾病;还应排除生殖器官畸形和感染等。宫颈功能不全者在妊娠 14～18 周做宫颈内口环扎术。

二、异位妊娠

正常妊娠时,受精卵着床于子宫腔内膜。当受精卵在子宫腔外着床发育时,称为异位妊娠,又称宫外孕。异位妊娠包括输卵管妊娠、卵巢妊娠、腹腔妊娠、宫颈妊娠及子宫残角妊娠等。异位妊娠是妇产科的常见急腹症,其中以输卵管妊娠最为多见,占异位妊娠的 95% 左右。

输卵管妊娠因其发生部位不同分为间质部、峡部、壶腹部和伞部妊娠。壶腹部妊娠最多见,约占 78%,其次为峡部,伞部和间质部妊娠少见(图 1-3-1)。

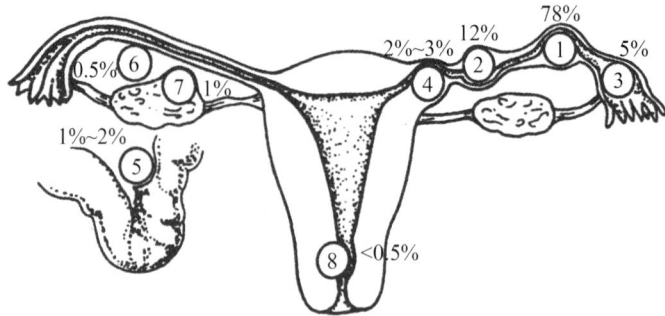

注:①壶腹部妊娠;②峡部妊娠;③伞部妊娠;④间质部妊娠;
⑤腹腔妊娠;⑥阔韧带妊娠;⑦卵巢妊娠;⑧宫颈妊娠。

图 1-3-1 输卵管发生部位

(一)病因

1. **慢性输卵管炎症** 是导致输卵管妊娠的主要原因,炎症使管腔变窄甚至堵塞,从而影响受精卵的正常运行。

2. **输卵管发育不良或功能异常** 输卵管过长、肌层发育差、黏膜纤毛缺如、输卵管功能异常等,均可影响受精卵的运行。

3. **其他** 输卵管周围肿瘤(如子宫肌瘤、卵巢肿瘤)、受精卵游走、输卵管绝育术后再通、宫内节育器避孕失败、辅助生殖技术等,均可导致输卵管妊娠的发生。

(二)病理

1. **输卵管妊娠流产** 以壶腹部妊娠多见,常发生于妊娠 8~12 周。由于妊娠时蜕膜形成不完整,易致胚泡与管壁分离。若整个胚泡剥离脱落,随输卵管逆蠕动排出落入腹腔,形成输卵管完全流产,出血一般不多;若胚泡剥离不完整,仍有部分附着于管壁,形成输卵管不完全流产,则易导致反复、多量出血(图 1-3-2)。

2. **输卵管妊娠破裂** 以峡部妊娠多见,常发生于妊娠 6 周左右。胚泡绒毛发育时向管壁方向侵蚀管壁肌层及浆膜层,甚至穿破浆膜,形成输卵管妊娠破裂。由于输卵管肌层血运丰富,孕妇可能发生大量的腹腔内出血,出现休克(图 1-3-3)。

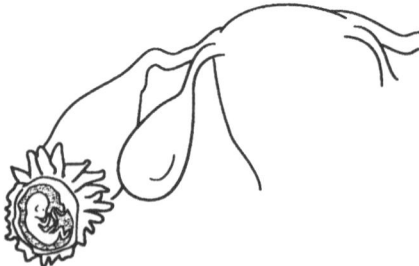

图 1-3-2 输卵管妊娠流产

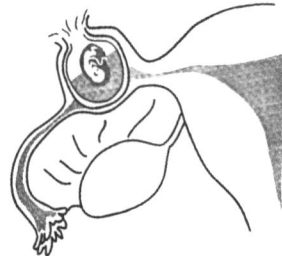

图 1-3-3 输卵管妊娠破裂

剖宫产
瘢痕妊娠

3. **陈旧性宫外孕** 输卵管妊娠流产或破裂后,若长期反复内出血,易形成盆腔血肿,血肿可机化变硬并与周围组织粘连形成包块,临床上称为陈旧性宫外孕。

4. 继发性腹腔妊娠　输卵管妊娠流产或破裂后,偶有存活胚胎,绒毛组织种植腹腔脏器、大网膜等获得营养,继续生长发育形成继发性腹腔妊娠。

（三）临床表现

1. 症状

（1）停经:多数患者有6～8周停经史。

（2）腹痛:是输卵管妊娠患者的主要症状。在输卵管妊娠发生流产或破裂前,常表现为一侧下腹部隐痛或酸胀感。当发生流产或破裂时,患者突感一侧下腹部撕裂样疼痛,常伴恶心、呕吐。随后血液由局部流向全腹,疼痛亦遍及全腹。当血液积聚于直肠子宫陷凹时,出现肛门坠胀感。

（3）阴道流血:60%～80%的患者可出现不规则阴道流血,呈暗红色或深褐色,一般不超过月经量。由于内分泌影响,子宫内膜出现蜕膜化,出血也可伴有内膜碎片或蜕膜管型排出。

（4）晕厥与休克:由于急性大出血及剧烈腹痛,可引起晕厥或休克。内出血愈急、愈多,症状出现得就愈迅速、愈严重,但与阴道流血量不成比例。

2. 体征

（1）全身情况:腹腔出血量大时,呈贫血貌,严重者可出现面色苍白、脉搏细速、血压下降等休克体征。

（2）腹部检查:下腹部尤其是患侧有明显的压痛、反跳痛,出血较多时,叩诊有移动性浊音。

（3）盆腔检查:阴道有少量血液,阴道后穹隆触诊饱满、触痛,宫颈举痛或摇摆痛,出血多时,子宫有漂浮感。

（四）处理原则

以手术治疗为主,保守治疗为辅。保守治疗主要为期待治疗和药物治疗2种方式。

1. 期待治疗

期待治疗适用的患者为:①出血少、疼痛轻;②随访便捷、可靠;③无输卵管妊娠破裂征象;④β - hCG 低于 1 000 U/L,且持续下降;⑤输卵管妊娠包块直径小于 3 cm 或未探及;⑥腹腔无出血。在治疗过程中应严密观察、定期随访。

2. 药物治疗

（1）化学药物治疗:适用于早期输卵管妊娠、未发生输卵管妊娠流产或破裂、无明显内出血且要求保留生育功能者。常用药物为甲氨蝶呤(MTX),可全身用药,常用剂量为0.4 mg/(kg·d)肌内注射,以 5 天为一个疗程;也可局部用药,在 B 超或腹腔镜辅助下穿刺输卵管的妊娠囊,吸出部分囊液后将药物注入其中。用化学药物治疗有失败可能,治疗期间应严密监测(包括 B 超、血 hCG 等),并注意患者的病情变化和药物的不良反应。

（2）中医治疗:原则是活血化瘀、止血消癥,既可保留患侧输卵管,又可治疗局部炎症和粘连,促进输卵管功能的恢复。

3. 手术治疗　是输卵管妊娠的主要治疗方法。

（1）输卵管切除术:一般行全输卵管切除术,适用于内出血量多、并发休克者。如患者有绝育要求,可同时结扎对侧输卵管。

（2）保守性手术:即保留患侧输卵管,适用于有生育要求、对侧输卵管已有病变或切除者。根据异位妊娠发生部位和输卵管病变情况选择术式。若为伞部妊娠,可将妊娠物挤出;若为壶腹部妊娠,可切开输卵管取出胚胎再缝合;若为峡部妊娠,可将病变节段切除后进行端端吻合。保守手术可经腹或经腹腔镜进行。

案例分析

护理案例1

案例1中,小红停经2个月后出现少量阴道流血,轻微腹痛,查体见宫口闭,子宫质软,2个月妊娠大小,尿 hCG(+),B 超检查显示宫内有胎囊,大小与孕周相符,可见胎心搏动,符合流产的症状,临床初步怀疑为"先兆流产",护理人员对案例进行护理评估。

一、健康史

详细询问小红的停经史、早孕反应、阴道流血、腹痛等情况。了解小红的既往史,有无全身性疾病、内分泌功能失调、生殖系统疾病及有无接触有害物质等。

二、身体评估

(1)症状:主要观察阴道流血和腹痛情况。案例中,小红有少量阴道流血和轻微腹痛。

(2)体征:出血量多者呈贫血貌,不全流产患者因失血过多可出现面色苍白、四肢厥冷、脉搏细速、血压下降等休克征象。

(3)妇科检查:评估阴道内是否有组织物排出,是否堵塞宫颈口,宫颈是否扩张,子宫大小与妊娠周数是否相符,有无压痛等。案例中,小红宫口闭,子宫质软,子宫大小与孕周相符。

三、心理-社会评估

由于腹痛、阴道流血以及对胎儿安危的担忧,流产孕妇常表现出焦虑、伤心、忧郁和烦躁不安等情绪,护理人员应及时关注。

四、辅助检查

(1)实验室检查:连续测定血 β-hCG、孕激素等的动态变化,有助于诊断和预后判断。若为稽留流产,还须测定出凝血时间、凝血酶原时间、血小板计数等。

(2)超声检查:可了解有无孕囊、胎心等,鉴别流产类型(表 1-3-1)。

表 1-3-1　不同流产类型鉴别表

流产类型	症状			体征	妇科检查	辅助检查
	阴道流血	下腹疼痛	妊娠组织排出	宫口	子宫大小(与孕周相比)	B超检查
先兆流产	少	轻或无	无	闭	相符	可见胎心搏动
难免流产	增多	加重	无	扩张	相符或略小	胎囊塌陷

（续表）

流产类型	症状		体征		妇科检查	辅助检查
	阴道流血	下腹疼痛	妊娠组织排出	宫口	子宫大小（与孕周相比）	B超检查
不全流产	由少到多	减轻	部分排出	扩张/堵塞	小于	宫内有不成形块状物
完全流产	逐渐停止	逐渐消失	全部排出	闭	小于或接近未孕	宫腔内无妊娠物
稽留流产	反复、少量	轻或无	无	闭	小于	无胎心搏动
复发性流产	临床表现与一般流产相同					

根据评估结果，小红可能存在以下护理问题：
1. 组织灌注量改变　与出血有关。
2. 焦虑　与担心胎儿健康等因素有关。
3. 预感性悲哀　与可能失去胎儿有关。
4. 潜在并发症　感染、贫血。

护理案例 2

案例 2 中，晓兰平素月经规则，目前已停经 48 天，于 3 天前开始出现少量阴道流血，持续至今。半小时前，无明显诱因下出现左下腹撕裂样疼痛，伴恶心、呕吐。既往有慢性盆腔炎病史。测得晓兰的血压为 100/60 mmHg，表现为贫血貌，四肢厥冷，全腹有压痛、反跳痛及腹肌紧张，移动性浊音阳性。妇科检查显示宫颈举痛及摇摆痛阳性，阴道后穹隆饱满、有触痛。符合输卵管妊娠破裂的临床表现，临床初步怀疑为"左侧输卵管妊娠"，护理人员对案例进行护理评估。

一、健康史

护理人员应详细询问晓兰的病史、月经史，推算停经时间。重视发生异位妊娠的高危因素，如盆腔炎、放置宫内节育器、输卵管手术史等。案例中，晓兰有慢性盆腔炎病史。

二、身体评估

患者的症状和体征与受精卵的着床部位、有无流产或破裂、出血多少有关。
（1）症状：
① 停经：案例中，晓兰有停经 48 天的病史。
② 腹痛：是输卵管妊娠患者的主要症状。案例中，晓兰出现左下腹撕裂样疼痛，伴恶心、呕吐。
③ 阴道流血：晓兰阴道流血 3 天。
④ 晕厥与休克：由于急性大出血及剧烈腹痛，可引起晕厥或休克。内出血愈急、愈多，

症状出现得就愈迅速、愈严重,但与阴道流血量不成比例。

(2)体征:

① 全身情况:案例中,晓兰全身症状较明显,血压 100/60 mmHg,呈贫血貌,四肢厥冷。

② 腹部检查:案例中,晓兰全腹有压痛、反跳痛及腹肌紧张,移动性浊音阳性。

③ 妇科检查:妇科检查时晓兰有明显的宫颈举痛及摇摆痛阳性,阴道后穹隆饱满、有触痛。

三、心理-社会评估

因剧烈疼痛和大量出血,孕妇及家属易出现恐惧、焦虑等情绪;又因失去胎儿,孕妇会表现为忧郁、悲伤、自责,并担心未来的受孕能力,易导致自尊紊乱。

四、辅助检查

(1)实验室检查:包括血 β-hCG 和孕酮测定。血 β-hCG 测定是诊断早期异位妊娠的重要方法,异位妊娠患者体内的 β-hCG 水平常比宫内妊娠低,动态监测 β-hCG 水平尤为重要。另外,异位妊娠时血清孕酮偏低,有一定的参考价值。

(2)B超检查:宫腔内空虚,宫旁可见轮廓不清的液性或实性包块,如包块内见胚囊或有胎心搏动,则可确诊。

(3)阴道后穹隆穿刺:是一种简单可靠的诊断方法。若穿刺抽出暗红色不凝固血液,说明存在腹腔内出血。

(4)腹腔镜检查:目前视为异位妊娠诊断的金标准,确诊的同时可行手术治疗。

(5)子宫内膜病理检查:目前临床已较少应用。仅适用于阴道流血较多的患者,排除同时合并宫内妊娠流产者,刮出物仅见蜕膜组织、未见绒毛,则有助于异位妊娠的诊断。

根据评估结果,晓兰可能存在以下护理问题:

1. 组织灌注量改变 　与大量出血有关。

2. 疼痛 　与输卵管妊娠流产或破裂有关。

3. 预感性悲哀 　与胎儿死亡有关。

4. 潜在并发症 　失血性休克、贫血。

任务实施

护理案例 1

一、分情况护理

(1)案例中小红明确为先兆流产,护理人员应完成以下任务。

① 休息与营养:绝对卧床休息,禁止性生活,禁灌肠,避免刺激。遵医嘱给予保胎治疗。嘱其选择易消化的食物,防止便秘。

② 病情观察:注意观察小红的阴道流血及腹痛情况,如有无发热、是否阴道流血增多、

有无腹痛加重等情况。配合医生做好血 β-hCG 测定及超声检查。

（2）若小红病情发展为不能继续妊娠，护理人员应配合医生进行相关处理。

如难免流产、不全流产一旦确诊，应尽快行清宫术。稽留流产者若有凝血功能异常，应纠正后再给予清宫术。

① 清宫术：做好清宫术前准备，若出现阴道大量流血，应配合医生急救，给氧，协助患者取中凹卧位，建立有效静脉通路，做好输液、输血准备。协助医生完成手术，术中密切观察患者的生命体征、阴道流血情况。术后注意阴道流血及子宫收缩情况，尤其注意血压、体温的监测，组织物须送病理检查。

② 预防感染：监测患者体温、血常规，注意阴道分泌物的性质、颜色、气味等。严格无菌手术操作，保持会阴部清洁，每日擦洗会阴 2 次。勤换会阴垫和内裤，有感染者遵医嘱予抗感染治疗。

二、心理护理

注意孕妇情绪反应，提供心理支持，解释引起流产的原因，减轻孕妇自责和不良情绪，护理人员应有同理心，帮助患者度过悲伤期。

三、健康指导

（1）注意卫生，术后禁止性生活 1 个月。护理人员应讲解相关知识，使孕妇及家属对流产有正确的认识，为再次妊娠做好准备。

（2）有复发性流产史的孕妇，保胎时间应超过以往流产的妊娠月份，再次妊娠前应积极寻找病因，对因治疗。

护理案例 2

一、分情况护理

（1）该案例明确晓兰为左侧输卵管妊娠，有内出血发生，护理人员应配合医生进行相关处理。

① 纠正失血性休克并做好术前准备：休克者立即去枕平卧、吸氧、建立静脉通路补充血容量、做好输血准备，按医嘱迅速做好术前准备。

② 严密监测病情：注意观察患者的血压、脉搏、呼吸、神志、尿量等，注意有无腹痛，有无肛门坠胀感，及时发现休克征象。术后观察伤口愈合情况，有无阴道流血、腹痛、发热等。

（2）若案例中患者仅为输卵管妊娠，但无内出血出现，亦无急腹症，护理人员应完成以下任务。

① 休息与饮食：指导患者卧床休息，避免做增加腹压的动作，避免突然改变体位，以减少异位妊娠破裂的机会。禁止灌肠，禁止性生活。宜均衡饮食，进食易消化的食物，防止便秘，纠正贫血。

② 密切观察病情：注意观察患者生命体征及一般情况，若出现腹痛突然加重、肛门坠胀感、脉搏增快，应立即报告医生并做好急诊手术准备。

③ 药物护理：一般使用化疗药物（如甲氨蝶呤等）治疗宫外孕，但需注意化疗药物的疗

效和不良反应,一旦发生化疗药物不良反应,遵医嘱给予对症处理。

④ 监测治疗效果:连续监测血 β-hCG 水平并行 B 超检查,以观察药物疗效。

二、心理护理

宣教疾病及手术相关知识,帮助患者正视现实,积极配合手术治疗。

三、健康指导

(1) 采取有效的避孕措施,制订家庭护理计划。

(2) 及时彻底治疗急性盆腔炎,指导育龄期女性做好卫生保健工作。

(3) 术后指导患者加强营养,注意休息,禁止性生活1个月。

(4) 再次妊娠时应及时就医,不宜轻易终止妊娠。

任务评价

根据任务实施情况进行考核(表1-3-2)。

表1-3-2 早、中期妊娠出血护理任务评价表

评价项目	评价标准	分值	得分
素质要求	1. 护理人员服装、鞋帽整洁,仪表大方,举止端庄,指甲符合要求 2. 护理人员微笑服务,语言柔和恰当,态度和蔼可亲	10	
实施过程	1. 准确核对妇女姓名、年龄、民族、职业、婚姻、文化程度等信息 2. 评估妇女临床症状,包括停经、阴道流血和腹痛等 3. 评估有无贫血貌、休克等体征 4. 协助妇女做妊娠试验、B超检查等明确是否流产或异位妊娠 5. 评估妇女的健康史 6. 根据患者实际情况评估流产类型或异位妊娠是否破裂 7. 指导妇女休息与营养 8. 需要时,协助医生进行清宫术、输卵管切除术等	80	
综合评价	1. 护理人员在护理评估过程中,正确应用沟通技巧,语言通俗易懂,患者配合默契 2. 能流畅进行健康教育,亲和力强,内容科学,符合妊娠期出血性疾病健康教育的内容要求 3. 工作过程中能尊重妇女隐私,态度端正,能关心、爱护女性,有保护孕妇的安全意识	10	
	评价总分	100	

任务训练

请扫码完成课后习题。

课后习题

任务目标

1. 能正确识别和评估羊水量异常及其对母儿的潜在风险。
2. 能正确判断羊水量异常患者的护理问题,能够制订全面的护理措施并熟练实施。
3. 关心和爱护孕妇,通过耐心的引导和细致的协助,帮助孕妇有效应对妊娠期并发症。

护理案例

刘女士,初孕妇,28岁,停经27周,腹胀、行动不便2周,不能平卧,感到气促。查体:腹围大于妊娠月份,胎心率142次/分,胎心音遥远,胎位不清。B超检查:羊水指数26 cm,胎儿外观无畸形,胎盘成熟度Ⅱ级。追问病史,刘女士患糖尿病4年。

请思考:

1. 目前针对刘女士发生的情况应考虑出现了什么异常?
2. 该孕妇当前最主要的护理诊断是什么?应采取哪些护理措施?

学习内容

羊水异常是妊娠期常见的病理情况之一,包括羊水过多和羊水过少。

一、羊水过多

正常妊娠羊水量随孕周的增加而增多,至32~35周时约1 000 mL,以后逐渐减少,妊娠足月时,羊水量约800 mL。妊娠期内羊水量超过2 000 mL者,称为羊水过多(polyhydramnios)。羊水过多发生率约为0.5%~1%。

羊水量在数日内急剧增多,称为急性羊水过多。羊水量在较长时间内缓慢增多,称为慢性羊水过多。

(一)病因

在羊水过多的孕妇中,约1/3患者原因不明,称为特发性羊水过多。明显的羊水过多通常与胎儿畸形(神经系统和消化系统畸形最常见)、多胎妊娠及妊娠合并症等因素有关。

(二)临床表现

急性羊水过多较少见,多发生在妊娠20~24周。由于羊水急剧增多,子宫于数日内明显增大,孕妇自觉腹部胀痛,行动不便,因膈肌上升而引起气促、心悸、发绀、平卧困难,因胃肠道受压迫而出现消化不良、呕吐、便秘等。

慢性羊水过多较多见,多发生于妊娠28～32周,病程进展缓慢,孕妇多能适应,表现较轻。产前检查见子宫大于妊娠月份,触之有液体波动感,胎位不清,胎体有漂浮感,胎心音遥远或听不清。

（三）处理原则

根据胎儿有无畸形、孕周大小及孕妇自觉症状决定治疗方法。

1. 羊水过多合并胎儿畸形　确诊后及时终止妊娠。

2. 羊水过多合并正常胎儿　应寻找病因,积极治疗原发病。孕妇自觉症状轻者可继续妊娠,注意休息,加强产前检查,低盐饮食,必要时给予镇静剂;孕妇自觉症状严重者,于妊娠<37周时可在B超监测下行羊膜腔穿刺适量放出羊水,如果妊娠已经足月,可行人工破膜终止妊娠。

羊水穿刺放
羊水操作

二、羊水过少

妊娠晚期羊水量少于300 mL者,称为羊水过少。羊水过少的发生率为0.4％～4％。羊水过少会严重影响围产儿预后,胎儿畸形率、死亡率均增高。

（一）病因

羊水过少主要与羊水产生减少或羊水外漏增加有关。常见原因有胎儿泌尿系统结构异常、胎盘功能减退等。某些原因不明的羊水过少与羊膜通透性改变有关。此外,妊娠期高血压疾病、孕妇脱水、血容量不足、长时间服用前列腺素合成酶抑制剂和血管紧张素转化酶抑制剂等也可造成羊水过少。

（二）临床表现

部分孕妇自觉胎动时腹部疼痛明显,可伴胎动减少;妊娠晚期孕妇体重增加缓慢或没有增长;临产后宫缩多不协调,宫口扩张速度慢,产程延长。产科检查发现宫高与腹围小于正常孕周,子宫敏感性增高;阴道检查发现前羊膜囊不明显,胎膜紧贴胎先露,破膜时羊水量少。

（三）处理原则

主要根据胎龄大小、胎儿有无畸形选择治疗方案。

1. 羊水过少合并正常胎儿　若妊娠足月,应尽快终止妊娠;若未足月、胎肺不成熟者,可通过羊膜腔灌注液体法增加羊水量,进行期待治疗,延长孕周。

2. 羊水过少合并胎儿畸形　应尽早终止妊娠。一般多用经腹羊膜腔穿刺注入依沙吖啶引产。

案例分析

护理案例中,刘女士妊娠27周,出现腹胀、行动不便2周,不能平卧,感到气促。查体:腹围大于妊娠月份,胎心率142次/分,胎心音遥远,胎位不清。B超检查显示羊水指数26 cm,胎儿外观无畸形,胎盘成熟度Ⅱ级。临床初步考虑为"妊娠中期羊水过多",护理人员对案例进行护理评估。

一、健康史

了解刘女士有无妊娠合并症,有无存在羊水过多的因素。经询问得知,刘女士患有糖尿病 4 年。

二、身体评估

(1)症状:了解刘女士本次妊娠经过及羊水过多的症状。目前妊娠 27 周,处于妊娠中期,因羊水增多速度较快,子宫急剧增大,出现明显的压迫症状,即"腹胀、行动不便 2 周,不能平卧,感到气促"。

(2)体征:腹部检查时发现子宫大于妊娠月份,触诊时胎位不清,胎心音遥远。

三、心理-社会评估

孕妇常因担心胎儿存在畸形、担心自身与胎儿健康而产生烦躁、焦虑等情绪,护理人员应及时关注。

四、辅助检查

(1)B超检查:单一羊水最大暗区垂直深度(AFV)≥8 cm,或羊水指数(AFI)≥25 cm,即可诊断为羊水过多。若合并胎儿异常,如无脑儿、脊柱裂、胎儿水肿及双胎等可同时被发现。

(2)甲胎蛋白(AFP)测定:胎儿神经管畸形、上消化道闭锁等羊水中 AFP 平均值超过同期正常妊娠平均值 3 个标准差以上,孕妇血清 AFP 超过同期正常妊娠平均值 2 个标准差以上。

(3)血糖测定:了解孕妇血糖控制情况。

根据评估结果,可以明确刘女士存在以下护理问题:

1. **舒适度改变** 与羊水过多引起呼吸困难、心悸、不能平卧等压迫症状有关。
2. **有胎儿受伤的危险** 与羊水过多引发胎膜早破、胎盘早剥等有关。
3. **焦虑** 与担心胎儿畸形有关。

任务实施

根据刘女士目前的情况,可确定其为"妊娠中期羊水过多",护理人员应完成以下任务。

一、心理护理

若刘女士检查结果显示合并有胎儿畸形,则护理人员应给予同情和理解,指导其选择适宜的妊娠终止方式,协助其度过悲伤期。

二、一般护理

嘱刘女士多卧床休息,最好取左侧卧位。若发生急性羊水过多而导致压迫症状出现时,可取半卧位,以改善呼吸状况。指导刘女士低盐饮食,多进食蔬菜和水果,保持大便通畅,以防用力排便导致胎膜破裂。每日吸氧1～2次,每次30分钟,以改善缺氧症状。

三、病情观察

观察刘女士的生命体征,定期做好产前检查以监测病情的变化;分娩过程中严密观察胎心、胎动及宫缩的情况;产后密切观察子宫收缩及阴道流血情况,防止出现产后出血;产后仔细检查胎儿有无畸形并详细记录。

四、用药护理

前列腺素合成酶抑制剂(如吲哚美辛)有抗利尿作用,妊娠晚期可抑制胎儿排尿,使羊水减少。

五、治疗配合

若刘女士检查结果显示合并有胎儿畸形,应及时终止妊娠。若胎儿正常,应查找原因,积极治疗母体疾病。若妊娠<37周且孕妇自觉症状严重时,应考虑行羊膜腔穿刺术,以释放部分羊水,从而缓解症状。应注意释放羊水速度不宜过快,每小时约500 mL,一次放羊水量不超过1500 mL。手术过程严格无菌操作,以防发生感染。放羊水过程中,密切观察孕妇的血压、心率、呼吸变化,监测胎心、宫缩和阴道流血情况,必要时遵医嘱给予镇静剂,以防早产。放羊水后,腹部应放置沙袋或腹带包扎,以防血压骤降而发生休克,同时给予抗感染药物。放羊水应在B超指导下进行,注意控制放羊水的速度和量,以防损伤胎盘或直接导致胎盘早剥。

六、健康教育

为刘女士及家属讲解羊水过多的常见原因。注意提醒孕妇勿刺激乳头和腹部,禁止性生活,以免诱发宫缩导致早产。同时,应尽量减少咳嗽、水肿等增加腹压的活动,以防胎膜早破。

任务评价

根据任务实施情况进行考核(表1-4-1)。

表1-4-1 羊水异常护理任务评价表

评价项目	评价标准	分值	得分
素质要求	1. 形象:服装、鞋帽整洁;仪表大方,举止端庄;指甲符合要求 2. 态度:微笑服务;语言柔和恰当;态度和蔼可亲 3. 注意保护患者隐私,体贴关心孕妇	10	

（续表）

评价项目	评价标准	分值	得分
实施过程	1. 操作前准备： （1）核对孕妇姓名、年龄、民族、职业、婚姻、文化程度等信息 （2）询问孕妇是否需要排尿 （3）护理人员戴一次性手套，戴口罩，注意保护隐私 2. 操作前评估： （1）评估孕妇的一般情况，包括姓名、年龄、婚育史等 （2）询问孕妇有无妊娠合并症，是否存在导致羊水过多的因素 （3）评估本次妊娠经过及身体反应，了解本次妊娠过程 （4）了解羊水量过多的相关症状、体征及其严重程度 （5）评估胎儿发育情况，有无合并畸形 3. 操作步骤： （1）再次核对孕妇信息，解释操作目的，取得配合 （2）观察孕妇的生命体征，测量宫高、腹围和体重 （3）观察胎心及有无临产先兆，指导孕妇每日自测胎动 （4）正确执行医嘱，遵医嘱合理使用前列腺素合成酶抑制剂 （5）配合医生行羊膜腔穿刺术，注意控制放羊水的速度和量 （6）协助孕妇每日吸氧 1～2 次，每次 30 分钟 （7）正确实施外阴消毒，每日冲（擦）洗会阴 2 次，保持外阴清洁干燥 4. 操作后处置： （1）对孕妇进行一般护理指导，包括心理、饮食护理和健康教育等，健康教育应语言流畅，亲和力强，内容科学 （2）将各项观察指标、护理措施及孕妇的反应等详细记录，记录准确、及时、完整 （3）对胎心监护仪、超声设备等进行清洁和消毒，确保设备处于良好的备用状态	80	
综合评价	1. 护理人员在护理评估过程中正确应用沟通技巧，语言通俗易懂，患者理解配合 2. 能正确执行医嘱，规范熟练完成护理操作 3. 工作过程中具有责任心、爱心、同情心，保护产妇隐私，关心爱护产妇	10	
	评价总分	100	

任务训练

请扫码完成课后习题。

课后习题

（乔妞兰）

任务五　妊娠期贫血护理

任务目标

1. 能正确说出妊娠期贫血患者的护理要点及对母儿的影响。
2. 能正确判断妊娠期贫血患者的护理问题,制订全面的护理措施并熟练实施。
3. 树立"儿童优先、母亲安全"的观念,培养严谨、负责的工作态度。

护理案例

张女士,28 岁,G_2P_0,妊娠 30 周,近 1 个月经常自觉疲乏、无力。今日因头晕眼花在家跌倒,急诊入院,自诉行走稍快时,感到气急,无力行走。查体:面色苍白,表情淡漠,寡言倦怠,贫血貌,心肺(−),下肢无水肿,BP 90/65 mmHg,P 108 次/分,R 22 次/分,T 36.7 ℃,宫高 25 cm,胎心率 160 次/分。实验室检查:血红蛋白 50 g/L,红细胞计数 $2.18×10^{12}$/L,血清铁 5.37 μmol/L。超声检查:提示胎儿发育无异常。医生初步考虑"妊娠期缺铁性贫血(重度)"收入院。

请思考:

1. 该孕妇目前最主要的护理问题是什么? 应采取哪些护理措施?
2. 在使用铁剂治疗时应注意什么?

学习内容

妊娠期贫血有哪些?

贫血是由多种病因引起,通过不同的病理过程,使人体外周血红细胞容量减少,低于正常范围下限的一种常见临床症状。妊娠期血容量增加,且血浆的增加多于红细胞的增加,故孕妇血液呈稀释状态。在妊娠期各种类型贫血中,缺铁性贫血最常见,占妊娠期贫血的95%。此外,也可见巨幼细胞性贫血和再生障碍性贫血等。

一、妊娠期缺铁性贫血对母儿的影响

1. **对孕妇的影响**　贫血导致孕妇抵抗力降低,对分娩、手术或麻醉的耐受差,妊娠和分娩的风险增加,严重者甚至发生贫血性心脏病、妊娠期高血压性心脏病、产后出血、产褥感染等并发症。

2. **对胎儿的影响**　孕妇骨髓和胎儿竞争摄取母体血清铁,而胎儿组织占优势,一般情况下胎儿缺铁不会太严重。当孕妇严重贫血时,可导致胎儿生长受限、胎儿窘迫、早产、死胎

或死产等不良后果。

二、临床表现

轻度贫血者多无明显症状,严重贫血者可表现为头晕、乏力、耳鸣、心悸、气短、面色苍白、倦怠、食欲不振、腹胀、腹泻等症状。此外,还包括皮肤黏膜苍白、皮肤毛发干燥、指甲脆薄或呈勺状、口腔炎、舌炎等体征。部分孕妇可出现脾脏轻度肿大。

三、处理原则

去除病因,补充铁剂,积极治疗并发症,预防产后出血和感染。

案例分析

护理案例中,张女士妊娠30周,因头晕眼花在家跌倒,急诊入院。查体:面色苍白,表情淡漠,寡言倦怠,贫血貌。实验室检查:血红蛋白 50 g/L($<$110 g/L),红细胞计数 2.18×10^{12}/L($<3.5 \times 10^{12}$/L),血清铁 5.37 μmol/L(<6.5 μmol/L)。根据其体格检查和实验室检查结果,临床初步考虑为"妊娠期缺铁性贫血(重度)",护理人员对案例进行护理评估。

一、健康史

评估张女士孕前有无月经过多等慢性失血性疾病史,有无长期偏食、慢性腹泻、胃肠功能紊乱、妊娠早期呕吐等营养不良病史。

二、身体评估

(1)症状:详细询问张女士有无头晕、乏力、心悸、耳鸣、气短、倦怠、食欲减退等重度贫血症状,以及了解有无并发症。

(2)体征:观察张女士有无皮肤黏膜苍白、皮肤毛发干燥、指甲脆薄或呈勺状、口腔炎、舌炎等体征。

三、心理-社会评估

孕妇可能因长期乏力而引起倦怠心理,因担心贫血对母儿的不利影响而出现紧张和焦虑等情绪。

四、辅助检查

(1)血常规:缺铁性贫血为小细胞低色素性贫血,血红蛋白$<$110 g/L,血细胞比容$<$0.33,红细胞$<3.5 \times 10^{12}$/L,白细胞和血小板计数均在正常范围。

(2)血清铁浓度:能灵敏反映缺铁状况,正常成年女性血清铁浓度为 7~27 μmol/L,若孕妇血清铁<6.5 μmol/L,可以诊断为缺铁性贫血。

(3)骨髓象:红细胞系统造血呈增生活跃,以中、晚幼红细胞增生为主。

根据评估结果,可以明确张女士存在以下护理问题:

1. 活动无耐力　与贫血导致的疲劳有关。
2. 有感染的危险　与贫血导致机体抵抗力下降有关。
3. 有胎儿受伤的危险　与贫血导致胎儿发育迟缓,甚至早产、死胎等有关。

任务实施

根据张女士目前的情况,可确定其为"妊娠期缺铁性贫血(重度)",护理人员应完成以下任务。

一、心理护理

孕妇可能会因贫血而产生焦虑、恐惧等负面情绪,护理人员应给予充分的心理支持和安慰,告知治疗效果,帮助孕妇保持心情愉悦,积极配合治疗和护理。

二、一般护理

护理人员应进行妊娠期饮食指导,纠正偏食,多食富含铁的物质。合理安排活动与休息,保证充足睡眠,左侧卧位,根据身体状况适当体力活动,避免劳累;严重贫血者充分休息并注意安全,避免因头晕、乏力晕倒而发生意外。

三、病情监测

严密观察病情变化。对于重度贫血者,应注意观察生命体征及胎儿宫内生长发育情况和胎心变化,以防出现贫血性心脏病、胎儿生长受限、胎儿窘迫等并发症。密切观察产程进展,注意缩短第二产程,必要时给予阴道助产,减少孕妇体力消耗。产后注意观察子宫收缩及恶露情况,预防产后出血,遵医嘱补充铁剂,纠正贫血。遵医嘱给予抗生素,严密观察有无感染征象。

四、治疗配合

(1)纠正贫血:遵医嘱采用口服铁剂方法,选用不良反应小、利用率高的铁剂,如硫酸亚铁 0.3 g,每日 3 次,餐后服用,同时服用 0.1～0.3 g 维生素 C 以促进铁的吸收。重度贫血、严重胃肠道反应而不能口服铁剂者,可给予右旋糖酐铁或山梨醇铁深部肌内注射。

(2)预防产后出血及感染:胎肩娩出时遵医嘱应用缩宫素,以防止宫缩无力及产后出血。接产过程严格执行无菌操作,遵医嘱给予抗生素预防感染。

五、健康教育

(1)孕前应积极治疗慢性失血性疾病,如月经过多等。
(2)摄取高铁、高蛋白、富含维生素 C 的食物,如动物肝脏、瘦肉、豆类、蛋类、菠菜、甘蓝、葡萄干、胡萝卜等,纠正偏食、挑食等不良习惯。

（3）定期产前检查，及早发现贫血并纠正，正确服用铁剂。

任务评价

根据任务实施情况进行考核（表 1-5-1）。

表 1-5-1 妊娠期贫血护理任务评价表

评价项目	评价标准	分值	得分
素质要求	1. 形象：服装、鞋帽整洁；仪表大方，举止端庄；指甲符合要求 2. 态度：微笑服务；语言柔和恰当；态度和蔼可亲 3. 注意保护患者隐私，体贴关心孕妇	10	
实施过程	1. 操作前准备： （1）核对孕妇姓名、年龄、民族、职业、婚姻、文化程度等信息 （2）询问孕妇是否需要排尿 （3）护理人员戴一次性手套，戴口罩，注意保护隐私 2. 操作前评估： （1）评估孕妇的一般情况，包括姓名、年龄、婚育史等 （2）评估孕妇既往有无月经过多等慢性失血性疾病史，了解孕妇有无长期偏食、孕早期呕吐、胃肠功能紊乱导致的营养不良病史等 （3）评估本次妊娠经过及身体反应，了解本次妊娠过程 （4）询问孕妇有无头晕、乏力、心悸、耳鸣、气短、倦怠、食欲减退等重度贫血症状 （5）评估胎儿宫内生长发育情况 3. 操作步骤： （1）再次核对孕妇信息，解释操作目的，取得配合 （2）观察孕妇的生命体征，测量宫高、腹围 （3）对孕妇进行饮食指导，纠正偏食，多食富含铁的物质 （4）指导孕妇遵医嘱口服铁剂，使孕妇掌握正确服用铁剂的方法，了解服用铁剂后的不良反应 （5）根据孕妇贫血的程度，合理安排休息和活动，保持口腔清洁，避免发生感染 4. 操作后处置： （1）了解孕妇的心理状态并提供心理支持，减轻焦虑 （2）能从预防贫血及正确服用铁剂等方面进行健康教育 （3）指导孕妇定期进行产前检查，监测血常规等指标	80	
综合评价	1. 护理人员在护理评估过程中正确应用沟通技巧，语言通俗易懂，患者理解配合 2. 能正确执行医嘱，规范熟练完成护理操作 3. 工作过程中具有责任心、爱心、同情心，保护产妇隐私，关心爱护产妇	10	
	评价总分	100	

任务训练

请扫码完成课后习题。

课后习题

（乔娅兰）

任务六　妊娠期血糖异常护理

任务目标

1. 能正确说出妊娠期血糖异常患者的护理措施及血糖异常对母儿的潜在风险。
2. 能正确判断妊娠期血糖异常患者的护理问题，制订全面的护理措施并熟练实施。
3. 在护理过程中体现人文关怀，指导患者自我管理，帮助孕妇有效应对妊娠期糖尿病。

护理案例

　　张女士，32 岁，宫内妊娠 29 周，G_1P_0。近 2 周来饭量明显增加，并出现多饮（每日饮水 3 500～5 000 mL），尿量较平时明显增多。今日门诊产前检查，葡萄糖筛查试验：服糖后 1 小时测得血糖为 9.4 mmol/L。既往体健，否认糖尿病、肺部疾病、心脏疾病等病史，其母亲有糖尿病。

　　请思考：

1. 张女士最可能出现了什么情况？
2. 为明确诊断还应行哪些检查？
3. 应给予张女士哪些主要的护理措施？

学习内容

　　糖尿病是一组以慢性血糖水平增高为特征的代谢性疾病群，由于胰岛素分泌缺陷和（或）胰岛素作用缺陷而引起的糖、蛋白质、脂肪代谢异常。目前妊娠期血糖异常已成为妊娠常见并发症之一。

一、分类

　　妊娠期血糖异常包括 2 种情况。

（1）糖尿病合并妊娠：为原有糖尿的基础上合并妊娠，也称为孕前糖尿病（pre-gestational diabetes mellitus，PGDM），临床上该类患者不足10%。

（2）妊娠期糖尿病（gestational diabetes mellitus，GDM）：为妊娠前糖代谢正常，妊娠期才出现的糖尿病。糖尿病孕妇中，90%以上为GDM，多数患者的血糖于产后恢复正常，但将来患2型糖尿病概率增加。

糖尿病White分类法

二、临床表现

1. 症状　糖尿病孕妇出现"三多一少"症状，即多饮、多食、多尿、体重减轻。可能出现反复发作的外阴阴道假丝酵母菌病的表现，还可能出现糖尿病合并症或并发症的相关疾病症状，如低血糖、高血糖、酮症酸中毒、妊娠期高血压疾病、羊水过多、胎膜早破、感染等。

2. 体征　孕妇体重＞90 kg，多伴有羊水过多和巨大胎儿。

三、处理原则

严格控制血糖水平在正常范围，减少母儿并发症。

1. 不宜妊娠者　妊娠前已有糖尿病且合并严重的心血管病变、肾功能减退及视网膜病变者，应避孕，若避孕失败，应尽早终止妊娠。

2. 可以妊娠者　器质性病变轻、血糖控制良好者，可在密切监护下妊娠。应加强产前检查，积极控制血糖在正常范围，预防母儿并发症，选择合适的分娩时机和方式。

妊娠期糖尿病营养干预

案例分析

护理案例中，张女士的母亲患有糖尿病，张女士妊娠期有"三多"症状（多饮、多食、多尿），妊娠29周行产前检查，葡萄糖筛查试验显示，服糖后1小时血糖为9.4 mmol/L，符合GDM的诊断，临床初步考虑为"妊娠合并糖尿病"，护理人员对案例进行护理评估。

一、健康史

评估张女士的家族史，了解到其母亲患有糖尿病。详细询问张女士本次妊娠的经过、糖尿病发展的情况及用药情况，并注意评估有无视网膜病变、心血管系统疾病等合并症。

二、身体评估

（1）症状：评估张女士糖代谢紊乱综合征情况，即"三多一少"症状（多饮、多食、多尿，体重下降）。评估有无皮肤瘙痒（尤其是外阴瘙痒）、视物模糊及产科并发症。评估胎儿发育情况，有无胎儿生长受限或巨大儿。分娩期重点评估有无低血糖或酮症酸中毒症状，监测生命体征、产程进展、子宫收缩、胎心率等有无异常。产褥期注意评估有无低血糖或高血糖症状，有无产后出血或感染征兆，评估新生儿状况。

（2）体征：评估张女士体重是否超过90 kg，有无羊水过多和巨大胎儿等情况。

三、心理-社会评估

评估张女士及家属对妊娠期糖尿病知识的掌握和认知态度，有无焦虑、恐惧等心理，评估其是否拥有完善的家庭支持系统。

四、辅助检查

（1）血糖测定：测定空腹血糖和糖化血红蛋白。

（2）口服葡萄糖耐量试验（oral glucose tolerance test，OGTT）：在妊娠 24～28 周及 28 周后首次就诊时行 75 g OGTT 试验。正常情况下，空腹及服糖后 1 小时、2 小时的血糖值应分别为 5.1 mmol/L、10.0 mmol/L、8.5 mmol/L，任何一项血糖值达到或超过以上数值即诊断为 GDM。

（3）胎儿监测：如电子胎心监护、B 超检查、胎盘功能测定。

（4）其他检查：24 小时尿蛋白定量、肝肾功能、眼底、尿酮体等检查。

根据评估结果，可以明确张女士存在以下护理问题：

1. 有胎儿受伤的危险　与糖尿病引起的胎儿生长受限、巨大儿、胎儿畸形、新生儿低血糖等有关。

2. 有感染的危险　与糖尿病导致抵抗力下降有关。

3. 知识缺乏　缺乏妊娠期糖尿病的相关知识。

4. 焦虑　与担心自己和胎儿的生命安全有关。

任务实施

根据张女士目前的情况，可确定其为"妊娠合并糖尿病"，护理人员应完成以下任务。

一、心理护理

糖尿病孕产妇因担心自己无法完成母性任务，如妊娠失败、婴儿死亡或产下畸形儿等，自尊心会受到打击。护理人员应表示理解与同情，鼓励糖尿病孕产妇说出自己的担心和焦虑；随时告知其病情好转消息以及医护计划，让孕产妇充满信心，主动参与并积极配合治疗和护理。

二、治疗配合

（一）妊娠期

（1）一般护理：指导孕妇充分休息、适当运动、合理饮食。理想的饮食控制目标是餐后 1 小时血糖值低于 8 mmol/L，建议孕妇每日摄入热量 150 kJ/kg（36 kcal/kg），其中糖类 40%～50%，蛋白质 20%～30%，脂肪 30%～40%；补充维生素、钙及铁；适当限制食盐摄入量。

（2）指导孕妇正确控制血糖。①饮食控制：保证充足热量和蛋白质的摄入，最好少食多餐，使孕妇血糖在正常范围内且无饥饿感。②运动干预：适当的运动可降低血糖，运动方式可选择极轻度运动（如散步）和轻度运动（如中速步行），每日至少 1 次，每次 20～40 分钟，于餐后 1 小时进行。③遵医嘱用药：遵医嘱选用短效和中效胰岛素，忌用口服降糖药，不用磺脲类降糖药,以免导致胎儿或新生儿低血糖、巨大胎儿、胎儿畸形等。④病情监测:糖尿病允许妊娠者,孕期应加强监护,需内科、产科医护人员密切合作,共同监测糖尿病病情和产科方面的变化。⑤定期产前检查:糖尿病病情较轻者,应每隔1～2周检查1次,除全面检查外,还应注意胰岛素控制血糖的情况及尿常规、尿素氮、眼底等变化。有特殊情况时应增加检查次数。

(3) 加强胎儿监护:了解胎儿的健康状况,测量宫底高度、腹围,及时发现巨大胎儿。B超监测胎儿生长发育情况。同时,指导孕妇自测胎动,若12小时胎动数少于10次,则表示胎儿宫内缺氧,应及时告知医护人员。电子胎心监护了解胎儿宫内储备能力,若胎儿宫内状况良好,应等待至妊娠38～39周后终止妊娠。

(二) 分娩期

(1) 选择合适的分娩时间及分娩方式。①分娩时机:在确保母儿安全的前提下,尽量将终止妊娠的时间推迟至预产期或临近预产期终止妊娠。②分娩方式选择:胎儿发育正常、宫颈条件好者,可阴道分娩;巨大儿、胎盘功能不良、糖尿病病情严重、胎位异常或其他产科指征者选择剖宫产术。

(2) 分娩中密切监测和及时处理。①促使胎肺成熟:引产或剖宫产前遵医嘱静滴地塞米松6 mg肌内注射,每12小时1次,共4次;或倍他米松注射液12 mg,24小时后再重复1次,以减少新生儿呼吸窘迫综合征的发生。②密切观察产程:注意观察宫缩、胎心变化,有条件者给予连续胎心监护,避免产程延长,如产程进展缓慢或出现胎儿宫内窘迫,应及时通知医生,并做好阴道助产或剖宫产准备。③防止低血糖:行剖宫产或阴道分娩术者,当日晨的胰岛素用量一般仅为平时的一半,应每2小时监测血糖、尿糖和尿酮体,以便及时调整胰岛素的用量,使血糖不低于5.6 mmol/L;阴道分娩时鼓励孕妇进食,保证热量供应。④预防产后出血:遵医嘱于胎肩娩出后,给予缩宫素20 U肌内注射。

(三) 产褥期

(1) 产妇的护理:胎盘排出后,产妇体内抗胰岛素物质迅速减少,大部分GDM患者在分娩后即不再需要使用胰岛素,仅少数患者仍需胰岛素治疗。胰岛素用量应减少至分娩前的1/3～1/2,并根据产后空腹血糖值调整用量。多数在产后1～2周,胰岛素用量逐渐恢复至妊娠前水平。另外,一旦确定孕产妇发生低血糖,应在内分泌医生指导下,尽快给予糖分补充;发生高血糖时增加胰岛素用量,同时了解血糖异常发生的诱因,避免再次发生。同时,应注意子宫收缩情况、恶露量等,鼓励新生儿早接触、早吸吮,预防产妇产后出血。保持腹部及会阴伤口清洁,遵医嘱继续应用广谱抗生素,预防感染,适当推迟创口拆线时间。

(2) 新生儿的护理:无论体重大小均按早产儿护理,注意保暖、吸氧、早开奶。密切观察有无低血糖、低血钙、高胆红素血症及新生儿呼吸窘迫综合征等症状,新生儿娩出30分钟开始定时滴服25%葡萄糖溶液,预防新生儿低血糖。

三、健康教育

教会孕妇自我监测血糖的方法以及结果的意义。空腹血糖正常的妊娠期糖尿病孕妇,产后6～12个月做OGTT检查,若异常则可能是产前漏诊的糖尿病。GDM孕妇一半以上会在将来的20年内成为2型糖尿病患者,告知孕妇定期(一般每3年1次)进行尿和血糖测定。

任务评价

根据任务实施情况进行考核(表 1-6-1)。

表 1-6-1 妊娠期血糖异常护理任务评价表

评价项目	评价标准	分值	得分
素质要求	1. 形象:服装、鞋帽整洁,仪表大方,举止端庄;指甲符合要求 2. 态度:微笑服务;语言柔和恰当;态度和蔼可亲 3. 注意保护患者隐私,体贴关心孕妇	10	
实施过程	1. 操作前准备: (1) 核对孕妇姓名、年龄、民族、职业、婚姻、文化程度等信息 (2) 询问孕妇是否需要排尿 (3) 护理人员戴一次性手套,戴口罩,注意保护隐私 2. 操作前评估: (1) 评估孕妇的一般情况,包括姓名、年龄、婚育史等 (2) 观察孕妇的生命体征,测量宫高、腹围和体重 (3) 询问孕妇是否存在 GDM 高危因素,如 BMI＞25 kg/m²、巨大儿(≥4 000 g)分娩史、多囊卵巢综合征史、GDM 史、糖尿病家族史(一级亲属)、服用某些药物等 (4) 了解本次妊娠的经过、糖尿病发展的情况及用药情况,有无内外科并发症等 (5) 评估孕妇糖代谢紊乱综合征情况,即有无多饮、多食、多尿、体重下降等 (6) 评估胎儿发育情况,有无胎儿生长受限或巨大儿 3. 操作步骤: (1) 再次核对孕妇信息,解释操作目的,取得配合 (2) 帮助孕妇制订个体化的饮食方案,实现血糖控制 (3) 评估孕妇是否有运动禁忌证,指导孕妇进行适当的、有规律的、个体能够适应的运动 (4) 指导孕妇定时监测血糖和糖化血红蛋白 (5) 若给予孕妇饮食调整、运动干预 1~2 周后,血糖控制仍不佳,则遵医嘱注射胰岛素 (6) 指导孕妇按时产检,每周测量体重、宫高、腹围,每天监测血压,定期监测胎心 4. 操作后处置: (1) 指导孕妇有效应对精神和社会心理问题(如抑郁),减轻焦虑 (2) 宣教糖尿病的相关知识,给予心理支持,发挥孕妇的主观能动性,积极配合治疗 (3) 将各项观察指标、护理措施及孕妇的反应等详细记录,记录准确、及时、完整	80	
综合评价	1. 护理人员在护理评估过程中正确应用沟通技巧,语言通俗易懂,患者理解配合 2. 能正确执行医嘱,规范熟练完成护理操作 3. 工作过程中具有责任心、爱心、同情心,保护产妇隐私,关心爱护产妇	10	
评价总分		100	

任务训练

请扫码完成课后习题。

课后习题

（乔娅兰）

◆ 模块一 产科护理

项目二 围生期护理

项目介绍

　　围生期是指产前、产时和产后的一段时期。我国采用的围生期定义是从妊娠满 28 周（即胎儿体重≥1 000 g 或身长≥35 cm）至产后 1 周。此阶段是胎儿身体各器官发育成熟并从母体娩出的重要过程，需要护理人员做好妊娠晚期、分娩期和产褥期护理。围生期是孕产妇和胎儿、新生儿易发生异常情况的时期，需要通过定期产检筛选高危妊娠，监测宫内胎儿的安危。对于病理妊娠、异常分娩及产后常见并发症，应进行相应的评估和护理，从而保障母儿的安全，提高围生儿的存活率。

　　围生期护理包括妊娠晚期母儿健康管理、正常分娩、正常产褥期的护理，以及异常妊娠、异常分娩和产后常见并发症的护理。

学习导航

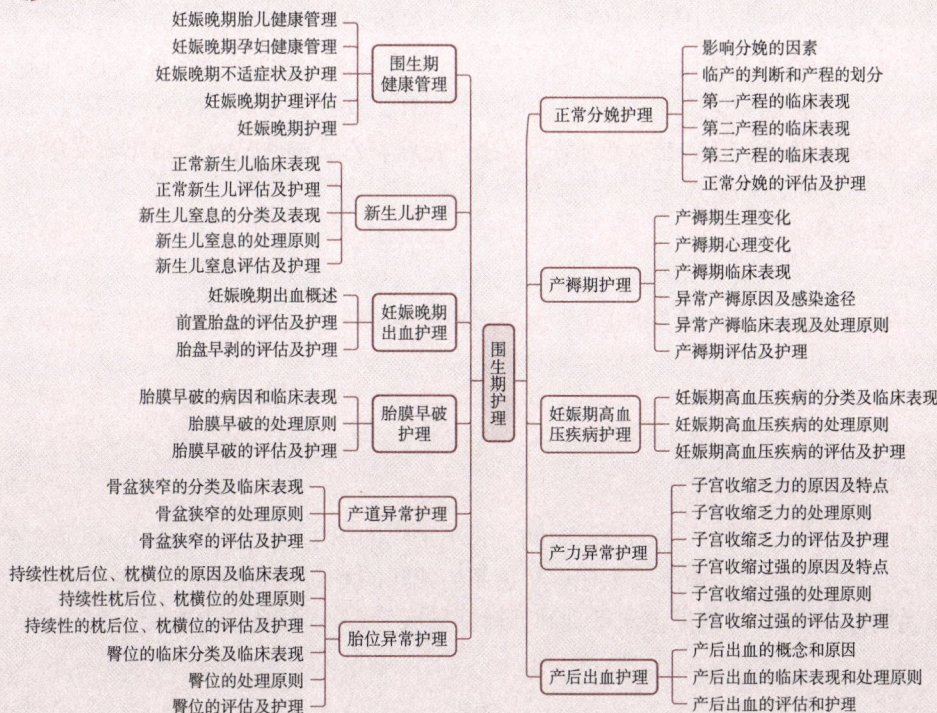

项目二　围生期护理

任务目标

1. 了解围生期的概念及电子胎心监护的适应证、禁忌证。
2. 熟练进行电子胎心监护的操作,能判断监护结果的临床意义,并对孕妇进行健康指导。
3. 能对妊娠晚期孕妇进行体重管理和不适症状的护理,保障妊娠顺利进行。
4. 在护理过程中体贴、关心孕妇,注意保护孕妇的安全,有良好的人文关怀意识。

护理案例

晓琳,女,28 岁,G_1P_0,以"停经 32^{+1} 周,自觉胎动有点频繁伴外阴胀痛 2 天"就诊。经询问,晓琳经常站立工作,身高 160 cm,体重 70 kg,近 2 周体重增加了 1.5 kg。护理人员测量 BP 135/80 mmHg,P 88 次/分,R 22 次/分。产科检查:宫高 28 cm,腹围 95 cm,胎位 LOA,胎心率 142 次/分。晓琳和家属都特别担心胎儿的安全,不停地追问护理人员胎儿会不会有异常情况。

请思考:

1. 作为护理人员应该给晓琳做什么检查? 注意事项有哪些?
2. 对于晓琳目前的情况,首要的护理问题是什么? 应着重进行哪方面的健康教育?

学习内容

围生期指产前、产时、产后的一段时间。我国采用的围生定义是从妊娠 28 周到产后 1 周。围生期母儿死亡率是衡量围生期产科和新生儿科质量的重要指标。围生期健康管理包括妊娠晚期健康管理、分娩期健康管理和产褥期健康管理,本任务主要指导护理人员在妊娠晚期对孕妇和胎儿进行监护。

一、妊娠晚期胎儿的健康管理

（一）常规产检复诊

（1）妊娠晚期常规产检复诊，孕28周后每2周1次，孕37周后每周1次产检。

① 测宫高、腹围，评估胎儿大小是否与孕周相符。

② 通过四步触诊法确定胎方位，判断胎儿先露部是否衔接。

③ 听诊胎心或进行电子胎心监护（electronic fetal monitoring，EFM），评估胎儿安危。

（2）辅助检查：首选B超。通过B超检查，探查胎儿发育是否成熟，胎盘成熟度以及羊水量等。

孕期腹部检查操作视频

（二）电子胎心监护

孕晚期电子胎心监护可以了解胎儿胎心率及胎动时胎心率的变化情况，目前在临床上广泛应用。电子胎心监护不仅能够连续观察和记录胎心率的动态变化，也可了解胎心与胎动及宫缩之间的变化，评估胎儿宫内安危情况。

临床在判断胎儿宫内储备能力时常做无应激试验（nonstress test，NST）和缩宫素激惹试验（oxytocin challenge test，OCT）/宫缩应激试验（contraction stress test，CST）。

电子胎心监护

> 目前远程胎心监护逐渐开展，孕妇利用多普勒胎心监护仪每日在固定时间听胎心，并将胎心、胎动情况通过计算机、电话传递给胎儿监护中心。这种运用超声多普勒胎心监护仪、计算机和医院的中央信号采集分析监护主机构成的系统，方便孕妇在医院外居家进行监护，也有利于医护人员及时发现异常。该方式是目前对正常产检电子胎心监护的必要补充，可在有条件的医院采用。

最新NST试验结果判定

二、妊娠晚期孕妇的健康管理

（一）常规监护

（1）护理人员为孕妇测量血压，评估有无收缩压≥140 mmHg 和（或）舒张压≥90 mmHg 的情况，如血压升高，应报告医生进一步检查。

（2）护理人员为孕妇测量体重，评估孕妇的体重增长情况。妊娠晚期孕妇体重过大容易导致妊娠期高血压疾病和巨大儿的发生，增加难产、剖宫产、胎儿窘迫、新生儿窒息、胎儿和新生儿死亡的概率。因此，应控制体重，每周增加<0.5 kg。对于体重增长过快者，排除隐性水肿的可能，指导孕妇均衡饮食，保证营养摄入。

（3）评估孕妇的腹型，如初产妇尖腹、经产妇悬垂腹，应考虑骨盆狭窄或骨盆倾斜度过大可能，注意评估头盆关系。

（4）询问孕妇有无头晕、头痛、阴道流血等异常症状。

（5）辅助检查：临床为评估孕妇有无早产的可能，须做以下几项检查。

① 阴道B超检查：可观察胎盘位置，排除复合先露、隐性脐带脱垂的可能，有利于妊娠管理；同时，可通过测量宫颈管的长度，预测孕妇有无发生早产的危险。

② 胎儿纤维连接蛋白(fetal fibronectin，fFN)测定：如果 fFN>50 ng/mL，提示有早产的风险。

(二)妊娠晚期健康指导

(1) 自我监测：指导孕妇居家自数胎动，监测胎儿安危。若胎动过于频繁或减慢至 12 小时内<10 次，则提示胎儿宫内缺氧，应尽快就医。

(2) 营养指导：指导孕妇合理安排饮食，保证充足的营养摄入。妊娠晚期胎儿的生长速度加快，对营养的需求也增加。孕妇应增加蛋白质、铁、钙等营养素的摄入，同时保持饮食均衡，避免高脂肪、高热量食物，避免过度肥胖或巨大儿等情况的发生。

(3) 运动指导：护理人员应向孕妇宣教适当运动对分娩的好处以及如何进行运动。指导孕妇进行一些适宜的运动，如散步、瑜伽等，以增强身体的耐力和柔韧性，为分娩做好准备。

(4) 分娩知识教育：护理人员应向孕妇宣教临产的征兆、分娩的过程和注意事项，尤其是分娩方式的选择。强调孕妇必须在医生指导下综合自身情况及胎儿的胎位、大小等决定阴道分娩或剖宫产，但应避免盲目手术。

(5) 心理指导：护理人员应加强对孕妇心理状态的了解，指导孕妇通过心理咨询、胎教等方式来缓解焦虑和压力，保持心情平稳愉悦，并指导孕妇减轻分娩前的焦虑和压力。

(6) 健康教育：护理人员通过孕妇学校、科普小课堂等让孕妇了解如何预防常见的妊娠并发症，如妊娠期高血压疾病、妊娠期糖尿病等。告知孕妇可以通过定期产检、合理饮食、适当运动等方式来预防并发症的发生。

综上，妊娠晚期健康指导是孕妇保健的重要组成部分，可以帮助孕妇更好地了解自己和胎儿的健康状况，为分娩做好准备。孕妇应该积极参与健康教育活动，学习相关的知识和技能，确保自己和胎儿的健康。

三、妊娠晚期不适症状及护理

妊娠晚期由于腹型增大、韧带松弛等原因，孕妇会出现一些不适症状，大部分属于生理性症状，只需加强护理。

(1) 头晕：有些孕妇可能会因贫血、突然改变姿势、长时间站立、疲劳或兴奋而感到头晕。此外，空气不流通的房间和拥挤的人群也可能导致头晕。当出现头晕时，孕妇应尽快左侧卧位休息，开窗通气。若症状持续不缓解，应及时就医。

(2) 胸闷：由于妊娠晚期心脏负荷加重，孕妇可能会产生胸闷、心慌、憋气等不舒服的症状。宜左侧卧位休息，有条件者给予低流量吸氧。

(3) 骨盆疼痛：在妊娠晚期，胎儿下降会导致耻骨联合轻度分离，可能会在孕妇行走、坐下或站立、上下楼梯或翻身时引起疼痛。护理人员可指导孕妇多休息、左右交替侧卧位、适当按摩或者热敷。

(4) 尿频：妊娠晚期胎儿逐渐入盆，可能对膀胱造成压迫，引起尿频现象。无须特殊处理。

(5) 便秘：妊娠晚期随着子宫增大而对肠道产生压迫易导致肠蠕动减慢，加上妊娠期活动减少、饮食搭配不当可引起便秘现象。应指导孕妇适度活动，多吃含纤维素的果蔬，少食辛辣刺激食物，按时排便，以缓解便秘症状，严重者可适当使用开塞露等。

（6）会阴部胀痛：妊娠晚期由于子宫压迫盆底，部分孕妇会阴部静脉曲张，会引起局部肿胀不适，可嘱孕妇避免久坐久站，抬高双下肢，局部适度热敷以减轻疼痛。

（7）无痛性宫缩：在移动身体或改变体位时，可能会感到腹部发紧，但通常持续时间只有几秒钟，属于正常的生理反应。如果宫缩变得频繁并伴有腹部下坠感，甚至阴道流血，需要前往医院就诊。

（8）见红：妊娠晚期宫颈管扩张会引起胎膜从宫颈内口剥离，阴道会有少量血液流出，并混有宫颈黏液等，呈淡粉色，称为见红。一般见红后 24～48 小时临产。若见红时血量多，似月经量，应考虑前置胎盘的可能，宜立即就医。

案例分析

护理案例中，晓琳 G_1P_0，以"停经 32^{+1} 周，自觉胎动有点频繁伴外阴胀痛 2 天"就诊。护理人员应针对晓琳的情况进行护理评估。

一、健康史

评估晓琳的妊娠经过，查看产前检查记录，发现晓琳在早孕、中孕阶段产前检查记录无异常，停经以来无阴道流血、头痛、头晕等异常情况出现。

二、身体评估

产科评估晓琳的宫高、腹围都在正常范围，胎位 LOA，胎心率 142 次/分。但孕妇自觉胎动有时频繁，需要对胎儿情况进行动态监测，了解胎儿在宫内的安危。

孕妇在妊娠晚期出现外阴胀痛，考虑与晓琳经常站立工作导致增大的子宫持久压迫会阴静脉有关。

注意评估孕妇的体重变化，目前每周增长的速度超过了妊娠晚期的标准，考虑体重增长过快。

三、心理-社会评估

护理人员应注意评估晓琳和家属对于胎动有时频繁、会阴胀痛等的心理反应，了解家属对孕妇身体健康和胎儿安危有无担忧。

四、辅助检查

为明确胎儿在母体内的安全情况，需进一步做电子胎心监护。

根据案例中晓琳和家属的表现，提出护理问题：
1. 焦虑　与担心孕妇和胎儿安全有关。（首要护理问题）
2. 舒适度改变　与妊娠晚期孕妇腹型增大导致行动不便、外阴胀痛有关。
3. 有胎儿受伤的危险　与胎儿在宫内可能缺氧有关。
4. 妊娠期体重增长过快　与妊娠期营养摄入过多、妊娠期糖尿病等有关。

任务实施

一、协助孕妇做电子胎心监护

孕妇一般在孕 28 周后即可做电子胎心监护，多选择在孕 32～34 周进行，更利于胎心率的监测。护理案例中，晓琳孕 32^{+1} 周，适宜做电子胎心监护。

（一）操作流程

（1）医生开具胎心监护的检查单，护理人员确认孕妇信息，核对孕周，对孕妇强调注意事项。

（2）关闭门窗，注意遮挡，保护孕妇隐私。室温调节至 24～26 ℃。再次核对孕妇信息，协助孕妇取平卧位，暴露腹部，触诊确定胎背位置。

（3）在胎背位置涂抹耦合剂，将仪器上的 2 个探头分别绑在孕妇的子宫底端和胎儿背部处腹壁，将宫缩压力归零，开始监测。

（4）接通电源，打开开关观察胎心显示以及胎心、宫缩曲线情况。监测 20～40 分钟，然后告诉孕妇监测结果。注意胎心监护上主要有 2 条曲线，上 1 条为胎心率，正常情况下波动在 120～160 次/分，胎动时心率会上升，胎动结束后会慢慢下降，胎动计数 12 小时内大于 30 次为正常，12 小时内小于 10 次提示缺氧；下 1 条为宫内压，孕期一般在 20 mmHg 左右，如超过多则考虑近临产或者假宫缩，应注意观察。

（5）操作后整理用物，协助孕妇擦净腹部的耦合剂，休息等待胎监结果。

（二）注意事项

（1）孕妇吃饱饭后进行监测，成功率更高。

（2）护理人员应规范进行胎心的监测，正确安置胎心和宫缩压力探头，动作轻柔，热情周到。

（3）若胎心监测 20 分钟后胎儿没有胎动出现，护理人员可双手轻推孕妇腹部，将睡着的胎儿摇醒后再次进行监测。

（4）护理人员应全程严密观察，注意给孕妇保暖，保证安全。

（5）护理人员对胎心监护结果进行初步分析和判断，如考虑胎儿缺氧，应迅速给孕妇吸氧，左侧卧位，并报告医生处理。

二、对孕妇进行体重管理

护理案例中，晓琳目前体重 70 kg，体重在 2 周内增加了 1.5 kg，超过了妊娠晚期体重每周增加<0.5 kg 的标准，因此，应对晓琳进行体重管理，保证母儿健康，促进自然分娩。

（1）加强饮食管理，控制热量摄入。根据孕妇妊娠初期的基础体重，预测整个妊娠期体重变化的范围，尤其注意妊娠晚期饮食营养的均衡，避免大量摄入高热量、高脂、高糖的食物和水果。妊娠晚期注意控制每周体重增加 0.3～0.5 kg。对于晓琳目前体重增长过快的情况，宜减少饮食中淀粉、糖的摄入量，以控制体重增长速度。

（2）选择适宜的运动，增加消耗。正确选择适合妊娠晚期孕妇的运动，如散步、孕妇瑜伽、游泳等活动，注意控制每次运动的时间，增加次数，通过运动消耗多余的能量，从而维持正常的体重变化,为正常分娩做准备。

三、加强妊娠晚期健康宣教

(1)加强妊娠晚期卫生清洁,每天用温热水清洗外阴。若外阴胀痛,可适当热敷以缓解症状。避免盆浴,淋浴时加强安全防护,保证孕妇安全。

(2)指导孕妇适度活动,饮食均衡,不要大量摄入高热量食物,以免胎儿增长过大导致难产。

(3)加强心理护理,通过交流沟通、孕期课堂等方式缓解孕妇在妊娠晚期的焦虑和压力。

(4)指导孕妇在妊娠晚期尽量避免性生活,否则易诱发早产。若见红,估计 24~48 小时临产,须做好分娩准备,备好母儿用物及时到医院。

任务评价

根据任务实施情况进行考核(表 2-1-1)。

表 2-1-1　围生期健康管理任务评价表

评价项目	评价标准	分值	得分
素质要求	1. 形象:服装、鞋帽整洁;仪表大方,举止端庄;指甲符合要求 2. 态度:微笑服务;语言柔和恰当;态度和蔼可亲 3. 注意规范操作,保护孕妇隐私,有安全意识 4. 操作过程中关闭门窗,温度保持在 24~26 ℃	10	
实施过程	1. 操作前评估: (1)评估孕妇的一般情况,如姓名、年龄和孕周等 (2)评估孕妇是否排尿,协助取适宜体位 (3)评估孕妇腹部检查结果,并测量血压和体重 (4)护理人员解释电子胎心监护的方法和注意事项,取得配合,温暖双手,备齐用物 2. 操作步骤: (1)协助孕妇取平卧位,暴露腹部,确定胎背位置。正确放置胎心探头和宫缩探头,并将宫缩压力归零,开始监测 (2)接通电源,打开开关观察胎心显示以及胎心、宫缩曲线情况。监测 20~40 分钟,然后告知孕妇监测结果 (3)若胎心监测 20 分钟后没有胎动出现,护理人员应正确处理 (4)若发现胎儿缺氧,护理人员应进行及时处理 (5)操作过程规范,结束后协助孕妇擦除腹部的耦合剂,整理好衣物 3. 操作后护理: (1)护理人员正确解读胎心监护结果,告知孕妇临床意义 (2)护理人员准确记录检查结果,做好产检预约 (3)护理人员对孕妇进行妊娠晚期体重管理的指导 (4)熟练进行妊娠晚期的健康指导,讲解临产的先兆等知识,并告知注意事项	80	
综合评价	1. 健康指导语言流畅,亲和力强,内容科学,符合妊娠晚期健康教育的要求,能熟练应用交流技巧 2. 熟练进行胎心监护操作,动作标准规范,避免刺激 3. 尊重孕妇意愿,沟通有效,关心、爱护女性,有保护孕妇安全的意识	10	
评价总分		100	

任务训练

请扫码完成课后习题。

课后习题

（申　婧）

任务二　正常分娩护理

任务目标

1. 了解枕左前位的分娩机制和导乐分娩的工作内容。
2. 能说出分娩的概念、先兆临产的表现和临床各产程的表现。
3. 能准确判断临产和产程，评估影响分娩的因素，对不同产程的产妇进行护理评估，针对护理问题实施相应护理措施。
4. 在分娩过程中，时刻关注产妇和胎儿、新生儿的安全，进行正常分娩护理，具有爱母护婴的职业素养。

护理案例

案例 1

余女士，30 岁，女，G_1P_0，因"停经 39 周伴腹渐隆，下腹部阵发性疼痛 4 小时"于 2024 年 3 月 28 日 19:52 入科。平素月经规律，经期 6 天，周期 30 天，末次月经为 2023 年 6 月 28 日，预产期为 2024 年 4 月 5 日。孕期检查无异常。2 日前阴道少量出血，夜间自觉不规律下腹紧缩感，4 小时前下腹部规律性阵痛，门诊以"一胎零产 39 周妊娠临产"收住院。入院查体：T 36 ℃，P 95 次/分，R 20 次/分，BP 109/77 mmHg。产科情况：宫高 33 cm，腹围 90 cm，胎位 LOA。宫缩持续 30～40 秒，间歇 4～5 分钟。阴道检查：宫口扩张 1 cm，先露 S-3。产妇和家属都很担心能否正常分娩。

请思考：

1. 该产妇目前临产了吗？若临产，判断其处于产程的哪个阶段？
2. 针对产妇和家属的表现，提出首要护理问题并制订护理措施。

案例 2

余女士,30 岁,女,G_1P_0,胎位 LOA,规律宫缩 14 小时后,20 分钟前胎膜自然破裂,色清亮,量少。现在产妇自诉想上厕所,阴道检查:宫口开全,先露 S+2。胎心率 142 次/分,宫缩持续 50~60 秒,间歇 1~2 分钟。

请思考:

1. 判断该产妇目前处于产程的哪个阶段?

2. 该产妇目前存在的首要护理问题是什么?护理人员应做哪些工作?

案例 3

余女士,30 岁,女,G_1P_0,胎位 LOA,上午 10 点宫口开全,在经历 1 个小时后顺利娩出一男婴,全身皮肤红润、哭声响亮、喉反射灵敏、四肢活动灵活、心跳有力,称重 3 200 g。

请思考:

1. 判断该产妇目前处于产程的哪个阶段?该阶段最容易出现的护理问题是什么?

2. 护理人员应如何评估新生儿的情况并进行护理?

学习内容

分娩指妊娠满 28 周及以后,胎儿及其附属物从临产开始到全部由母体娩出的全过程。分为早产(妊娠满 28 周至不满 37 足周期间分娩)、足月产(妊娠满 37 周至不满 42 足周期间分娩)、过期产(妊娠满 42 周或 294 日及其以后分娩)。

早产护理

一、影响分娩的因素

影响分娩的因素包括产力、产道、胎儿及产妇的精神心理因素。若 4 个因素均正常且相互协调,胎儿可经阴道顺利娩出,为正常分娩。

过期妊娠护理

(一)产力

产力是指将胎儿及其附属物从子宫腔内逼出的力量,包括子宫收缩力、腹肌和膈肌收缩力及肛提肌收缩力。

1. **子宫收缩力**　子宫收缩力是临产后的主要产力,贯穿分娩的全过程,简称宫缩。临产后的宫缩可使宫颈管消失、宫口扩张、胎先露下降及胎儿、胎盘娩出。正常宫缩具有以下特点。

(1)节律性:子宫体平滑肌的收缩是不随意的、有节律的阵发性收缩,也称阵痛。每次收缩均是由弱到强(进行期),维持一段时间(极期),再由强到弱(退行期),直至消失进入间歇期,如此反复直至分娩结束。宫缩时宫内的压力升高,子宫肌壁和胎盘血流灌注量减少,宫缩间歇期子宫平滑肌松弛,子宫肌壁和胎盘血流恢复。临产开始时,宫缩持续约 30 秒,间歇 5~6 分钟,随产程进展,宫缩持续时间逐渐延长,间歇期逐渐缩短,宫腔内的压力亦逐渐

影响分娩的因素

增强。当宫口开全(10 cm)时,宫缩持续时间可达 60 秒,间歇期仅 1～2 分钟。宫缩的节律性有利于胎儿逐渐适应分娩过程。

（2）对称性和极性：正常宫缩起自于两侧子宫角部,左右对称、迅速地向宫底中线集中,再以每秒 2 cm 的速度向子宫下段扩散,约 15 秒内可均匀协调地扩展至整个子宫,此为宫缩的对称性。宫缩以宫底部最强、最持久,向下传导过程中逐渐减弱,宫底的收缩力强度可为子宫下段收缩力的 2 倍,此为子宫收缩力的极性。

（3）缩复作用：宫缩时子宫体部肌纤维缩短变宽,间歇期肌纤维松弛而变细变长,但不能完全恢复至原来的长度,经反复收缩,宫体部的肌纤维越来越短,称为缩复作用。随着子宫收缩,缩复作用使宫腔容积逐渐缩小,结合子宫收缩力的对称性和极性,迫使胎先露持续下降及宫颈管逐渐缩短直至消失,宫口扩张。

2. 腹肌及膈肌收缩力　腹肌及膈肌收缩力（简称腹压）是第二产程娩出胎儿的重要辅助力量。宫口开全后,每次宫缩时,胎先露部或前羊水囊压迫直肠及盆底组织,反射性引起排便的动作,产妇主动屏气向下用力,腹肌及膈肌用力收缩使腹压增高。增高的腹压促使宫腔内胎儿向下运动,配合有效宫缩,进而促使胎儿娩出。在第三产程增高的腹压也可使已剥离的胎盘尽快娩出,减少产后出血。在宫口未开全前,过早使用腹压容易造成产妇疲乏和宫颈水肿,导致产程延长。

3. 肛提肌收缩力　肛提肌可协助胎先露部在骨盆腔完成内旋转。当胎头枕部位于耻骨弓下时,肛提肌收缩能协助胎头仰伸及娩出。在胎儿娩出后,肛提肌也有助于已剥离的胎盘娩出。

（二）产道

产道是胎儿从母体娩出的通道,分为骨产道和软产道 2 个部分。

1. 骨产道　骨产道指真骨盆,其大小及形状与分娩是否顺利密切相关。为方便理解,将骨盆分为 3 个假想平面。

（1）骨盆入口平面：呈横椭圆形,其前方为耻骨联合上缘,两侧为髂耻线,后方为骶岬上缘。共有 4 条径线(图 2-2-1)。

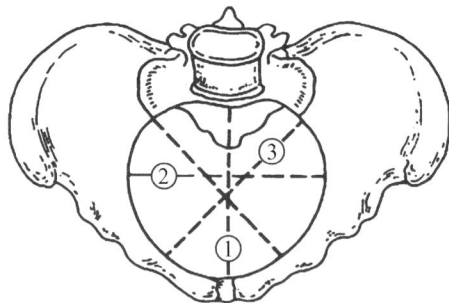

注：①前后径 11 cm；②横径 13 cm；③斜径 12.75 cm。

图 2-2-1　骨盆入口平面及径线

① 入口前后径：又称真结合径。耻骨联合上缘中点至骶岬上缘中点的距离,正常值平

均 11 cm。

② 入口横径:左右髂耻缘间的最大距离,正常值平均 13 cm。

③ 入口斜径:左右各一,一侧骶髂关节至对侧髂耻隆突之间的距离为斜径,正常值平均 12.75 cm。

(2) 中骨盆平面:为骨盆最小平面,呈纵椭圆形。前方为耻骨联合下缘,两侧为坐骨棘,后方为骶骨下端。共有 2 条径线(图 2-2-2)。

注:①前后径 11.5 cm;②横径 10 cm。

图 2-2-2　中骨盆平面及径线

① 中骨盆前后径:耻骨联合下缘的中点通过两侧坐骨棘连线的中点至后方骶骨下端的距离,正常值平均 11.5 cm。

② 中骨盆横径:又称坐骨棘间径。左右两侧坐骨棘之间的距离,正常值平均 10 cm。

(3) 骨盆出口平面:由 2 个不在同一平面共用 1 条底边的等腰三角形组成,其共同的底边为坐骨结节间径。前三角平面顶端为耻骨联合下缘,两侧为耻骨左、右降支;后三角平面顶端为骶尾关节,两侧为左、右骶结节韧带。共有 4 条径线(图 2-2-3)。

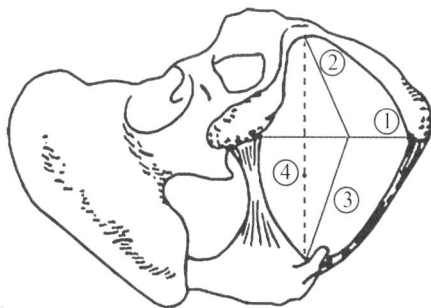

注:①出口横径;②出口前矢状径;③出口后矢状径;④出口前后径。

图 2-2-3　骨盆出口平面及径线

① 出口横径:又称坐骨结节间径。两侧坐骨结节内侧缘之间的距离,正常值平均 9 cm。

② 出口前矢状径:耻骨联合下缘中点至坐骨结节间径中点的距离,正常值平均 6 cm。

③ 出口后矢状径:骶尾关节至坐骨结节间径中点的距离,正常值平均 8.5 cm。当出口横径稍短(<8 cm),而出口横径与后矢状径之和>15 cm 时,一般正常大小的胎儿可通过后

三角区经阴道娩出。

④ 出口前后径:耻骨联合下缘中点至骶尾关节中点的距离,正常值平均 11.5 cm。

(4)骨盆轴与骨盆倾斜度:

① 骨盆轴:又称产轴,为连接骨盆各假想平面中心点的曲线。此轴上段向下向后,中段向下,下段向下向前(图 2-2-4)。分娩时,胎儿沿此轴娩出。

② 骨盆倾斜度:女性直立时,骨盆的入口平面与水平面形成的角度,称为骨盆倾斜度,一般为 60°。若骨盆倾斜度过大,会影响胎头衔接(图 2-2-5)。

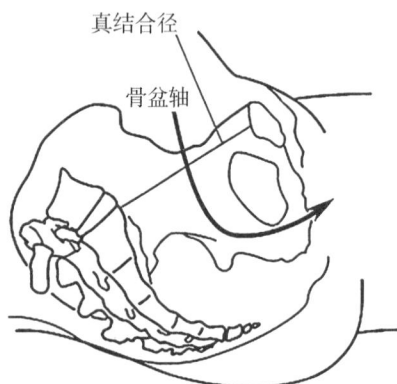

图 2-2-4 骨盆轴

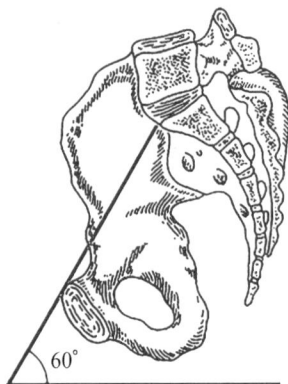

图 2-2-5 骨盆倾斜度

2. 软产道 软产道是由子宫下段、宫颈、阴道及骨盆底软组织构成的弯曲管道。

(1)子宫下段的形成:子宫下段由非妊娠时的子宫峡部(约 1 cm)伸展形成。妊娠 12 周后子宫峡部逐渐扩展,成为宫腔的一部分。妊娠晚期逐渐拉长形成 7～10 cm 的子宫下段。临产发动伴随规律宫缩成为软产道的一部分。因缩复作用,临产后的子宫体肌壁越来越厚,子宫下段肌壁被扩张牵拉而越来越薄,子宫上下段的肌壁薄厚不同,在宫体与子宫下段之间形成一环形隆起,称为生理缩复环。正常情况下,不易从腹部看到此环。

(2)宫颈的变化:

① 宫颈管消失:临产前宫颈管长 2～3 cm,初产妇较经产妇稍长。临产后由于规律宫缩及缩复作用的牵拉、胎先露部下降及前羊水囊的压迫、扩张作用,使宫颈管内口向上向外扩张成楔状,宫颈管成漏斗状。随产程进展,宫颈管逐渐缩短、消失。初产妇通常是宫颈管先缩短消失,宫颈口后扩张;经产妇则是宫颈管缩短消失与宫口扩张同时进行。

② 宫颈口扩张:临产前,初产妇宫颈外口仅容一指尖,经产妇可容一指。临产后,胎先露部衔接使前羊水于宫缩时不能回流,子宫下段处胎膜与蜕膜分离,向宫颈管突出形成前羊膜囊,协助宫口扩张。胎膜多在宫口近开全时自然破裂,破膜后,胎先露部直接压迫宫颈,使宫口扩张更明显。

(3)骨盆底、阴道及会阴的变化:临产后前羊膜囊及胎先露的下降可使阴道上部扩张。破膜后,胎先露直接压迫骨盆底,使软产道下段形成一个前壁短、后壁长、向前弯曲的筒状通道,阴道外口朝向前方,阴道黏膜皱襞展平,阴道扩张变宽。肛提肌向下及两侧扩展,肌纤维拉长,会阴体由 5 cm 厚变为 2～4 mm 薄,以利于胎儿通过。阴道及骨盆底的结缔组织和肌纤维于妊娠期肥大,血管增粗,血运丰富,组织变软,伸展性良好。分娩时,会阴体能承受一定压力,一般不会影响分娩,但若产力使用不当或会阴保护不当,也会造成会阴裂伤。

（三）胎儿

影响分娩的胎儿因素包括胎儿大小、胎位以及有无造成分娩困难的胎儿畸形。

1. 胎儿大小　胎儿大小是决定分娩顺利与否的重要因素之一。胎头是胎儿身体最大、最不易变形的部分。因此,胎头是衡量胎儿大小最重要、最常用的指标。胎头由2块顶骨、额骨、颞骨及1块枕骨构成。颅骨间的膜状缝隙称为颅缝,两颅缝交界空隙较大处称为囟门。位于胎头前部的菱形区域为前囟（大囟门）;位于胎头后部的三角形区域为后囟（小囟门）。囟门和矢状缝是确定胎方位的重要标志。颅缝与囟门的存在,使胎头有一定可塑性,在通过产道时,颅骨可轻度重叠,使头颅变形、体积缩小,以利于胎头娩出。

2. 胎位　产道是一纵行管道,纵产式（头先露或臀先露）时,胎体纵轴与骨盆轴相一致,胎儿较易通过产道。头先露时,胎头大而硬,可使软产道充分扩张,其余胎体部分较易娩出。臀先露时,胎臀较胎头周径小且软,产道不能充分扩张,头颅娩出时无变形机会,使胎头娩出困难。横产式（肩先露）时,胎体纵轴与骨盆轴垂直,足月活胎不能通过产道,对母儿威胁极大。

3. 胎儿畸形　当胎儿某一部分发育异常,如脑积水、联体儿等,由于胎头或胎体过大,通过阴道分娩困难。

（四）精神心理因素

产妇的精神心理因素对分娩过程有很大影响。分娩是一个自然的生理过程,对产妇尤其是初产妇却是一种持久而强烈的应激过程。由于初产妇没有分娩经验,对分娩知识缺乏了解,对能否正常分娩、担心自己和胎儿的安危等易出现紧张、焦虑甚至恐惧等情绪。产妇的这些不良情绪会引起交感神经兴奋,如心率加快、血压升高、呼吸急促、气体交换障碍,使产妇降低或失去对分娩的自控力。产妇对疼痛的恐惧和分娩的紧张会造成宫缩乏力、宫口扩张缓慢、胎先露下降受阻,使产程延长,导致胎儿窘迫、产后出血等。

二、先兆临产

妊娠晚期,在临产之前,会出现一些预示孕妇即将临产的征兆,称为先兆临产,又称分娩先兆。

1. 假临产　多在分娩前1～2周出现,为不规则宫缩,表现为宫缩持续时间短（<30秒）、间歇时间长且不规律,宫缩强度不增加。宫颈管不缩短,宫口不扩张。常在夜间出现,清晨消失,用强镇静剂可以抑制消失。

2. 胎儿下降感　初产妇常在临产前1～2周由于胎先露入盆、宫底下降而感觉胎儿下降,孕妇会觉得很轻松,也称孕腹轻松感。

3. 见红　多在临产前24～48小时,由于宫颈内口处胎膜与子宫壁分离,毛细血管破裂引起极少量出血,混合宫颈黏液从阴道排出,称为见红。若阴道流血量多,甚至超过月经量,考虑妊娠晚期出血性疾病可能。

足月胎头径线

临床的先兆、标志和产程的划分

三、临产的诊断

临产指母体即将娩出幼体的状态。临产的标志有：

(1) 规律且逐渐增强的子宫收缩，持续 30 秒及以上，间歇 5～6 分钟。

(2) 进行性宫颈管消失、宫口扩张。

(3) 伴有先露部下降。

枕先露的分娩机制

四、产程及产程分期

产程指从规律宫缩开始至胎儿及其附属物全部娩出的过程，又称总产程。临床上根据不同阶段的特点，将总产程分为 3 个产程。

1. **第一产程** 又称宫颈扩张期，从规律宫缩到宫口开全，分为潜伏期和活跃期。潜伏期指从临产开始到宫口扩张 4～6 cm，一般初产妇≤20 小时，经产妇≤14 小时。活跃期指从宫口扩张 4～6 cm 到宫口开全(10 cm)，一般扩张速度每小时≥0.5 cm。

2. **第二产程** 又称胎儿娩出期，从宫口开全到胎儿娩出。

(1) 未实施硬膜外麻醉者：初产妇不超过 3 小时，经产妇不超过 2 小时。

(2) 实施硬膜外麻醉者：初产妇不超过 4 小时，经产妇不超过 3 小时。

临床上若初产妇第二产程超过 1 小时应给予特别关注。

3. **第三产程** 又称胎盘娩出期，从胎儿娩出到胎盘娩出。一般 5～15 分钟，不超过 30 分钟。

五、第一产程的临床表现

1. **规律宫缩** 产程开始时，子宫收缩力弱，持续时间较短(约 30 秒)，间歇期较长(约 5～6 分钟)。随着产程进展，宫缩强度增加，持续时间延长，间歇期缩短。当宫口开全时，宫缩持续时间可达 1 分钟以上，间歇期仅 1 分钟或稍长，子宫收缩力最强。

2. **宫颈管消失和宫口扩张** 随宫缩渐频且强度不断增加，宫颈管逐渐缩短展平，宫口扩张。当宫口开全时，宫口边缘消失，子宫下段及阴道形成宽阔的管腔。

3. **胎先露下降** 临床上以胎头颅骨最低点与坐骨棘平面的关系来判断胎头下降程度。颅骨最低点平坐骨棘平面为"0"，在坐骨棘平面上 1 cm 时，以"−1"表示；在坐骨棘平面下 1 cm 时，以"+1"表示，其余以此类推(图 2−2−6)。潜伏期胎头下降不明显，活跃期下降加快。

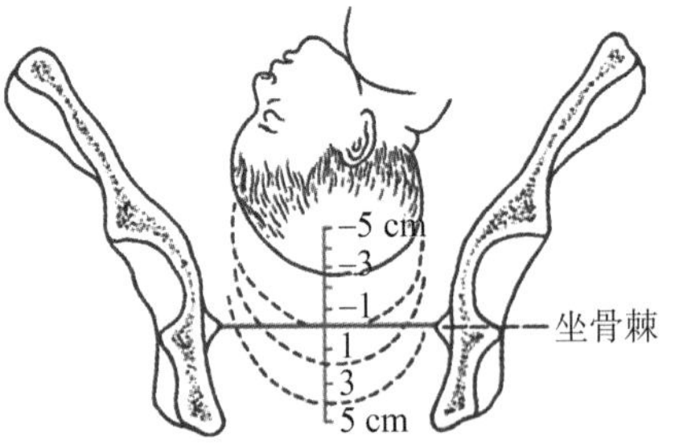

图 2−2−6 胎头下降与坐骨棘平面的关系

4. **胎膜破裂** 简称破膜。胎儿先露部衔接后，将羊水分隔成前、后 2 个部分，在胎先露部前方的羊水量不多，约 100 mL，称为前羊水，形成的囊称为前羊膜囊。宫缩时前羊膜囊楔入宫颈管内，有助于扩张宫口。随着产程的进展，宫缩持续加强，羊膜腔内压力升高，当增加到一定程度时，胎膜自然破裂,前羊水流出。自然分娩时,破膜多发生在宫口近开全时。

六、第二产程的临床表现

1. **规律宫缩增强** 进入第二产程后,宫缩频率及强度达到高峰,宫缩持续时间约 1 分钟或以上,宫缩间歇期缩短至 1～2 分钟。

2. **排便感** 胎先露部下降至盆底并压迫直肠时,反射性引起排便感,产妇不由自主地会屏气用力,协同宫缩迫使胎头进一步下降。

3. **胎头拨露与着冠** 随产程进展,会阴逐渐膨隆、变薄,胎头于宫缩时部分露出阴道口,间歇时又缩回阴道内,为胎头拨露。一般经过数次拨露,胎头外露部分不断增加,直至胎头双顶径越过骨盆出口横径,在宫缩间歇时不再回缩至阴道内,为胎头着冠。

4. **胎儿娩出** 胎头着冠后会阴极度扩张,胎头枕骨到达耻骨弓下,并以此作为支点,胎头完成仰伸,额、鼻、口、颏相继娩出,等待 1～2 次宫缩后,胎头完成复位和外旋转,胎儿前肩、后肩和胎体相继娩出,后羊水也随之涌出,宫底降至平脐,第二产程结束。胎儿娩出后,产妇会顿觉轻快。经产妇用时短,有时仅需几次宫缩,胎头就能娩出。

七、第三产程的临床表现

1. **胎盘剥离** 胎儿娩出后,宫底下降至平脐,宫缩暂时停止,产妇感到轻松。数分钟后,宫缩重新出现,宫体变硬。随着子宫的缩复,宫腔明显缩小,而胎盘不能相应缩小,胎盘与子宫壁发生错位剥离,剥离面出血形成胎盘后血肿。随血肿增大,胎盘剥离面不断扩大,直至胎盘完全从子宫壁剥离娩出。

(1)胎盘剥离征象:

①宫体变硬呈球形,宫底上升达脐上。②阴道口外露的脐带自行延长。③阴道少量出血。④在产妇耻骨联合上方轻压子宫下段,将宫体上推,外露的脐带不回缩。

(2)胎盘剥离及娩出方式:

①胎儿面先娩出:特点是先见胎盘的胎儿面娩出,后见少量阴道流血,临床多见。②母体面先娩出:特点是先见较多阴道流血,后见胎盘母体面娩出,临床少见。

2. **子宫收缩及阴道出血** 胎盘娩出后,子宫收缩,阴道有大量血液流出。

案例分析

护理案例 1

案例 1 中,余女士孕 39 周规律宫缩,宫口扩张 1 cm,先露 S-3,临床诊断该产妇处于第一产程潜伏期阶段。护理人员需对产妇进行护理评估。

一、健康史

查看余女士孕期检查记录,了解产妇的一般情况,重点了解年龄、身高、体重、营养状况。询问末次月经、预产期、婚育史等。询问本次妊娠的经过,余女士无腹痛、阴道流血等异常情况,孕期经过良好。重点询问产妇目前状况,规律宫缩 4 小时,宫口已扩张 1 cm,判断其已临产,处于潜伏期,未破膜。

二、身体评估

（1）全身状况：

① 一般状况：护理人员需观察余女士生命体征情况,评估其精神心理状态、进食情况。目前余女士刚进入产程,生命体征平稳,无口唇干裂、水电解质紊乱、尿潴留及肠胀气等表现。

② 疼痛：询问产妇对疼痛的感受,观察产妇的反应,了解疼痛的部位及程度。根据产妇状态和认知水平选择不同的疼痛评估工具,如数字评分法、文字描述评定法、面部表情疼痛评定法等进行疼痛评估及结果评价。

（2）专科情况：

① 子宫收缩：此阶段余女士宫缩持续时间 30～40 秒,间歇 4～5 分钟,属于正常状态。

② 胎心：胎心率是产程中极为重要的观察指标。转入待产室的产妇首先应评估胎心情况。正常胎心率是 110～160 次/分。余女士的胎心率为 142 次/分,须严密监测胎心的频率、规律性,尤其注意宫缩后胎心有无变异。

③ 宫口扩张和胎头下降：宫口扩张和胎头下降的速度和程度是产程观察的 2 个重要指标,该案例通过阴道检查判断宫口扩张 1 cm,先露 S-3。

临床评估胎头下降的程度,以坐骨棘水平为"0",坐骨棘上为"-",坐骨棘下为"+"。该案例中,余女士的胎先露应该在坐骨棘上 3 cm 处,符合刚刚临产的进展。

④ 胎膜破裂：评估胎膜破裂的时间,该产妇胎膜尚未破裂,一旦胎膜破裂,必须立即听胎心,同时观察羊水性状、颜色和量,并记录破膜时间。

三、心理-社会评估

由于余女士此时刚刚进入产程,护理人员需与产妇及家属交谈,通过产妇行为和表情的观察,了解产妇对疼痛的耐受性以及对顺利分娩的信心,消除产妇的思想顾虑。同时,还要注意评估产妇丈夫和家属的陪伴和支持程度。

四、辅助检查

可使用胎心多普勒听诊仪、电子胎心监护仪等监护胎儿宫内情况。

根据该案例中产妇和家属的表现,分析其存在的首要护理问题是：

焦虑　与担心分娩结局、产程能否顺利有关。

护理人员应对产妇和家属讲解分娩的过程,初产妇的潜伏期一般不超过 20 小时,余女士规律宫缩仅 4 小时,宫口扩张 1 cm,属于正常。护理人员可指导产妇在室内活动,适当进食,补充水分,可促进产程进展。如产妇宫缩越来越频繁,难以忍受,可通过轻轻按摩产妇腹部或腰背部减轻疼痛,也可让产妇坐于分娩球上、采用导乐分娩或芳香疗法等缓解阵痛。

导乐分娩

导乐分娩又称为舒适分娩,是一种为孕产妇提供人性化、专业化的陪伴分娩,一般由医护人员或专业导乐师实施。临产后,导乐人员会密切观察产妇的宫缩及产程进展,随时告知产妇相关信息,及时给予表扬和建议,耐心听取产妇关于疼痛的诉说,表达对产妇的同情和理解。当宫口扩张到 3 cm 左右时,会在产妇的腰部相应位置贴传导片,并连接导乐分娩镇痛仪。此时,由专业的妇产科医生调试镇痛仪的参数,以达到最佳的镇痛效果。

在导乐分娩过程中,产妇始终保持清醒,可以自由运动。由于镇痛效果显著,宫缩更加协调,体力消耗降低,产妇可以及时进食、进水,从而增强产力,有效缩短产程。同时,导乐分娩还能明显改善产妇的精神状态,缓解恐惧和焦虑等不安情绪,有效避免产后抑郁的发生。

芳香疗法

护理案例 2

案例 2 中,产妇宫口已开全,临床进入第二产程,护理人员进行评估。

一、健康史

了解第一产程的进展和处理,有无出现产妇和胎儿异常表现。护理案例 2 中,余女士在第一产程进展顺利,临产后 14 小时宫口开全,自然破膜,羊水清亮,量少。胎心听诊无异常。

二、身体评估

(1)一般状况:观察到余女士的生命体征平稳,精神心理无异常,有"想上厕所"的感觉。

(2)专科评估:

① 评估宫缩:产妇宫缩持续时间已经达到 50~60 秒,间歇 1~2 分钟。

② 评估宫口:产妇宫口已开全,肛门括约肌松弛,胎头压迫直肠有便意想上厕所。

③ 评估胎先露下降程度:胎头 S+2,随宫缩继续加强,胎头会逐渐拨露直到着冠,然后发生仰伸、复位、外旋直至胎儿娩出。

三、心理-社会评估

评估产妇目前的心理状况,有无焦虑、紧张、恐惧等情绪。余女士对于孩子即将娩出比较紧张,担心孩子的健康和性别,家属表示只要母子平安,孩子性别无关紧要,鼓励产妇放松。

四、辅助检查

电子胎心监护仪监测胎儿宫内情况。

根据案例 2 中产妇的情况,护理人员可提出首要护理问题:

疼痛 与宫口开全后宫缩持续时间长、间歇时间短有关。

护理人员应协助余女士上产床,指导产妇正确屏气用力,进行外阴擦洗消毒。协助助产士做好接生的准备,准备需要的物品和器械。注意间隔5～10分钟听1次胎心,时刻保持高度的责任心和专业素养,以确保母儿的安全和健康。如有异常立即报告医生进行处理。

护理案例3

案例3中,胎儿已娩出,属于第三产程,护理人员对母儿进行评估。

一、产妇的评估

(1) 评估生命体征。应立即测量产妇生命体征,如正常,可每小时测1次,如有异常,应增加测量次数并立即报告医生。产后注意观察产妇有无面色苍白、烦躁不安、寒战、打哈欠、出冷汗等表现;及时询问产妇的感受,有无口渴、头晕、心慌、乏力、尿频或肛门坠胀感等,警惕产后出血、休克、阴道壁血肿等并发症,及时发现羊水栓塞早期征兆。有妊娠合并症的产妇,还须密切注意意识和尿量,并记录出入量。

(2) 评估胎盘是否剥离,如胎盘已剥离,协助娩出,并检查胎盘、胎膜的完整性。

(3) 评估子宫收缩及阴道出血。准确测量阴道流血量,注意观察阴道流血的颜色变化。对可能发生产后出血的高危产妇及过度疲劳、多次宫腔操作史、巨大胎儿或急产者,尤其要提高警惕。

(4) 评估会阴伤口情况。注意产妇有无会阴及肛门不适或坠胀感。

二、新生儿评估

(1) 对新生儿进行Apgar评分。以新生儿出生后1分钟内的心率、呼吸、肌张力、喉反射及皮肤颜色5项体征为依据,每项0～2分,满分为10分(表2-2-1)。8～10分属于正常;4～7分为轻度窒息,经一般处理通常可恢复正常;0～3分为重度窒息,应紧急抢救。

表2-2-1 新生儿Apgar评分标准

体征	0分	1分	2分
心率	无	<100次/分	≥100次/分
呼吸	无	慢,不规律	规则,啼哭
肌张力	四肢瘫软	四肢稍曲	四肢活动活跃
喉反射	无反应	皱眉	哭声响亮
皮肤颜色	青紫、苍白	身体红润,四肢青紫	全身红润

(2) 对新生儿做全面的评估,检查有无皮肤异常、畸形等。

(3) 评估母儿皮肤接触情况以及早吸吮、早开奶的情况。

(4) 评估新生儿脐带处理情况。

护理案例 3 中,余女士已经进入第三产程,易发生产后出血,提出首要护理问题:
组织灌注量不足的危险　与子宫收缩不良、产后出血有关。

余女士娩出的新生儿全身皮肤红润、哭声响亮、喉反射灵敏、四肢活动灵活、心跳有力,Apgar 评分 10 分,为正常新生儿。护理人员检查新生儿外观无异常后,及时让孩子趴到产妇胸前,吸吮母乳刺激子宫收缩,皮肤接触增进母儿感情,等脐带搏动消失后进行脐带护理,并用包被包裹新生儿,注意保暖。护理人员将母儿移至休养床上,在产房观察 2 小时无异常即可回病房。

任务实施

护理案例 1

此案例中余女士目前处于第一产程潜伏期阶段,产妇和家属有些焦虑,因此,可从以下方面加强护理。

一、一般护理

(1) 护理人员采集病史完成病历书写,并向余女士和家属介绍病房环境及主管医护人员。

(2) 加强生命体征监测,在进行基础护理的同时,做好体温监测,如发现异常,及时报告医生后进行相应处理。血压一般在宫缩时上升 5～10 mmHg,间歇期恢复,产程中每隔 4～6 小时测量 1 次,若发现血压升高或高危因素,应增加测量次数,并报告医生处理。

二、产程观察

(1) 监测胎心:

① 超声多普勒听胎心:在宫缩间歇期进行,潜伏期每隔 1～2 小时听诊 1 次,活跃期每 15～30 分钟听诊 1 次,每次听诊 1 分钟。此方法简单有效,但不能分辨胎心的瞬间变化,容易忽略胎心的早期改变。

② 电子胎心监护:用电子胎心监护描记胎心曲线。在产时可以观察胎心率及其变异,同时观察胎心率与宫缩、胎动的关系。若出现缩宫素激惹试验阳性、胎心率基线<110 次/分或>160 次/分,均提示胎儿缺氧,应立即查找原因并给予产妇吸氧、改变体位等处理,并通知医生。

(2) 观察宫缩变化:

① 直接触诊法:护理人员将手掌放于产妇腹壁宫底部,宫缩时可感到宫体隆起变硬,间歇期宫体松弛变软。宫缩强度以(+)、(++)、(+++)表示,判读缺乏量化和客观性。

② 仪器监测:用胎心监护仪描记宫缩曲线,可测出宫缩的强度、频率及持续时间,是反映宫缩较为客观的指标。产程中一般潜伏期每 2～4 小时观察 1 次宫缩,活跃期每 1～2 小时观察 1 次,一般需要连续观察至少 3 次宫缩。根据产程进展情况决定处理方法,若产程进

展好则继续观察;若产程进展差、子宫收缩欠佳,应及时报告医生处理。

(3) 判断宫颈扩张和先露下降程度:目前临床主要通过阴道检查判断宫口扩张及胎先露下降程度。阴道检查能直接摸清胎头,触及矢状缝及囟门,确定胎方位;了解宫颈消退和宫颈口扩张情况;进行骨盆内测量,了解骨产道情况,以决定分娩方式。

(4) 胎膜破裂的护理:胎膜多在宫口近开全时自然破裂。一旦胎膜破裂,应立即听诊胎心,并观察羊水性状、颜色、流出量和有无宫缩,同时记录破膜时间。正常羊水的颜色随孕周增加而改变。足月以前,羊水是无色、澄清的液体;足月时呈轻度乳白色并混有白色的絮状物。若羊水粪染,但胎心监测正常,宫口开全或近开全,可继续观察,等待胎儿娩出。若破膜超过 12 小时未分娩者,应给予抗生素预防感染。

三、支持性护理

(1) 环境和身体清洁:提供安静、舒适的环境,保持室内空气清新、温湿度适宜。有条件者可以安排在独立待产室和分娩室或者家庭化产房,以避免产妇间相互干扰。保持产妇清洁卫生,如协助擦汗、更换衣物和床单等。破膜后,为保持外阴清洁及预防感染,必要时可给予会阴擦洗。

(2) 饮食指导:为了保证体力,护理人员应鼓励产妇在宫缩间歇期少量、多次进食高热量、易消化的流质或半流质食物,及时补充水分。

(3) 活动与休息:临产后,应鼓励产妇采取舒适体位,多采用直立体位(坐、站、行走、蹲)或侧卧位,有利于缓解疼痛,促进产程进展。若胎膜已破裂,胎先露高浮或臀位者,应警惕脐带脱垂,嘱产妇抬高臀部卧床休息;有严重并发症和合并症者,遵医嘱采取合适体位。

(4) 排尿与排便:临产后,鼓励产妇每 2~4 小时排尿 1 次,以免膀胱充盈影响宫缩及先露下降。若因胎先露压迫引起排尿困难者,应警惕有无头盆不称,如发生尿潴留,可进行不保留导尿。产妇有便意时,应明确宫颈扩张的程度,排便时需有人陪伴。

(5) 疼痛护理:根据具体情况选择合适的减轻疼痛的方法。非药物镇痛为首选,可鼓励产妇自由体位、护理人员对产妇进行腰背部按摩、根据宫缩指导产妇调整呼吸等方式让产妇放松,以有效减轻疼痛。

四、心理护理

护理人员应鼓励产妇增强分娩信心,为产妇和家属讲解分娩的过程,帮助产妇减轻紧张和恐惧感。提供良好的分娩环境,提倡一对一导乐陪伴分娩,有条件者可提供家庭化产房,允许家人在分娩过程中陪伴、安抚产妇,增加产妇安全感。护理人员应态度温和、耐心,加强与产妇的有效沟通。在护理过程中,要认真细心,专注负责,密切观察产妇的宫缩和胎心情况,保证产程的顺利。

护理案例 2

此案例中余女士目前处于第二产程,护理人员应完成以下任务。

一、环境准备

维持产房温度 24~26 ℃,相对湿度 50%~60%。配备负压吸引设施、供氧设施、多普勒胎心听诊仪、电子胎心监护仪、心电监护仪、新生儿复苏台等母婴抢救设备和相关药品。

二、接生准备

（1）当初产妇宫口开全、经产妇宫口扩张 6 cm 时，护理人员送产妇进产房。

（2）密切监测胎心变化。第二产程宫缩持续时间长，间歇时间短，因此，5～10 分钟听 1 次胎心，每次听诊 1 分钟。如有异常，应尽快结束分娩。

（3）指导产妇正确使用腹压。护理人员指导产妇仰卧于产床上，双脚蹬在产床上，双手抓住床档，在宫缩来临时，深吸一口气向下如解大便样用力，间歇期放松，如此反复直到产妇掌握要领。

（4）护理人员给产妇进行外阴擦洗和消毒。护理人员协助产妇取截石位，脱掉裤子，暴露外阴，臀下放便盆，铺一次性臀垫。

① 温肥皂水棉球清洁外阴：用温肥皂水棉球或长棉签蘸取温肥皂水进行外阴擦洗，按大阴唇-小阴唇-阴阜-大腿内上 1/2 -会阴-肛周的顺序，注意擦洗的方向。

② 外阴冲洗（1 次）：温水冲洗，顺序由上到下，即阴阜-大腿内 1/3 -大阴唇-小阴唇-会阴-肛门。

③ 碘伏消毒外阴：用碘伏棉球由内到外擦洗外阴皮肤，即小阴唇-大阴唇-阴阜-大腿内侧 1/3 -会阴-肛门。

④ 撤掉便盆和臀垫。

（5）护理人员协助助产士穿好接生衣，铺接生台，护理人员再次给产妇进行外阴消毒，用碘伏棉球，顺序同前。同时备好接生用物品，根据需要提前预热新生儿辐射抢救台。

三、接生过程中的护理

（1）注意观察产妇的一般情况，5～10 分钟听 1 次胎心，如有异常，应告知医生迅速结束分娩。

（2）注意产妇血压和心率的变化。产程中及时给予产妇语言支持，温柔安慰产妇，抚摸产妇额头等鼓励产妇配合分娩过程，宫缩间歇期适当给产妇喝水，提供能量。

（3）护理人员指导产妇在胎头拨露过程中，间歇期放松，宫缩期时深吸一口气后向下屏气用力，如此反复，直至胎头着冠。

（4）护理人员指导产妇在胎头着冠后，宫缩期哈气放松，间歇期用腹压缓缓将胎头娩出。

（5）胎儿娩出过程中，护理人员为产妇提供心理安慰和支持，鼓励她们积极面对分娩的挑战，增强信心。帮助产妇缓解紧张和恐惧情绪，保持冷静和放松，指导其正确有效地配合助产人员，顺利将胎儿娩出。

护理案例 3

此案例中，余女士目前处于第三产程，护理人员应完成新生儿和产妇的护理。

一、新生儿护理

（1）新生儿娩出后，首先对新生儿进行呼吸道的清理，立即用洗耳球吸取新生儿口腔和鼻腔的黏液,保持呼吸道通畅,然后刺激新生儿足底或背部建立自主呼吸。

(2)护理人员对新生儿进行 Apgar 评分,8～10 分为正常新生儿。将新生儿托起,让产妇确认性别,然后将新生儿放于产妇胸前,让新生儿吸吮母乳,使新生儿和产妇皮肤直接贴皮肤亲密接触,注意保暖。

(3)待脐带搏动消失后,护理人员对新生儿进行脐带处理,用 2 把止血钳在距离脐轮 10～15 cm 处钳夹脐带,两钳间隔 2～3 cm,中间剪断。护理人员用 75% 乙醇消毒新生儿的脐根及周围,用套有气门芯的血管钳夹在距脐根 1～2 cm 处,在血管钳上 0.5 cm 处剪断脐带,然后牵拉气门芯完成结扎。脐带断端不包扎、不消毒,自然干燥至脱落。临床也可用脐带夹直接处理脐带。

(4)护理人员对新生儿进行全面检查,量身长、称体重、按脚印、系腕带,然后用包被包裹新生儿后再次将新生儿放于产妇身旁进行亲密接触。

(5)完善新生儿的护理病历,记录相关信息。

二、产妇护理

(1)严密监测产妇情况:护理人员密切观察产妇的生命体征,注意血压和心率的变化。

(2)协助胎盘娩出:在胎儿娩出后,护理人员注意正确判断胎盘剥离征象,切忌过早用手按揉或下压子宫、牵拉脐带。确认胎盘已完全剥离时,轻轻旋转牵拉脐带助娩胎盘。

(3)检查胎盘、胎膜是否完整:将胎盘平铺,先检查胎盘母体面,注意有无小叶缺损,测量胎盘直径与厚度。然后将脐带提起,检查胎膜是否完整,再检查胎儿面边缘有无断裂血管,以便及时发现是否有副胎盘残留。

(4)检查软产道:胎盘娩出后,应仔细检查产妇的会阴、尿道口周围、小阴唇内侧、阴道、阴道穹隆及宫颈有无裂伤,顺序可以自上而下、从外到内。如有裂伤,应立即缝合。

(5)预防产后出血:正常分娩出血量一般不超过 300 mL。对有产后出血病史或易发生宫缩乏力的产妇,可在胎儿前肩或双肩娩出后,立即肌内注射缩宫素 10 U,加强子宫收缩,促进胎盘迅速剥离,减少出血。若胎盘未完全剥离且出血多,或胎儿已娩出 30 分钟而胎盘仍未排出时,应告知医生行人工剥离胎盘术。

(6)产后 2 小时留观产房:产后 2 小时产妇与新生儿须留在产房内,护理人员应注意观察产妇阴道出血和子宫收缩情况,及时更换产妇臀下无菌垫,清洁外阴。同时,加强询问,关注产妇情绪变化,协助产妇擦汗、更衣,取舒适体位,并注意保暖。

(7)健康教育:护理人员对产妇进行母乳喂养指导,如母乳喂养的好处和喂养技巧等,向产妇及其家属提供有关产后恢复、新生儿护理等方面的健康教育,帮助他们更好地照护产妇和新生儿。

任务评价

根据任务实施情况进行考核(表 2-2-2)。

表 2-2-2 正常分娩护理任务评价表

评价项目	评价标准	分值	得分
素质要求	1. 形象:服装、鞋帽整洁;仪表大方,举止端庄;指甲符合要求 2. 态度:微笑服务;语言柔和恰当;态度和蔼可亲 3. 注意规范操作,保护产妇的安全意识,注意无菌 4. 操作过程中关闭门窗,温度保持在 24～26 ℃	10	
实施过程	1. 第一产程的护理操作: (1)核对产妇的一般情况,如姓名、年龄和孕周等 (2)准确评估宫缩的持续时间和间歇时间,判断宫口扩张程度 (3)密切监测胎心、胎动,如胎心异常,应及时处理并告知医生 (4)做好饮食和排泄的护理,及时补充水分和能量 2. 第二产程的护理操作: (1)安排产妇进入产房,采取正确体位,耐心、细致地指导产妇正确使用腹压 (2)规范对产妇进行外阴擦洗和消毒 (3)规范铺产单、套腿套、铺手术单,配合接生人员穿接生衣,并放置接生用物品和器械 (4)分娩过程中关注产程进展,恰当指导产妇适时用腹压,鼓励产妇配合助产士,顺利娩出胎儿 (5)注意胎头娩出时指导产妇缓缓用腹压,避免发生产道撕裂 3. 第三产程的护理操作: (1)新生儿的护理: ① 新生儿一娩出立即正确清理呼吸道(先口后鼻),轻叩足底建立自主呼吸 ② 正确对新生儿进行 Apgar 评分,准确判断新生儿状态 ③ 让母亲确认新生儿性别,协助新生儿进行早接触、早吸吮 ④ 确定脐带搏动消失后,正确处理脐带 ⑤ 对新生儿进行全面评估,盖脚印、系腕带,再次将新生儿放于产妇身旁,保持母婴同室 (2)产妇的护理: ① 准确判断胎盘剥离征象,并正确协助其娩出 ② 检查胎盘、胎膜的完整性,能进行宫腔内探查 ③ 仔细检查软产道,如有裂伤,能规范缝合 ④ 准确评估阴道出血量及子宫收缩情况 ⑤ 关注产妇的情绪变化,及时给予情感支撑	80	
综合评价	1. 健康指导语言流畅,亲和力强,内容科学,符合分娩健康教育的要求,能熟练应用交流技巧 2. 熟练进行新生儿护理,动作标准规范,无菌观念强 3. 与产妇沟通有效,关心爱护女性,有保护母婴安全的意识	10	
评价总分		100	

任务训练

请扫码完成课后习题。

课后习题

（申 婧）

任务三 新生儿护理

任务目标

1. 了解新生儿的分类和生理特点。
2. 能对正常新生儿进行日常护理,学会新生儿沐浴和抚触的操作。
3. 能评估新生儿的窒息状态,配合进行窒息复苏,做好复苏后的护理。
4. 培养学生对新生命的爱心、耐心和细心,树立强烈的责任心和规范操作的职业素养。

护理案例

案例1

王女士,30 岁,G_1P_1,孕 40 周,自然分娩一男婴。新生儿出生时面色红润,哭声有力,体重 3 500 g,身长 49 cm,Apgar 评分 9 分。新生儿出生后即进行母乳喂养,无异常。王女士咨询应该什么时候给宝宝进行沐浴和抚触?

请思考:

1. 护理人员应对产妇如何宣教?

2. 对于正常新生儿,进行沐浴和抚触时应注意哪些方面?

案例2

李女士,女,34 岁,G_1P_0,孕 41 周,会阴侧切下产钳助娩一女婴,生后 1 分钟内女婴全身青紫,呼吸表浅、不规则,心率 80 次/分,四肢稍屈曲,清理呼吸道有恶心表现。出生体重 3 600 g,身长 48 cm。医生考虑"新生儿窒息"。

请思考:

1. 请护理人员判断该新生儿窒息程度? 应如何配合处理?

2. 窒息儿复苏后护理应注意什么?

学习内容

新生儿指胎儿从母体娩出后至产后 28 天之间的婴儿。正常新生儿指胎龄达 37～42 周,出生体重为 2 500～4 000 g,出生时 Apgar 评分 8～10 分,且无任何疾病状态的新生儿。新生儿期是新生命由宫内完全依赖于母体的生活方式向宫外逐渐独立的过渡期,这个过程变化显著,对新生儿来说是最具有挑战性的阶段。如果新生儿不能适应这种变化,则会影响其生长发育,甚至导致疾病的发生。根据新生儿出生时有无窒息,可分为正常新生儿和窒息儿。

一、正常新生儿

(一)生理特点

1. **外观特点**　正常新生儿一般指足月新生儿,其体重达到 2 500 g 及以上,全身皮肤红润、皮下脂肪丰满、毳毛少。出生后哭声响亮,身长约 50 cm,头大、约占身长的 1/4,头围平均 33～34 cm,头发浓密,耳郭成形。新生儿乳晕清楚,指(趾)甲达到或超过指(趾)端,足底纹清晰,男性新生儿睾丸已降入阴囊,女性新生儿大、小阴唇分化良好,大阴唇完全遮盖小阴唇。

新生儿特殊生理变化

2. **皮肤特点**　新生儿出生时,体表常覆盖有一层油脂状的白色物质,称为胎脂,多在头部和肩背部,一般存在 3～4 天,无需专门去除胎脂。同时,在出生时,新生儿肩、背、面颊及耳垂部位可见柔软纤细的胎毛,一般 14 天左右脱落,新生儿皮肤变光滑。

3. **各系统生理特点**

(1)呼吸系统:新生儿呼吸中枢发育不完善,呼吸节律不规则,频率快,约 35～45 次/分,哭闹时可达 60 次/分,均属于正常生理现象。新生儿肋间肌较薄弱,呼吸运动主要靠膈肌,因此呼吸表浅,以腹式呼吸为主。

(2)循环系统:新生儿出生后动脉导管功能性关闭促使体循环与肺循环分开,完成了胎儿血液循环向成人血液循环的转变。新生儿心率较快,多在 110～160 次/分,新生儿的血液分布集中在躯干和内脏,四肢相对较少,因此,新生儿一般四肢较凉,需要注意保暖。新生儿出生时血液中细胞数较高,外周血血红蛋白浓度为 180～190 g/L,其中胎儿血红蛋白占 70%～80%,出生后逐渐被成人血红蛋白替代。足月新生儿出生时白细胞数较高,以中性粒细胞为主,出生后第 4～6 天中性粒细胞与淋巴细胞占比几乎相等,此后淋巴细胞占优势。血小板出生时已达成人水平。

(3)消化系统:新生儿的胃呈水平位,容量小,且贲门括约肌较松弛,幽门括约肌相对较发达,故易发生溢乳或呕吐。新生儿唾液中免疫球蛋白 IgA 含量很低,因此,易发生消化道感染,如口炎。新生儿绝大多数在生后 10～12 小时内排出胎粪,呈墨绿色黏稠状,有黏液、无味,是胎儿肠道分泌物、脱落的上皮细胞、胆汁、吞入的羊水或产道的血液等混合物,约 2～3 天内排完。若超过 24 小时未排胎粪,需排查肛门闭锁或消化道畸形。一般生后 3～4 天胎粪转为黄色糊状,每日约 3～5 次。

(4)泌尿系统:新生儿的肾脏功能在出生时尚未发育成熟,其肾小球滤过功能和肾小管浓缩功能差,易出现脱水或水肿。生后约 1 周内,新生儿摄入量少,每日排尿仅 4～5 次;1 周以后,摄入量增多,每日排尿可达 20 次。正常情况下新生儿的尿液清亮、色淡黄、无异味。

(5) 神经系统:新生儿头颅相对较大,大脑皮层兴奋性低,睡眠时间长,一昼夜间清醒时间约 2~3 小时。新生儿大脑对下级中枢抑制能力较弱,常出现不自主和不协调的动作。新生儿出生时已具有一些原始的神经反射,如觅食反射、吸吮反射、拥抱反射、握持反射及交叉伸腿反射,这些反射在生后数月内逐渐消失。正常足月新生儿出现 Babinskin 征、Kerning 征、踝阵挛、面神经反射等病理反射为正常现象。

(6) 体温调节:正常足月新生儿体温调节中枢功能发育不完善,皮下脂肪薄,体温随室温变化而不稳定。一般刚出生体温会下降 2 ℃左右,生后 12~24 小时会逐渐稳定在 36~37 ℃,因此,须对新生儿加强保暖。

(7) 免疫系统:新生儿免疫功能发育不成熟,新生儿通过胎盘可从母体获得 IgG,因此,对部分传染病(如麻疹等)有一定免疫力。新生儿皮肤黏膜薄嫩而较易损伤。新生儿的脐带残端为细菌易侵入部位,血-脑屏障不完善,以及胃酸分泌不足等,导致新生儿感染性疾病发病率高。

(二)健康管理

1. 日常管理

(1) 环境要求光线充足、空气流通,温度维持在 26~28 ℃,相对湿度 50%~60%。

(2) 新生儿右手腕上应系上写有母亲姓名、床号、住院号、新生儿性别、出生时间等的腕带,每次对新生儿进行操作前都必须核对腕带信息。

(3) 维持正常体温:新生儿出生后应立即擦干全身,减少散热导致的体温降低。适宜的环境温度(中性温度)对新生儿非常重要。新生儿出生处理及复苏应置于预热好的辐射台上进行,保持新生儿体表温度为 36.5~37.5 ℃。

新生儿中性温度

中性温度(neutral temperature)是使机体代谢、氧及能量消耗最低并能维持正常体温的环境温度。新生儿正常体表温度为 36~36.5 ℃,正常核心温度为 36.5~37.5 ℃。新生儿的中性温度与胎龄、日龄和出生时体重有关。出生时体重越低或日龄越小,则中性温度越高。有研究提出,新生儿的中性温度可用胎龄(按周计算)换算,孕 30 周为 0,<30 周者为负值(如孕 28 周为 -2),>30 周者为正值(如孕 32 周为 +2)。

换算公式:

(1) 年龄<1 周者,中性温度为 36.6 - (0.34×出生时胎龄) - (0.28×日龄)。

(2) 年龄>1 周者,中性温度为 36 - (1.4×体重) - (0.03×日龄)(体重单位为 kg)。

---

(4) 密切监测新生儿生命体征,注意保持其呼吸道通畅。新生儿出生后,应行侧卧位,防止窒息或吸入性肺炎。

2. 喂养管理　新生儿喂养方式包括母乳喂养、人工喂养和混合喂养。世界卫生组织提倡纯母乳喂养,新生儿出生后半小时内即可喂哺母乳,以促进乳汁分泌,加强母亲子宫收缩,预防新生儿低血糖和降低母亲发生产后出血的概率。如必须人工喂养,应注意奶具专用,一用一消毒。

3. **皮肤管理**　新生儿出生 24 小时后体温趋于稳定就可进行沐浴或用湿毛巾擦洗身体,每日 1 次或隔日 1 次。注意同时评估新生儿皮肤状况。

4. **脐部管理**　新生儿的脐带残端一般在生后 3～7 天自然干燥脱落。在脱落前应充分暴露脐带残端,保持清洁、干燥,使其自然脱落。注意每日观察脐带残端有无分泌物,脐轮有无红肿、渗出。

5. **新生儿五官管理**

(1)双眼:每天用消毒过的小毛巾一角蘸取温水从内眦向外眦擦拭,注意护理另一侧时更换小毛巾另一角,避免交叉感染。如有异常,应及时就医。

(2)口腔:新生儿口腔黏膜娇嫩,一般无须擦洗,避免损伤。如发现新生儿口腔黏膜上有白色膜(片)状物出现且不易擦拭,应考虑为白假丝酵母菌感染所致的鹅口疮,应遵医嘱涂抹制霉菌素混悬液,注意在喂乳后半小时进行。

(3)双耳:用无菌棉签及时清理外耳道和耳后皮肤,避免乳汁、呕吐物等流入耳道或耳后,引起感染或局部皮肤糜烂。

(4)鼻腔:新生儿鼻腔狭小,容易被分泌物堵塞;或溢奶时乳汁从鼻孔溢出,造成鼻孔堵塞,导致新生儿呼吸困难,因此,应注意保持鼻腔通畅。禁止用硬物掏鼻孔,以免引起出血或感染。

6. **免疫接种**　目前我国新生儿常规接种卡介苗和乙肝疫苗。

7. **疾病筛查**　出生后 2～3 天即可进行新生儿听力及先天性心脏病等筛查。

8. **健康宣教**　向新生儿父母宣教纯母乳喂养和育儿的方法,提醒预防接种、疾病筛查的时间及内容,告知家长注意观察新生儿黄疸消退和生长发育情况,定期给新生儿进行体格检查,发现异常及时就诊。

二、新生儿窒息

新生儿窒息是指新生儿娩出后 1 分钟内无心跳或未建立规律呼吸的缺氧状态,是新生儿死亡及引起缺血缺氧性脑病等后遗症的主要原因之一。

新生儿窒息原因

(一)分类及临床表现

根据新生儿娩出后 1 分钟内 Apgar 评分,将新生儿窒息分为轻度窒息和重度窒息。

1. **轻度窒息**　又称为青紫窒息,Apgar 评分 4～7 分。新生儿面部与全身皮肤呈青紫色;呼吸表浅或不规律;心跳规则且有力,但心率减慢(80～120 次/分);对外界刺激有反应;喉反射存在;肌张力好,四肢稍屈。如果抢救不及时,可转为重度窒息。

2. **重度窒息**　又称苍白窒息,Apgar 评分 0～3 分。新生儿皮肤苍白,口唇暗紫;无呼吸或仅有喘息样微弱呼吸;心跳不规则,心率<80 次/分且弱;对外界刺激无反应,喉反射消失;肌张力松弛。如果抢救治疗不及时,可致死亡。

(二)处理原则

以预防为主,对有新生儿窒息危险因素存在的产妇,提前做好复苏准备。新生儿窒息复苏遵循 A(清理呼吸道)—B(建立并维持有效呼吸)—C(维持有效血液循环)—D(药物治疗)—E(复苏过程和复苏后的评价)原则,循环往复,直至复苏成功。

具体措施包括配合医生进行新生儿复苏、复苏后监测、心理支持和健康教育。

（1）配合医生进行新生儿复苏：在医生对新生儿复苏过程中护理人员按照操作规程配合医生进行复苏抢救，包括快速评估、初步复苏、正压通气、胸外按压、正确给药，根据复苏效果进行评分。

（2）复苏后监测：复苏虽然成功，但窒息对新生儿造成的损害依然存在，因此，复苏后仍应密切观察，加强监测。

（3）心理支持：护理人员在配合抢救过程中应沉着冷静，操作迅速规范，以免加重母亲的思想负担，同时做好产妇的心理支持，安慰产妇，注意宫缩情况，避免情绪紧张引起产后出血，选择适宜的时间告之新生儿具体情况。

（4）健康教育：

① 积极做好产前监护，指导孕妇自数胎动的方法，发现问题及时处理。

② 产妇临产后须严密观察产程，按时听取胎心，破水者观察羊水颜色、性状等，及时发现并积极处理胎儿窘迫。

③ 产妇临产后用药要考虑对胎儿的影响，如分娩前 4 小时内不应使用吗啡等对中枢神经系统产生抑制作用的药物。

④ 当胎儿娩出时应及时拭净其鼻腔、口腔、咽部的黏液和羊水，以免吸入呼吸道。

案例分析

护理案例 1

一、健康史

案例中，王女士为初产妇，孕 40 周，自然分娩一男婴。分娩过程顺利。护理人员应注意检查新生儿病历的各项记录及脚印、手腕带等是否完整，核对新生儿出生信息，尤其注意有无异常情况。

二、身体评估

案例中，新生儿出生时面色红润，哭声有力，体重 3 500 g，身长 49 cm，Apgar 评分 9 分。护理人员应注意评估新生儿的生命体征、有无体表畸形、皮肤黏膜情况、全身头颈面部情况、四肢和胸腹部有无异常等。护理人员详细进行体格检查，确认该新生儿为"正常新生儿"。

三、心理-社会评估

通过亲子互动，评估母亲与新生儿的沟通情况及效果，评估母亲有无喂养及护理新生儿的能力。还要注意评估家属对产妇是否关心、照顾，有无对新生儿性别不满意等情况。

四、查阅分娩资料

注意查看新生儿体重、身长、头围、胸围、腹围等指标是否正常，及时查看分娩过程中胎儿及出生后新生儿的辅助检查结果。

新生儿窒息复苏流程图

新生儿的护理

根据目前的情况,护理人员对该新生儿提出护理问题:

1. 有窒息的危险 与分娩时吸入羊水、血液及喂养时呛奶、呕吐有关。

2. 有体温过低或过高的危险 与环境温度过高、过低及体温调节中枢发育不完善有关。

3. 有感染的危险 与新生儿免疫功能不完善及皮肤、脐带、肺部感染有关。

4. 有亲子依恋改变的危险 与产妇产程过长而疲劳、伤口疼痛或新生儿性别不如愿有关。

针对王女士提出关于新生儿沐浴的问题,护理人员应告知产妇以下内容。

(1)沐浴时间:第一次宜选择在出生24小时以后,喂奶后半小时进行。护理人员对新生儿身体评估无异常后即可进行。

(2)给产妇和家属讲解相关知识:

① 新生儿沐浴的作用:通过沐浴可以清洁皮肤,促进舒适,预防皮肤感染;可协助皮肤排泄和散热,促进血液循环,加速新陈代谢;可促进亲子互动,增进母儿感情;也可方便护理人员评估新生儿身体状况。

② 新生儿抚触的作用:通过抚触可促进新生儿神经系统发育,刺激淋巴系统,增强机体免疫力;可兴奋迷走神经,有利于消化和吸收,促进新生儿的生长发育;可促进舒适,帮助新生儿建立正常的睡眠节律,利于睡眠;还可促进母儿间的情感交流,满足新生儿情感需求。

(3)注意事项:

① 新生儿沐浴时必须专人照护,认真负责,细心操作,务必确保新生儿安全。

② 沐浴时间一般控制在10分钟左右。

③ 抚触时注意清洁双手,保持温暖,操作规范,力度适中,以新生儿舒适为宜。

④ 操作过程中注意通过语言和肢体与新生儿进行情感交流。

⑤ 必须严格洗手,注意保暖,避免交叉感染。

护理案例2

一、健康史

评估分娩过程中有无胎儿窘迫发生,产妇是否使用过麻醉剂、镇静剂,有无产程延长等。案例中的新生儿为会阴侧切产钳助产。

二、身体评估

临床通过Apgar评分来评估新生儿出生时的生命状况、窒息程度和复苏效果。案例中,新生女婴在出生后1分钟内全身青紫,呼吸表浅不规则,心率80次/分,四肢稍屈曲,清理呼吸道时有恶心表现,根据新生儿Apgar评分标准,该新生儿评分5分,为轻度窒息。

三、心理-社会评估

评估父母是否因担心新生女婴的生命安危和留有后遗症而产生紧张、焦虑和恐惧等情绪,是否会因情绪激动而导致医疗纠纷的发生。应注意评估家长对本病的认识程度,对后遗症康复的了解情况,以及家庭经济条件和承受能力。

四、辅助检查

对案例中的女婴进行血气分析,如 $PaCO_2$ 升高、PaO_2 下降、pH 下降,可确定为缺氧;必要时行头颅 B 超或 CT,有助于缺血缺氧性脑病及颅内出血的诊断。

> 根据目前的情况,护理人员对该新生儿提出以下护理问题:
> 1. 气体交换受损　与呼吸中枢抑制、损害或胎粪、羊水吸入致呼吸道阻塞有关。
> 2. 清理呼吸道无效　与呼吸道肌张力低下,未能建立规律呼吸有关。
> 3. 体温过低　与新生儿缺氧、体温调节功能差有关。
> 4. 有受伤的危险　与抢救操作有可能导致损伤有关。

对于该案例中的新生女婴,护理人员需配合医生行初步复苏护理。

护理流程为快速评估→初步复苏→保暖/体位→清理气道＋触觉刺激→评估监测,直到新生儿面色红润,呼吸平稳。

任务实施

护理案例 1

对案例 1 中的新生儿,护理人员可进行新生儿沐浴和新生儿抚触。

一、新生儿沐浴

(1) 沐浴的准备:

① 温度:环境温度维持在 26～28 ℃,水温在 38～42 ℃,相对湿度 50%～60%,避免对流风。

② 人员和物品:操作者剪短指甲,取掉手上的饰品,七步洗手法洗手。准备好洁净的小方巾、大毛巾、浴巾、衣服、纸尿裤、包被、浴液、爽身粉及无菌棉签等。

(2) 沐浴时间:一般 10 分钟左右。

(3) 沐浴方法:在医院或母婴护理中心以淋浴为主,家庭以盆浴为主。

(4) 沐浴步骤:沐浴过程中,注意保证新生儿安全,全程保暖。

① 解开包被,核对腕带,脱掉衣服,用大毛巾包裹新生儿。

② 洗脸:操作者用前臂内侧试水温适宜后,用浸湿的小方巾四角依次轻轻擦拭新生儿双侧眼睛的内、外眼角,然后由内向外擦拭双耳,最后用方巾中心擦洗面部。注意清水擦洗即可,禁止用沐浴液或香皂。

③ 洗头:操作者将新生儿身体夹于左侧腋下,左手托举新生儿枕部,拇指和中指将新生儿两侧耳郭向前压,堵住外耳道,以免水进入耳内。操作者右手淋湿新生儿头发,将洗发液涂于手掌,轻轻揉搓新生儿头发后,清水冲净,同时清洗颈部和耳后,最后用小毛巾擦干头发。

新生儿沐浴
操作视频

2-30

④ 洗身体:移除包裹的大毛巾,去掉尿布或纸尿裤。将新生儿颈部枕于操作者左臂肘部,左手托住新生儿臀部,将新生儿抱在怀里或固定在沐浴架上,右手涂沐浴液依次洗颈部、腋下、上肢、前胸、腹部、下肢、腹股沟、会阴,再将新生儿翻身俯卧于操作者的左前臂,固定新生儿,右手涂沐浴液依次洗后项、背部、臀部、腘窝,边洗边冲干净,注意皮肤皱褶处洗净。

⑤ 处理脐带:将新生儿放在浴巾上,吸干水分,用干棉签蘸干脐窝,生后 24 小时脐带未脱落,可用 75% 酒精消毒脐周,同时检查皮肤有无破损,身体皱褶处涂爽身粉,穿好纸尿裤,避免覆盖脐部,穿好衣服,必要时修剪指甲,用包被包裹。

二、新生儿抚触

(1) 抚触的准备:

① 环境准备:环境整洁、明亮,温湿度适宜(温度 26～28 ℃,相对湿度 50%～60%),抚触台温度维持在 32～34 ℃最佳,关好门窗,防止空气对流,可播放轻柔的音乐。

② 人员和物品准备:毛巾被、小毛巾、尿布/纸尿裤、换洗的衣物、婴儿润肤油;操作者着装规范,指甲已修剪,指甲缘平整,摘掉手表及饰物,七步洗手法清洁双手。

新生儿抚触
操作视频

(2) 抚触的时间:一般足月新生儿出生第 1 天就可以开始,每天 2 次,每次 15～20 分钟,选择在新生儿喂奶前(或后)1 小时进行,确保新生儿安静、不哭闹,以防呕吐或溢奶。

(3) 抚触步骤:

① 操作者温暖双手,核对腕带后打开新生儿包被,脱去衣服,除去尿布/纸尿裤,将其仰卧在毛巾被上,注意保暖,用小毛巾遮盖身体。

② 操作者双手涂抹适量润肤油后开始抚触,每个动作重复 4～6 次。

③ 抚触头面部:用两手拇指的指腹首先从新生儿前额眉心沿眉骨向外推压至两侧;再从下颌中央向外上方滑动,止于耳前,形成微笑状;接着两手指腹从前额发际向上向后滑动(避开囟门)至枕下发际,最后在两耳后乳突处轻轻按压一下。

④ 抚触胸部:操作者两手分别置于两侧肋下缘,两手分别向对侧的外上方交叉推进至两侧肩部,在胸部划一个大的交叉,注意避开新生儿的乳头。

⑤ 抚触腹部:操作者两手交替,按顺时针方向从新生儿的右下腹、右上腹、左上腹、左下腹推进,注意避开脐部,做"I Love U"轨迹。

⑥ 抚触四肢:双手交替握住新生儿一侧上肢,从腋窝部边挤捏边滑向手腕部,然后双手拇指指腹交替从手掌面跟部向手指尖方向推进,按摩提捏各手指关节;同法抚触另一侧上肢。双手交替握住新生儿一侧下肢,从大腿根部边挤捏边滑向脚踝部,然后双手拇指指腹交替从脚掌面跟部向脚趾方向推进,并提捏各脚趾关节;同法抚触另一侧下肢。

⑦ 背部及臀部抚触:让新生儿俯卧,头偏向一侧,操作者两手掌分别于脊柱两侧,从中间向边缘滑动,由背部上端逐渐下移至腰骶部,然后双手在两侧臀部分别向两侧画圆,做环形抚触,最后双手交替从头顶部沿脊椎垂直向下抚触至臀部。

⑧ 给新生儿包好尿布/纸尿裤,穿好衣服,再次核对腕带信息后裹好包被,抚触结束。

护理案例 2

针对护理案例 2 中新生儿轻度窒息的情况,护理人员需协助医生进行以下护理。

一、快速评估

根据新生儿心率、肌张力、皮肤颜色和喉反射等,评估其为轻度窒息(青紫窒息),须立即进行复苏。

二、复苏步骤

(1)保暖:立即用干毛巾擦干新生儿全身,移除湿毛巾,将新生儿置于提前预热的辐射保暖台。有条件者应给新生儿头部戴帽以减少热量丢失。

(2)体位:新生儿取仰卧位,颈部轻度仰伸("嗅物位"),保持气道开放。

(3)清理气道:迅速清理口鼻分泌物,先口腔后鼻腔(避免刺激引发误吸),使用洗耳球或低压吸引器(压力<100 mmHg)。如有羊水污染且(或)有胎粪存在,但新生儿有活力(呼吸正常、肌张力好),则无须气管内吸引。

(4)触觉刺激:轻拍足底或摩擦背部1~2次(避免过度刺激),建立自主呼吸。

(5)评估:新生儿在复苏30秒内出现自主呼吸,心率>100次/分,肤色转红,说明复苏成功。

三、持续监测

给予皮肤接触(袋鼠式护理),延迟脐带结扎。

四、复苏后护理

包括密切观察,继续保暖,保持呼吸道通畅;注意新生儿面色、哭声、呼吸、心率、体温等情况,直到皮肤红润、呼吸平稳为止。延迟哺乳,遵医嘱预防感染及颅内出血的发生。发现异常应及时报告医生。

任务评价

根据任务实施情况进行考核(表2-3-1)。

表2-3-1 新生儿护理任务评价表

评价项目	评价标准	分值	得分
素质要求	1. 形象:服装、鞋帽整洁,仪表大方,举止端庄;指甲符合要求 2. 态度:微笑服务;语言柔和恰当;态度和蔼可亲	10	
实施过程	1. 认真核对新生儿的信息 2. 准确评估新生儿的情况,判断为正常新生儿还是窒息儿 3. 熟练完成对正常新生儿的全面评估并提出护理问题 4. 对于窒息新生儿进行严重程度的判断并提出护理问题 5. 能对正常新生儿独立进行沐浴、抚触的操作 6. 配合医生熟练进行窒息儿的复苏 7. 能对正常新生儿进行全面的护理 8. 能对窒息儿复苏后进行细致护理	80	

（续表）

评价项目	评价标准	分值	得分
综合评价	1. 护理人员在护理评估过程中正确应用沟通技巧,语言通俗易懂,评估全面、准确 2. 护理人员能对新生儿进行正确的沐浴和抚触操作,动作规范、力度适宜,有安全意识 3. 新生儿窒息复苏过程中动作协调,细致保暖 4. 护理过程中注意语言恰当,有保护隐私的意识	10	
	评价总分	100	

任务训练

请扫码完成课后习题。

课后习题

（王娟妮）

任务四　产褥期护理

任务目标

1. 能说出产褥期的概念及生理变化。
2. 能够对产褥期妇女进行全面、系统的护理评估,准确识别护理问题。
3. 能够根据护理问题制订个性化的护理计划并有效实施。
4. 具备与产褥期妇女及其家属进行良好沟通的能力,给予心理支持和健康指导。
5. 有关爱产妇、耐心细致的职业素养,有团队协作意识和责任心,有严谨的科学态度和创新精神。

护理案例

张女士,26 岁,顺产第 2 天,母乳喂养。主诉:会阴切口疼痛(疼痛评分 6/10),哺乳时婴儿哭闹,自觉乳汁分泌少。产妇平素体健,孕期无妊娠合并症,孕 40 周顺产一女婴(体重 3 200 g),会阴侧切(左侧),分娩过程顺利,总产程 8 小时。产后第 1

天开始母乳喂养,但婴儿频繁哭闹,每次哺乳时间<10分钟,产妇自觉乳房未充盈,担心"没奶"。查体:T 36.8℃,P 88次/分,R 20次/分,BP 116/72 mmHg。心肺听诊未见异常,双下肢无水肿。专科检查显示,会阴切口:左侧侧切,切口轻度红肿,无渗液,触痛明显(疼痛评分6/10);乳房:双侧乳房柔软,无硬结,乳头无皲裂,轻压乳晕可见少量初乳溢出;子宫:宫底脐下两指,质硬,无压痛,恶露量少、色暗红、无异味。实验室检查显示,血常规:白细胞计数 $12×10^9/L$,血红蛋白计数 115 g/L;尿常规:未见异常。

请思考:

1. 张女士目前的护理问题有哪些?

2. 应对张女士进行哪些方面的护理?

3. 如何对张女士进行母乳喂养指导?

学习内容

产褥期指产妇从胎盘娩出直到全身各器官(乳腺除外)恢复或接近至正常未孕状态所需要的一段时间,一般是6周(42天)。

产褥期作为女性生命周期中的特殊生理阶段,其身心系统经历着显著的适应性变化(生殖系统变化最明显)。根据临床实际,产褥期可分为正常产褥和异常产褥。

一、正常产褥

(一)产褥期妇女的生理变化

1. 生殖系统

(1)子宫:产褥期变化最大的器官。子宫复旧是自胎盘娩出后子宫逐渐恢复至未孕状态的过程,主要变化是子宫体肌纤维缩复、子宫内膜再生、子宫颈下段及宫颈变化。

① 子宫体肌纤维缩复:子宫复旧是子宫体肌细胞体积的缩小,并不是平滑肌数量的减少。产后第1天,子宫底平脐,以后每天下降1～2 cm;产后1周,子宫缩小至妊娠12周大小,在下腹部耻骨联合上方可触及宫底;产后10天,子宫降至骨盆腔内,在腹部已触不到宫底;产后6周,子宫恢复至正常非孕期大小。剖宫产产妇的子宫复旧所需时间稍长。

② 子宫内膜再生:胎盘、胎膜娩出后,残留在宫腔内的蜕膜变性、坏死、脱落,随恶露经阴道排出。子宫内膜基底层逐渐再生新的功能层,用以修复内膜。胎盘附着部位的子宫内膜产后6周完全修复,其他部位的子宫内膜产后3周左右修复。

③ 子宫下段及宫颈变化:由于子宫体肌纤维缩复,产后子宫下段逐渐恢复为非孕时的子宫峡部。胎盘娩出后,宫颈外口呈环状如袖口,松弛皱起;产后2～3天,宫口可容纳两指;产后1周,宫颈内口关闭,宫颈管复原,宫口仅可容纳一指;产后4周,宫颈管恢复至正常形态。由于分娩时宫颈外口常发生轻度裂伤(多在3点、9点处),初产妇宫颈外口由未产型(圆形)变为已产型("一"字形横裂)。

产褥期妇女其他系统的生理变化

（2）阴道：分娩后，产妇阴道腔变大，阴道黏膜皱襞减少甚至消失，阴道壁松弛、肌张力降低。产褥期阴道腔逐渐缩小，阴道黏膜皱襞逐渐呈现（在产后3周重现），阴道壁肌张力逐渐恢复，但在产褥期结束时，阴道并不能完全恢复至未孕时的紧张状态。

（3）外阴：分娩后，产妇外阴轻度水肿，多于产后2～3天逐渐消退。由于会阴部血运丰富，轻度会阴撕裂或会阴切口缝合多于产后3～4天愈合。

（4）盆底组织：分娩时，由于胎先露长时间的压迫，盆底组织（盆底肌肉和筋膜）过度伸展而使弹性降低，并常伴部分盆底肌纤维撕裂，因此盆底组织松弛，产褥期如过早参加重体力劳动或剧烈运动，易发生阴道壁膨出及子宫脱垂等。

乳汁的分类

2. **乳房** 乳房的主要生理功能是泌乳。产后随孕妇体内雌激素和孕激素水平急剧下降，抑制了催乳素抑制因子释放，使催乳素大量分泌。在催乳素作用下，乳房开始泌乳。婴儿吮吸乳头时，反射性刺激腺垂体释放催乳素和缩宫素，缩宫素使乳腺腺泡周围的肌上皮收缩，乳汁从腺泡、小导管进入输乳导管和乳窦而喷出，此过程称为喷乳反射。保持乳房泌乳的关键环节是吸吮，维持泌乳的重要条件是排空乳房。乳汁分泌的质和量与产妇的睡眠、营养、情绪和健康状况有密切的关系。充足的睡眠、均衡的营养、愉悦的情绪、良好的健康状况均有利于乳汁的分泌。

3. **腹壁** 孕妇妊娠期腹白线色素沉着，在产褥期逐渐消退。初产妇腹壁妊娠纹由紫红色逐渐变为银白色。受妊娠子宫增大影响，产后腹直肌呈不同程度的分离，使腹壁明显松弛，其紧张度在产后6～8周恢复。

产褥期妇女的心理特点及常见产后心理问题

（二）产褥期妇女的心理调适

产褥期妇女的心理调适是产妇从妊娠、分娩带来的各种不适、疼痛以及焦虑状态中慢慢恢复，适应家庭新成员的加入，接受家庭关系的变化，和孩子建立亲密联系，承担起母亲的角色，好好照顾和哺育婴儿的过程。

根据美国心理学家鲁宾(Rubin)的研究，产褥期妇女的心理调适通常会经历以下3个阶段。

（1）依赖期（产后第1～3天）：刚生完孩子的前3天，产妇要适应"妈妈"这个新身份，心理上还不太习惯。这段时间，产妇很多事情都需要别人帮忙，如给孩子喂奶、更换纸尿裤等，产妇自己还不熟练。若妊娠期和分娩过程比较顺利，产后能好好休息，吃得营养均衡，和孩子相处得开心，再加上家人的关心，医护人员的耐心指导，产妇就能更轻松地度过这个阶段。

（2）依赖-独立期（产后第3～14天）：产妇开始想要自己照顾孩子，会试着亲自喂奶，努力学习照顾孩子的各种技能，想要做好妈妈这个角色。这段时间产妇的情绪不太稳定，很容易感到压抑，严重时可能患上抑郁症，出现哭泣、对周围的人和事不关心、不想照顾孩子等情况，这是因为产后体内激素水平变化导致感情脆弱，又增加了照顾孩子的责任，同时还感觉到家人对自己的关心变少。这个阶段对产妇的健康教育特别重要，要多关心产妇，耐心指导其喂养和护理孩子的技巧，鼓励产妇说出自己的感受，多与他人交流，让产妇自信、认可自己，接受孩子和自己的新角色，减轻抑郁情绪，顺利度过这个阶段。

（3）独立期（产后2周～1个月）：产妇慢慢从之前的疲惫和抑郁情绪中走了出来，开始适应新的家庭状态。在这个阶段，产妇已经完全接受了新家庭的变化，重新调整自己在家庭中的角色，和孩子、家人形成了新的家庭相处模式和生活方式。夫妻两人也开始一起享受照顾孩子的快乐，共同承担起养育孩子的责任。此阶段，还是要继续给产妇提供一些指导和必

要的帮助。

（三）产褥期妇女的临床表现

产后 2 小时内极易发生严重并发症,应重点观察产妇的生命体征、子宫收缩情况、阴道流血量、子宫底高度及膀胱充盈情况等,及时发现异常并处理。

1. 生命体征

(1) 体温:产妇产后体温大多正常,可在产后 24 小时内稍有升高,一般不超过 38 ℃。产后 3～4 天,因乳房血管、淋巴管极度充盈出现乳房肿大,常伴有体温升高(37.8～39 ℃),称为泌乳热,一般持续 4～16 小时后降至正常,不属于病态,但需要排除其他原因引起的发热,尤其是感染。

(2) 脉搏:产妇产后脉搏一般略慢,为 60～70 次/分,脉搏过快应考虑发热及产后出血引起的休克早期表现。

(3) 呼吸:产妇产后呼吸由妊娠期胸式呼吸变为胸腹式呼吸,呼吸大多深慢,一般为 14～16 次/分。

(4) 血压:产妇产后的血压平稳,患有妊娠期高血压疾病者,产后血压明显降低或恢复正常。

2. 子宫复旧及恶露

(1) 子宫复旧:胎盘娩出后子宫圆而硬,宫底位于脐下一指,产后第 1 天宫底略上升至平脐,以后每日下降 1～2 cm,至产后 1 周在耻骨联合上方可触及宫底,产后第 10 天降入骨盆腔内。

(2) 产后宫缩痛:产褥早期因子宫收缩而引发产妇下腹部阵发性剧痛的,称为产后宫缩痛。一般在产后 1～2 天出现,持续 2～3 天自行缓解消失。经产妇多见,哺乳时疼痛加重,一般无须用药。

(3) 恶露:产后子宫蜕膜脱落,血液、坏死蜕膜组织等经阴道排出,称为恶露。正常恶露有血腥味,无臭味,持续 4～6 周,总量 250～500 mL。正常恶露根据颜色、成分、出现与持续时间分为血性恶露、浆液性恶露及白色恶露(表 2-4-1)。

表 2-4-1 正常恶露的特点

类型	持续时间	颜色	成分
血性恶露	3～4 天	红色	大量红细胞、坏死蜕膜及少量胎膜
浆液性恶露	10 天	淡红色	较多坏死蜕膜组织、宫腔渗出液、宫颈黏液,少量红细胞、白细胞和细菌
白色恶露	3 周	白色	大量白细胞、坏死蜕膜组织、表皮细胞和细菌

3. 褥汗　产后 1 周内皮肤排泄功能旺盛,妊娠期体内潴留的大量水分以汗液形式排出,夜间睡眠时和初醒时明显,不属于病态。

二、异常产褥

产褥感染最常见。产褥感染是指分娩及产褥期(产后 6 周内)生殖道受病原体感染,引发局部或全身炎症反应的疾病。其特征是病原体(如细菌、真菌、支原体等)侵袭子宫、输卵管、盆腔等部位。

产褥病率是指分娩24小时后至产后10天内,每日测量体温4次(间隔≥4小时),其中至少有2次体温≥38℃的情况。产褥病率的主要原因是产褥感染、急性乳腺炎、泌尿系统感染、上呼吸道感染等,是产后健康监测的重要指标。

(一)病因

1. **病原体**　产妇生殖道内寄生着大量不同种类的微生物,在一定条件下这些微生物可致病,以厌氧菌占优势。厌氧菌致病的主要特征是化脓。需氧性链球菌以 β-溶血性链球菌致病性最强,能产生多种外毒素与溶组织酶,导致严重感染。大肠埃希菌是引起感染性休克最常见的细菌。

2. **女性生殖道的自然防御功能破坏**　正常情况下,女性生殖道具有一定的防御功能,但在分娩过程中,会出现多种情况破坏这些防御机制,从而增加感染的风险。如胎膜破裂后,阴道内的细菌容易上行侵入宫腔;胎盘附着处的子宫内膜血管损伤形成血窦,为细菌滋生提供了有利环境;分娩造成的宫颈、阴道、会阴等部位的损伤,使局部组织的完整性遭到破坏,失去了屏障保护作用,使病原体更易侵入。

3. **诱因**　产妇的身体状况和外部环境因素也会影响产褥感染的发生。如产妇体质虚弱、营养不良、孕期贫血、妊娠晚期性生活、胎膜早破、羊膜腔感染、慢性疾病、产科手术操作、产程延长、产后出血等,都可能导致产妇抵抗力下降,或使生殖道局部组织损伤、细菌入侵机会增加,从而诱发产褥感染。另外,产褥期卫生不良,如不注意会阴部清洁、使用不洁卫生用品等,也利于病原体的滋生和传播,增加感染的可能性。

(二)感染途径

1. **内源性感染**　正常孕妇生殖道或其他部位寄生的病原体,多数并不致病,当出现感染诱因时可致病。在妊娠期,女性生殖道内的细菌种类和数量会发生变化,而分娩时,产妇的身体抵抗力下降,原本寄生在生殖道内的条件致病菌(如厌氧菌、需氧菌等)可能会大量繁殖并引起感染。此外,产妇口腔、呼吸道、肠道等部位的细菌,也可能通过血液循环或淋巴循环到达生殖道,引发产褥感染。

2. **外源性感染**　指外界的病原体侵入产妇生殖道而引起的感染。这主要与医疗操作和卫生环境有关。在分娩过程中,一些医疗操作,如阴道检查、人工破膜、剖宫产等,如果消毒不严格,就可能将外界的细菌带入产妇生殖道。另外,产妇在产后接触到被污染的衣物、床单、卫生用品等,或者在不卫生的环境中分娩、休养,外界的病原体也可能侵入产妇生殖道而导致感染。

(三)临床表现

发热、疼痛、异常恶露是产褥感染的三大主要症状。由于感染部位、程度、扩散范围不同,其临床表现也有所不同。

1. **会阴、阴道、宫颈感染**　会阴撕裂伤或手术切口感染时,局部伤口红、肿、热、痛,伤口变硬甚至裂开,有脓性分泌物流出。阴道与宫颈感染时,局部黏膜充血、水肿、溃疡,脓性分泌物增多;若感染向深部蔓延,可累及宫旁组织,进而引发盆腔结缔组织炎。

2. **子宫感染**　包括子宫内膜炎和子宫肌炎,常合并出现。子宫内膜炎可见内膜充血、坏死,阴道排出大量带臭味的脓性分泌物;子宫肌炎表现为腹痛,恶露增多呈脓性,子宫压痛明显、复旧不良,可伴随寒战、高热、头痛、白细胞计数升高等全身感染症状。

3. **急性盆腔结缔组织炎、急性输卵管炎** 多继发于子宫内膜炎或宫颈深度裂伤。表现为下腹痛伴肛门坠胀,可伴寒战、高热等全身症状。体征为下腹压痛明显、反跳痛、肌紧张,宫旁一侧或双侧结缔组织增厚、压痛,可触及炎性包块,严重时累及整个盆腔形成"冰冻骨盆"。

4. **急性盆腔腹膜炎及弥散性腹膜炎** 若炎症进一步扩散,可形成盆腔腹膜炎,甚至弥散性腹膜炎,引发全身中毒症状,如高热、恶心、呕吐、腹胀,检查时下腹部有明显压痛与反跳痛。

5. **血栓性静脉炎** 分为盆腔内血栓性静脉炎和下肢血栓性静脉炎。

(1)盆腔内血栓性静脉炎:多因胎盘剥离面感染,可侵犯子宫静脉、卵巢静脉、髂内静脉、髂总静脉及阴道静脉。病变多为单侧下腹部疼痛,产后1～2周发病,寒战与高热反复交替,持续数周。

(2)下肢血栓性静脉炎:多继发于盆腔静脉炎,好发于股静脉、腘静脉及大隐静脉处,产后2～3周发病,表现为弛张热,下肢持续疼痛,局部静脉压痛,触之呈硬条索状,导致血液回流受阻,出现下肢水肿、皮肤发白(称"股白肿")。小腿深静脉栓塞时,可出现腓肠肌和足底部的疼痛和压痛。

6. **脓毒血症及败血症** 感染血栓脱落进入血液循环可引发脓毒血症;若病原体大量入血并繁殖,形成败血症,表现为持续高热、寒战及严重全身中毒症状,可危及生命。

(四)处理原则

提高机体抵抗力,积极控制感染,正确处理局部病灶并纠正全身症状。

1. **支持疗法** 加强营养,充分休息,纠正贫血和水、电解质紊乱。

2. **抗生素治疗** 病原体未明确时,选用广谱高效抗生素。细菌培养和药敏试验结果出来后选用敏感抗生素。中毒症状严重者,短期选用肾上腺皮质激素,提高机体应激能力。

3. **局部病灶处理** 外阴切口感染者,应及时切开引流;盆腔脓肿者,可经腹或阴道后穹隆切开引流;宫腔内有胎盘、胎膜残留者,应控制感染后清除宫腔内残留物。

4. **血栓性静脉炎** 在应用大量抗生素的同时,遵医嘱加用肝素治疗。

5. **手术治疗** 子宫感染严重、经积极治疗无效、炎症继续扩散者,应及时行子宫切除术,以清除感染源,抢救患者生命。

案例分析

一、健康史

评估产妇孕前身体状况,有无慢性疾病;此次孕期有无并发症或合并症;分娩方式和经过,有无分娩期并发症、产后出血、会阴撕裂、新生儿窒息等情况。

案例中,张女士平素体健,孕期无妊娠合并症,孕40周顺产一女婴(体重3 200 g),会阴侧切(左侧),分娩过程顺利,总产程8小时。

二、身体评估

评估产妇的生命体征、子宫复旧情况、恶露情况、会阴情况、宫缩痛情况、乳房及泌乳情况、排尿和排便情况、褥汗情况等。

案例中,张女士顺产第 2 天,查体:T 36.8 ℃,P 88 次/分,R 20 次/分,BP 116/72 mmHg。子宫复旧情况评估显示宫底高度为脐下两指,符合产后第 2 天;恶露量少、色暗红、无异味。会阴部有左侧侧切伤口,轻度红肿,无渗液,触痛明显。无宫缩痛。乳房评估显示,双侧乳房柔软,无硬结,乳头无皲裂,轻压乳晕可见少量初乳溢出。排尿和排便评估显示,张女士产后 4 小时排尿,排便无异常。

三、心理-社会评估

产褥期是产妇身体恢复与心理适应的关键时期,可有易激惹、喜怒无常、易哭等不良情绪反应。注意评估张女士对此次分娩的感受、自我形象评价、对婴儿的看法、是否有良好的家庭氛围等,评估是否有影响产妇心理调适的因素。

案例中,张女士主要因为婴儿频繁哭闹,每次哺乳时间<10 分钟,自觉乳房未充盈,担心"没奶"影响孩子生长发育而有焦虑情绪。

四、辅助检查

产褥期必要时做血、尿常规检查。出现尿潴留时行 B 型超声检查;留置导尿管者应做尿常规检查,了解有无泌尿道感染。

案例中,张女士血常规:白细胞计数 $12 \times 10^9/L$(产后正常升高),血红蛋白计数 115 g/L;尿常规:未见异常。

根据张女士的实际情况,可提出护理问题:

1. *急性疼痛*　与会阴侧切术后切口红肿、炎症反应有关。
2. *母乳喂养无效*　与婴儿含乳不当、产妇焦虑导致泌乳不足有关。
3. *焦虑*　与担心乳汁不足影响婴儿生长发育有关。
4. *知识缺乏*　缺乏产后护理及母乳喂养知识。

任务实施

一、一般护理

(1) 环境:张女士的休养环境应保持空气清新,安静舒适,温湿度适宜(温度 22～24 ℃,相对湿度 55%～65%)。

(2) 饮食:产后 1 小时张女士进流食或清淡半流食,之后逐渐过渡为普食,饮食应营养均衡。在哺乳期内张女士应多补充蛋白质、维生素和铁,多食汤汁,以增加泌乳。

(3) 休息与活动:保证足够的休息和睡眠,张女士应采取右侧卧位(会阴左侧侧切),避免仰卧位。体力允许时,产后 6～12 小时内起床轻微活动,产后 24 小时后可适当增加活动量,待拆线后、伤口不疼痛时,可做产后健身操。

(4) 排泄护理:产后鼓励张女士多饮水,产后 4 小时内排尿,避免尿潴留。若排尿困难,可选用以下方法。①鼓励产妇坐起排尿,消除产妇对排尿疼痛的顾虑。②诱导排尿,让产妇听流水声或用温水冲洗尿道口周围。③热水袋热敷下腹部,刺激膀胱肌收缩。④针刺关元、气海、三阴交、阴陵泉等穴位。⑤肌内注射甲硫酸新斯的明 1 mg,兴奋膀胱逼尿肌促其排尿,但注射此药前要排除用药禁忌。⑥如上述方法无效,在无菌操作下导尿,必要时留置尿管并定期开放。鼓励产妇尽早下床活动,多吃蔬菜、水果,预防便秘。便秘者遵医嘱服用缓泻剂或使用开塞露。

(5)清洁护理:褥汗排出较多时,嘱产妇勤换洗,衣着应透气、舒适。

二、子宫复旧护理

产后每日同一时间手测宫底高度,观察恶露量、颜色及气味,以了解子宫复旧情况,测量前嘱张女士排尿。若子宫底高度上升、宫体变软,恶露多、色红且持续时间延长,应考虑子宫复旧不良,立即经腹壁按摩宫底,给予宫缩剂,预防产后出血。若恶露时间长、有臭味,并伴子宫压痛,应考虑感染,要及时报告医生,遵医嘱给予广谱抗生素控制感染。

三、会阴护理

产后应保持会阴清洁、干燥,每日用 0.05% 聚维酮碘溶液为张女士擦洗外阴 2~3 次,并观察张女士会阴切口有无红肿、硬结及分泌物,并嘱张女士采取右侧卧位(左侧切口),3~5 天后可拆线。若伤口感染,应提前拆线引流或扩创处理,每天定时换药,7~10 天后,每天用 1:5 000 高锰酸钾溶液坐浴。若产后有会阴水肿,可局部给予 50% 硫酸镁湿热敷,产后 24 小时用红外线照射外阴。

四、乳房护理

黄金开奶时机为分娩后半小时内,尽早开始哺乳,母儿皮肤接触。按需喂养,根据婴儿饥饿信号(觅食反射、吸吮手指等)随时哺喂,24 小时母儿同室。科学喂养,纯母乳喂养至 6 月龄,添加辅食,母乳喂养可继续至 2 岁或以上。

护理人员应指导张女士初期每次哺乳 3~5 分钟,随着婴儿适应逐渐增加到 15~20 分钟,单次喂养不超过半小时;采用母儿均感舒适的体位(摇篮式/侧卧式/橄榄球式)。哺乳前用 40 ℃ 左右的湿毛巾清洁乳房,避免使用酒精、肥皂等刺激性物品。若乳头有结痂,先用橄榄油软化后再轻柔清洁。

哺乳期穿戴透气、舒适的棉质哺乳文胸,每次哺乳后留一滴乳汁涂抹乳头、乳晕,出现乳房胀痛时及时热敷和按摩疏通,避免长时间压迫乳房(如趴着睡觉)。

哺乳后竖抱婴儿,轻拍背部 1~2 分钟至打出嗝,观察婴儿排尿次数(每日≥6 次)和体重增长(每周 150~200 g),夜间哺乳有助于促进乳汁分泌(泌乳素高峰时段)。哺乳者应每日额外摄入 500 kcal 热量,保持心情愉悦和充足睡眠(每日≥6 小时)。

若乳头皲裂,则暂停亲喂,改用吸奶器吸出喂养。乳汁不足时可增加哺乳频率,配合催乳汤(如鲫鱼豆腐汤);若需添加奶粉,应优先选择母乳强化剂,严格遵循医生指导。

五、心理护理

指导产妇及家属正确应对产褥期问题,满足产妇情感需求,鼓励产妇表达自己的感受。

母乳喂养

引导产妇主动照顾新生儿,增进母儿感情。指导家属缓解产妇焦虑症状,帮助产妇顺利度过产褥期。

护理人员应指导张女士主动照顾新生儿,增加母儿接触的时间和哺乳次数,喝催乳汤增加泌乳,使新生儿的哭闹减少,减轻自己的焦虑情绪。

六、健康指导

产后 42 天是身体恢复的黄金期,应重点关注以下内容。

(1) 科学饮食与休息:每日摄入高蛋白(鱼/蛋/奶)、高铁食物(红肉/菠菜),保证 2 000 mL 饮水量。采用"婴儿睡我睡"模式,每日睡眠 7~8 小时,午间可小憩 30 分钟。

(2) 循序渐进做康复:产后 1 周练习腹式呼吸 + 凯格尔运动;产后 2 周增加腹直肌修复训练;产后 6 周可参与专业产后瑜伽。

(3) 计划生育指导:产后 42 天复查后恢复性生活须避孕,推荐避孕套或产后 3 个月放置宫内节育器。剖宫产建议避孕 2 年,顺产避孕 1 年。

(4) 关注心理健康:警惕持续情绪低落、失眠等抑郁信号,使用抑郁筛查量表(PHQ‐9)自评。每日保留 30 分钟"自我时间",可通过冥想、听音乐等来调节心情。

(5) 按时产后检查:包括产后访视和产后健康检查。社区医疗保健人员在产妇出院后第 3 天、产后第 14 天及第 28 天分别做 3 次产后访视,了解产妇及新生儿状况并提供护理。告知产妇于产后 42 天携婴儿一起去医院进行全面检查,包括测血压,查血、尿常规,行乳房检查和妇科检查,以了解产妇哺乳情况和生殖器官恢复情况;同时,对婴儿进行检查,了解新生儿发育情况。

任务评价

根据任务实施情况进行考核(表 2‐4‐2)。

表 2‐4‐2　产褥期护理任务评价表

评价项目	评价标准	分值	得分
素质要求	1. 形象:服装、鞋帽整洁;仪表大方,举止端庄;指甲符合要求 2. 态度:微笑服务;语言柔和恰当;态度和蔼可亲 3. 注意规范操作,保护孕妇隐私,有安全意识	10	
实施过程	1. 准确核对产妇姓名、年龄等信息和产程记录 2. 评估产妇生命体征,包括体温、脉搏、呼吸、血压 3. 评估产妇子宫收缩情况和宫底高度 4. 评估产妇的恶露量、颜色和气味,判断有无异常 5. 评估产妇会阴切口有无红肿、渗液等 6. 检查子宫有无压痛 7. 指导产妇母乳喂养的方法 8. 指导产妇预防产后尿潴留和便秘 9. 评估产妇心理状态和亲子互动程度	80	

（续表）

评价项目	评价标准	分值	得分
综合评价	1. 沟通自然,熟练应用交流技巧 2. 能熟练进行操作,动作标准规范 3. 尊重妇女隐私,工作认真,爱岗敬业,富有爱心	10	
	评价总分	100	

任务训练

请扫码完成课后习题。

课后习题

（刘　丽）

任务五　妊娠晚期出血护理

任务目标

1. 理解妊娠晚期出血的基本知识,包括前置胎盘和胎盘早剥的定义、类型、原因及其对母儿健康的潜在影响。
2. 能识别和判断前置胎盘和胎盘早剥的临床症状及并发症,执行相关医疗检查,体现专业素养。
3. 能够制订和实施全面的护理措施,包括紧急处理、急救配合等,以确保孕妇和胎儿的安全。
4. 培养在护理实践中以人为本的护理理念,体现对生命的尊重和对患者的人文关怀,展现专业精神、责任感以及良好的职业道德。

护理案例

案例1

王女士,29 岁,G$_3$P$_0$,孕 31 周,主诉"夜间无明显诱因下发生阴道流血 2 小时"急诊入院。查体:T 36.7 ℃,P 85 次/分,R 19 次/分,BP 90/60 mmHg。观察阴道流血约 30 mL。急诊 B 超检查提示:单胎,臀位,宫内孕 31 周,前置胎盘。

请思考:

1. 如何进一步评估母儿情况?

2. 该孕妇存在的主要护理诊断/问题是什么?

3. 针对上述护理诊断/问题的主要护理措施有哪些?

案例 2

赵女士,28 岁,G_2P_0,孕 36 周,突然感到剧烈的腹痛,伴随阴道出血,急诊来院。入院时查体:T 37.1 ℃,P 100 次/分,R 20 次/分,BP 150/100 mmHg。观察阴道流血约 100 mL。急诊 B 超检查提示:单胎,头位,宫内孕 36 周,胎盘增厚,边缘剥离,胎心率正常。

请思考:

1. 如何进一步评估母儿情况?

2. 该孕妇存在的主要护理诊断/问题?

3. 针对上述护理诊断/问题的主要护理措施有哪些?

学习内容

妊娠晚期出血性疾病是指在妊娠晚期(妊娠 28 周后)发生的异常阴道出血,是产科常见的急症之一,可能对母儿健康造成严重威胁。常见的妊娠晚期出血性疾病包括前置胎盘和胎盘早剥,两者均是导致妊娠晚期出血的主要原因。

一、前置胎盘

妊娠 28 周以后,胎盘位置低于胎先露部,附着在子宫下段,下缘毗邻或覆盖宫颈内口,称为前置胎盘(placenta previa)。前置胎盘为妊娠晚期阴道流血最常见的原因,也是妊娠期严重并发症之一。

前置胎盘
病因

(一)分类

按胎盘下缘与宫颈内口的关系,将前置胎盘分为 4 类:完全性前置胎盘、部分性前置胎盘、边缘性前置胎盘和低置胎盘(图 2 - 5 - 1)。

1. **完全性前置胎盘(中央性前置胎盘)** 胎盘组织完全覆盖宫颈内口。

2. **部分性前置胎盘** 胎盘组织覆盖部分宫颈内口。

3. **边缘性前置胎盘** 胎盘附着于子宫下段,下缘达到宫颈内口,但未超越宫颈内口。

4. **低置胎盘** 胎盘附着于子宫下段,边缘距宫颈内口 < 2 cm。

由于子宫下段的形成、宫颈管消失、宫口扩张等因素,胎盘边缘与宫颈内口的关系常随孕周的推移而发生改变。目前临床上以处理前最后一次检查结果来确定其分类。

凶险性前置
胎盘

(二)临床表现

1. **症状** 典型症状为妊娠晚期或临产时发生无诱因、无痛性反复阴道流血。前置胎盘

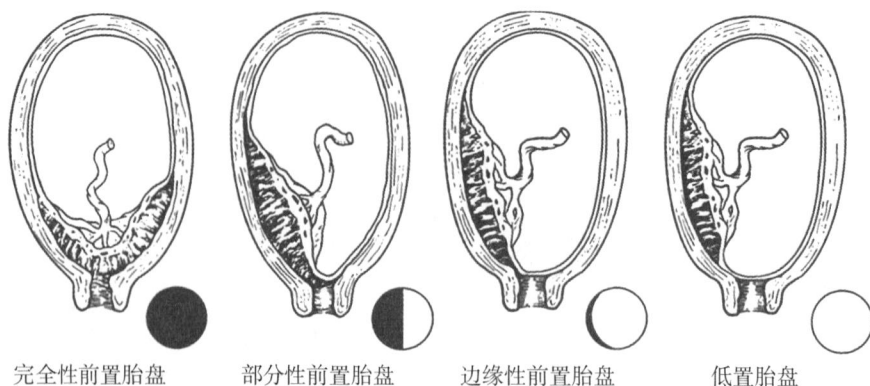

完全性前置胎盘　　部分性前置胎盘　　边缘性前置胎盘　　低置胎盘

图 2-5-1　前置胎盘的类型

出血前一般无明显诱因,初次出血量较少,血液凝固,出血即可停止,但不排除初次即发生致命性大出血而导致休克的可能性。由于子宫下段不断伸展,前置胎盘出血常频繁出现,出血量也增多。出血发生时间、出血量多少以及反复发生次数与前置胎盘类型有关。

2. 体征　一般与出血量、出血速度密切相关。若大量出血,则孕妇呈现面色苍白、脉搏细弱、四肢湿冷、血压下降等休克表现,反复出血表现为贫血貌。腹部检查:子宫软,无压痛,轮廓清楚,大小与孕周相符。由于胎盘占据子宫下段,影响胎先露部衔接入盆,故胎先露高浮,常合并有胎位异常。反复出血或一次出血量过多可使胎儿缺氧、胎心异常甚至消失,严重者胎死宫内。当前置胎盘附着于子宫前壁时,可在耻骨联合上方闻及胎盘血流杂音。

(三)对母儿的影响

1. 产时及产后出血　剖宫产时,若子宫切口无法避开附着于前壁的胎盘,则会导致出血明显增多。胎儿娩出后,子宫下段肌组织菲薄、收缩力差,附着于此处的胎盘不易完全剥离,一旦剥离,因开放的血窦不易关闭,常发生产后出血,量多且不易控制。当前置胎盘合并胎盘植入性疾病时,更易发生产后出血。

2. 贫血及感染　若妊娠期反复多次出血,可致贫血,细菌经阴道上行侵入靠近宫颈外口的胎盘剥离面,容易发生感染。

3. 围产儿预后不良　治疗性早产率增加,低体重儿发生率和新生儿死亡率增高。出血量多可致胎儿窘迫,甚至发生胎死宫内或新生儿死亡。

(四)处理原则

处理原则包括抑制宫缩、纠正贫血和适时终止妊娠。根据前置胎盘类型、出血程度、孕妇一般情况、妊娠周数、胎儿状况、是否临产等进行综合评估,给予相应临床处理。前置胎盘合并胎盘植入性疾病的患者应当在有救治条件的医院治疗。

1. 期待疗法　适用于妊娠<36 周、胎儿存活、一般情况良好、阴道流血量少、无须紧急分娩的孕妇。建议在有母儿抢救能力的医疗机构进行治疗,一旦有阴道流血,强调住院治疗的必要性,加强对母儿状况的监测及治疗。

2. 终止妊娠

(1)指征:①出血量大甚至休克者;②出现胎儿窘迫等产科指征时,胎儿能存活,可行急诊手术;③临产后诊断的前置胎盘,出血量较多,估计短时间内不能分娩者,也应终止妊娠;

④无临床症状的前置胎盘根据类型决定分娩时机。完全性前置胎盘可于妊娠37周及以上择期终止妊娠;部分性前置胎盘应根据胎盘遮盖宫颈内口的情况适时终止妊娠;边缘性前置胎盘可于38周及以上择期终止妊娠。有反复阴道流血史、合并胎盘植入性疾病或其他相关高危因素的前置胎盘孕妇,可于妊娠34～37周终止妊娠。

前置胎盘的
手术管理

(2) 方式:剖宫产术既能在短时间内娩出胎儿,又能迅速止血,是前置胎盘终止妊娠的主要方式。阴道分娩仅适用于边缘性前置胎盘、低置胎盘、枕先露、阴道流血少、估计在短时间内能结束分娩者,在有条件的机构,备足血源的前提下,可在严密监测下行阴道试产。

二、胎盘早剥

胎盘早剥(placental abruption)指妊娠20周后正常位置的胎盘在胎儿娩出前,部分或全部从子宫壁剥离,发病率约为1%。属于妊娠晚期严重并发症,疾病发展迅猛,若处理不及时,可危及母儿生命。

(一)病因

确切发病机制不清,考虑与下述因素有关。

1. **血管病变** 妊娠期高血压疾病,尤其是重度子痫前期、慢性高血压、慢性肾脏疾病或全身血管病变的孕妇;妊娠中、晚期或临产后,妊娠子宫压迫下腔静脉,子宫静脉淤血形成胎盘后血肿,导致胎盘与子宫壁部分或全部剥离。

2. **机械性因素** 外伤,尤其是腹部钝性创伤会导致子宫突然拉伸或收缩而诱发胎盘早剥。一般发生于外伤后24小时之内。

3. **宫腔内压力骤减** 未足月而发生胎膜早破;双胎妊娠分娩时,第1个胎儿娩出过快;羊水过多时,人工破膜后羊水流出过快,宫腔内压力骤减,子宫骤然收缩,胎盘与子宫壁发生错位而剥离。

4. **其他因素** 高龄多产、有胎盘早剥史的孕妇再发生胎盘早剥的风险明显增高。此外,还有一些其他因素,包括吸烟、吸毒、绒毛膜羊膜炎、接受辅助生殖技术助孕、有血栓形成倾向等。

(二)类型及病理生理

主要为底蜕膜出血形成血肿,使该处胎盘自子宫壁剥离。如剥离面积小,血液易凝固而出血停止,临床可无症状或症状轻微。如继续出血,胎盘剥离面也随之扩大,形成较大胎盘后血肿,血液可冲开胎盘边缘及胎膜经宫颈管流出,称为显性剥离。如胎盘边缘或胎膜与子宫壁未剥离,或胎头进入骨盆入口压迫胎盘下缘,使血液积聚于胎盘与子宫壁之间而不能外流,无阴道流血表现,则称为隐性剥离(图2-5-2)。

当隐性剥离内出血急剧增多时,胎盘后血液积聚于胎盘与子宫壁之间,压力不断增加,血液浸入子宫肌层,引起肌纤维分离、断裂甚至变性。血液浸入浆膜层时,子宫表面呈现紫蓝色瘀斑,以胎盘附着处明显,称为子宫胎盘卒中,又称为库弗莱尔子宫。

(三)临床表现及分级

典型临床表现是阴道流血、腹痛,可伴有子宫张力增高和子宫压痛,尤以胎盘剥离处最明显。阴道流血特征为陈旧不凝血,但出血量往往与疼痛程度、胎盘剥离程度不一定相一致,尤其是后壁胎盘的隐性剥离。早期通常以胎心率异常为首发变化,宫缩间歇期子宫呈高

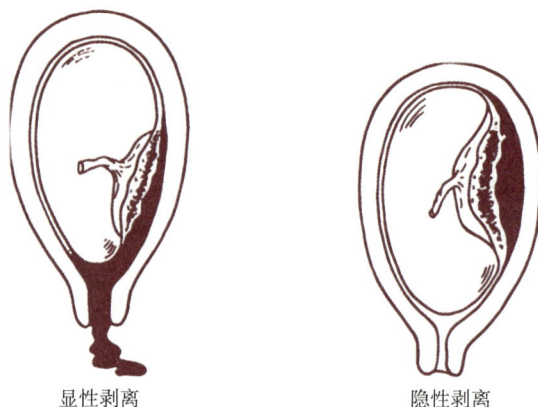

显性剥离　　　　　　　　　隐性剥离

图 2-5-2　胎盘早剥类型

张状态,胎位触诊不清。严重时子宫呈板状,压痛明显,胎心率改变或消失,产妇甚至会出现恶心、呕吐、出汗、面色苍白、脉搏细弱、血压下降等休克征象。

在临床上,推荐按照胎盘早剥分级标准来评估病情的严重程度(表 2-5-1)。

表 2-5-1　胎盘早剥的分级标准

分级	临床特征
0 级	胎盘母体面有小凝血块,无症状,分娩后回顾性诊断
1 级	无阴道流血或少量阴道流血;子宫轻压痛;产妇无休克;无胎儿窘迫
2 级	无阴道流血至中等量阴道流血;子宫强直性收缩,有明显压痛;产妇无休克;胎儿窘迫
3 级	无阴道流血至大量阴道流血;子宫强直性收缩,触诊呈板状;产妇休克;胎儿死亡;1/3 的病例有凝血功能异常

注:0 级或 1 级胎盘早剥常与胎盘部分剥离或边缘剥离有关,而 2 级或 3 级则与胎盘完全剥离或中心处的剥离有关。

(四)对母儿的影响

1. **对孕妇的影响**　易造成弥散性血管内凝血(disseminated intravascular coagulation, DIC)、急性肾衰、产后出血、羊水栓塞等。

2. **对胎儿/新生儿的影响**　胎儿急性缺氧,新生儿窒息率、早产率、死胎率明显升高,围产儿死亡率约为 11.9%,是无胎盘早剥者的 25 倍。更为严重的是,胎盘早剥新生儿还可遗留显著的神经系统发育缺陷等后遗症。

(五)处理原则

早期识别,纠正休克,及时终止妊娠,防治并发症。一旦确诊 2、3 级胎盘早剥应及时终止妊娠。根据孕妇病情轻重、胎儿宫内状况、产程进展、胎产式等,决定终止妊娠的方式。

胎盘早剥的临床治疗

案例分析

护理案例 1

案例 1 中,王女士 G_3P_0,孕 31 周,夜间无明显诱因下发生阴道流血约 30 mL,急诊 B 超检查已提示"前置胎盘",护理人员对案例进行护理评估。

一、健康史

（1）孕产史：G_3P_0，王女士第 3 次妊娠，但还没有生育过。护理人员应了解前 2 次妊娠的情况，是否有并发症，如前置胎盘、胎盘早剥等。

（2）既往病史：了解王女士是否有高血压、糖尿病、心脏病等慢性疾病；有无手术史、药物过敏史等。

（3）家族史：了解是否有遗传性疾病或妊娠相关并发症等的家族史。

（4）药物史：了解是否服用任何药物，特别是对孕妇和胎儿有害的药物。

（5）生活方式：包括饮食、运动、吸烟、饮酒等情况。

（6）性生活史：了解性生活情况，是否有可能感染的风险。

二、身体评估

（1）症状：观察阴道流血的量、颜色、性质（新鲜或陈旧），是否伴有腹痛、宫缩或其他不适。案例中，王女士夜间无明显诱因下发生阴道流血 2 小时，无腹痛，阴道流血约 30 mL。

（2）体征：评估生命体征；腹部检查评估子宫大小、宫缩情况、胎位和胎心率；外阴和阴道检查评估出血点和出血量；观察有无贫血症状。

三、心理-社会评估

评估患者的心理状态，包括焦虑、抑郁等情绪问题，以及社会支持系统。

四、辅助检查

（1）B超检查：采用B超确定胎盘位置，如前置胎盘诊断明确，不必再行阴道检查。只针对低置胎盘或产前没有明确诊断、在分娩过程中需通过阴道检查以明确诊断或选择分娩方式时，可在输液、备血及可立即行剖宫产术的条件下进行。禁止肛门检查。阴道超声检查能更准确地确定胎盘边缘和宫颈内口的关系，准确性明显高于腹部超声检查，故对怀疑胎盘位置异常的患者推荐阴道超声检查。

（2）核磁共振成像（MRI）检查：怀疑合并胎盘植入性疾病者，有条件时可选择 MRI 检查，以了解胎盘植入子宫肌层的深度。

（3）血液检查：全血细胞计数、凝血功能、血型、Rh 因子、肝功能、肾功能等。

（4）胎儿监测：持续监测胎心率和宫缩。

（5）其他检查：尿液检查、心电图检查等。

> 根据评估结果，可以明确案例 1 中王女士为"前置胎盘"，目前存在以下护理问题：
>
> 1. **有组织灌注不足的危险**　与阴道反复流血导致循环血量下降有关。
> 2. **有感染的危险**　与阴道流血、胎盘剥离面靠近子宫颈口有关。
> 3. *舒适度改变*　与需要卧床休息有关。

4. **知识缺乏** 孕妇和家属缺乏前置胎盘和相关风险的知识。

5. **焦虑** 孕妇对突发的出血和母儿安全的担忧而感到焦虑和恐惧。

6. **潜在并发症** 胎儿窘迫、产后出血。

护理案例 2

案例 2 中,赵女士 G_2P_0,孕 36 周,突发腹痛伴阴道流血约 100 mL,血压 150/100 mmHg,急诊 B 超检查已提示"胎盘增厚,边缘剥离",护理人员对案例进行护理评估。

一、健康史

(1) 孕产史:G_2P_0,赵女士第 2 次怀孕,但还没有生育过。护理人员应了解上一次妊娠的情况,是否有早产、流产或其他并发症等。

(2) 既往病史:了解赵女士是否有高血压、糖尿病、肾盂肾炎等慢性疾病;有无手术史、药物过敏史等;有无外伤史以及仰卧位低血压综合征史等。

(3) 家族史:了解家族中是否有妊娠期高血压疾病或其他妊娠并发症。

(4) 药物史:评估赵女士妊娠期使用的所有药物,包括处方药和非处方药。

(5) 生活方式:包括饮食、运动、吸烟、饮酒等情况。

(6) 性生活史:了解性生活情况,是否有可能感染的风险。

二、身体评估

(1) 症状:典型症状是阴道流血、腹痛、子宫收缩和子宫压痛。评估阴道流血量、颜色、性质;腹痛的性质(持续性/阵发性)、位置、放射情况;是否伴有头晕、乏力等贫血症状;有无其他症状,如恶心、呕吐、腹泻等。

(2) 体征:评估生命体征,监测血压、心率、呼吸频率,评估是否有心肺功能异常;触诊子宫大小、宫底高度、张力、宫缩情况;评估胎位和胎心率;行外阴和阴道检查,评估出血点和出血量;评估有无贫血症状。

三、心理-社会评估

评估患者的心理状态,包括焦虑、抑郁等情绪问题,以及社会支持系统。

四、辅助检查

(1) 超声检查:可协助了解胎盘的部位及胎盘早剥的类型,并可明确胎儿大小及存活情况。需要注意的是,超声检查阴性结果不能完全排除胎盘早剥,尤其是胎盘附着在子宫后壁时。

(2) 电子胎心监护:协助判断胎儿的宫内状况,电子胎心监护可出现胎心基线变异消失、变异减速、晚期减速、正弦波形及胎儿心动过缓等。

(3) 实验室检查:包括血常规、凝血功能检查、肝肾功能、电解质、二氧化碳结合力、血气分析、DIC 筛选试验、尿常规等。

案例中，赵女士相关体格检查结果显示：BP 150/100 mmHg，P 100 次/分，R 20 次/分，T 37.1 ℃。阴道流血量约 100 mL，子宫强直性收缩，有明显压痛，复测胎心率 172 次/分，B 超提示"胎盘早剥"。

根据评估结果，可以明确案例 2 中赵女士为"2 级胎盘早剥"，目前存在以下护理问题：

1. **有组织灌注不足的危险**　与胎盘剥离导致子宫-胎盘循环血量下降有关。
2. **有胎儿受伤的危险**　胎盘剥离面积大可发生胎儿窘迫、死产。
3. **恐惧**　与胎盘早剥起病急、进展快、危及母儿生命有关。
4. **潜在并发症**　DIC、急性肾衰竭、羊水栓塞、产后出血、感染。

任务实施

护理案例 1

王女士若接受期待疗法，护理人员应完成以下任务。

一、保证休息，减少刺激

指导王女士绝对卧床休息，以左侧卧位为佳，阴道出血停止后可轻微活动。禁止阴道检查及肛查，以减少出血机会。避免便秘及腹泻，以防诱发宫缩，提供饮食调整建议，必要时使用温和的缓泻剂。避免劳累、紧张。

二、治疗配合

（1）纠正贫血，维持正常血容量：根据医嘱给予口服硫酸亚铁，监测血红蛋白水平，目标使血红蛋白含量≥110 g/L，血细胞比容≥30%，以增加母体储备。提供营养指导，鼓励摄入高蛋白和富含铁的食物，如红肉、绿叶蔬菜和豆类。必要时输血。

（2）抑制宫缩：有早产风险时，可酌情给予宫缩抑制剂，防止因宫缩引起的进一步出血。

（3）糖皮质激素：孕 34 周前有早产风险时，应促胎肺成熟。

（4）常规备血，做好急诊手术的准备。

三、监测生命体征，及时发现病情变化

定期监测并记录王女士的血压、脉搏、呼吸频率和体温。密切观察其阴道流血情况，记录出血的时间和量。遵医嘱完成必要的实验室检测，如血常规、凝血功能等。

四、促进胎儿健康

安排王女士间断吸氧，每日 3 次，每次 30 分钟，以改善胎儿的氧合。监测胎心率变化，指导孕妇自数胎动，评估胎儿健康状况。如有需要，根据医嘱给予促胎肺成熟治疗。

五、提供心理支持

向王女士提供前置胎盘相关知识,耐心解答疑问,减轻其焦虑。鼓励亲属陪伴,提供情感支持和安慰。安排心理咨询服务,如有需要,提供专业的心理干预。

六、病情观察与急救配合

(1)监测并记录王女士的生命体征、阴道流血、胎心、胎动等,准确记录阴道出血量,注意识别病情危重的指征,如休克表现、胎心/胎动异常等,出现异常及时报告医生配合处理。

(2)大出血时应立即开放静脉通路、吸氧、配血,做好输血准备,抢救休克的同时,做好术前准备。

七、加强孕期健康管理与教育

定期进行产前检查,实现早发现和早处理。告知王女士卧床休息的重要性,避免剧烈活动。向孕妇和家属宣教前置胎盘的症状、风险和自我监测方法。指导王女士在妊娠晚期,一旦出现阴道流血,应立即就医。

护理案例 2

赵女士目前为"2 级胎盘早剥",需及时终止妊娠,应完成下列任务。

一、维持血容量,预防休克

监测孕妇生命体征,开放静脉通路,必要时遵医嘱给予输血、迅速补充血容量及凝血因子,维持全身血液循环系统稳定。应使血细胞比容>30%,血红蛋白维持在 100 g/L,每小时尿量>30 mL。有 DIC 表现者,尽早纠正其凝血功能障碍。

二、心理护理

护理人员还应向患者及家属讲述胎盘早剥的相关知识、终止妊娠的必要性等。给予心理上的支持,使其能有效配合各项急救治疗及护理。

三、病情观察,及时发现并发症

严密监测孕妇生命体征;观察阴道出血情况;评估宫底高度、是否压痛、宫缩情况;有无皮下、黏膜或注射部位出血,子宫出血不凝等表现;有无少尿、无尿等急性肾衰表现。同时,密切监测胎儿宫内状态。一旦发现异常情况,及时报告医生并配合处理。

四、做好终止妊娠准备

一旦确诊 2 级和 3 级胎盘早剥,应及时终止妊娠。依据孕妇一般情况、胎盘早剥分级、血量多少决定分娩方式,做好相应的配合与新生儿抢救的准备。

五、预防产后出血

应及时给予宫缩剂,配合子宫按摩,必要时遵医嘱做好切除子宫的术前准备。未发生产后出血者,仍应加强生命体征观察,预防晚期产后出血。

六、产褥期护理

应加强营养,纠正贫血。保持会阴清洁,防止感染。根据产妇身体情况给予母乳喂养指导。死产者及时给予退乳措施。

七、健康指导

嘱孕妇定期产前检查,预防并及时治疗妊娠期高血压疾病、慢性高血压、慢性肾病等。避免仰卧位及腹部外伤。

任务评价

根据任务实施情况进行考核(表2-5-2)。

表2-5-2　妊娠晚期出血护理任务评价表

评价项目	评价标准	分值	得分
素质要求	1. 护理人员服装、鞋帽整洁,仪表大方,举止端庄,指甲符合要求 2. 护理人员微笑服务,语言柔和恰当,态度和蔼可亲,体现人文关怀	10	
实施过程	1. 准确理解妊娠晚期出血相关疾病(前置胎盘、胎盘早剥)的定义、分类/分级及临床表现,体现专业素养 2. 准确核对孕妇姓名、年龄、孕次、产次等基本信息 3. 评估孕妇临床症状(腹痛、阴道流血等)、生命体征并记录,展现专业能力 4. 协助孕妇完成必要的辅助检查,如B超、血常规等,确保检查流程规范,展现专业能力 5. 遵医嘱准确执行贫血纠正措施,包括口服铁剂或输血,体现责任心 6. 指导孕妇卧床休息,提供适宜的卧床体位建议,避免诱发宫缩或加重出血 7. 促进孕妇心理健康,提供心理支持和教育,体现同理心 8. 针对前置胎盘或胎盘早剥的具体情况,制订并执行相应的护理措施(如抑制宫缩、促胎肺成熟、终止妊娠准备等) 9. 严密监测病情变化,及时发现并报告异常情况(如休克、胎儿窘迫、DIC表现等),体现专业能力 10. 在护理过程中体现对生命的尊重和敬畏	80	
综合评价	1. 护理人员在护理评估过程中正确应用沟通技巧,语言通俗易懂,患者配合默契 2. 能流畅进行健康教育,亲和力强,内容科学,符合妊娠晚期出血性疾病护理教育的内容要求 3. 工作过程中尊重孕妇隐私,态度端正,能关心爱护孕妇,有保护孕妇的安全意识	10	
	评价总分	100	

任务训练

请扫码完成课后习题。

课后习题

（徐玲丽）

任务六　妊娠期高血压疾病护理

任务目标

1. 了解妊娠期高血压疾病的类型及临床表现,掌握子痫前期的临床表现、硫酸镁用药指征与毒性反应判断标准。
2. 熟练进行高血压评估,能规范实施硫酸镁用药护理及中毒应急处理,对患者开展针对性健康指导。
3. 在护理中体现人文关怀,耐心沟通缓解患者焦虑,具备风险预警意识,严格落实操作规范,保障母儿安全。

护理案例

　　张女士,36岁,初次妊娠,现妊娠30周。近10天来,有头晕、乏力、两侧大腿水肿等表现。2天前,出现不明原因的头晕、看东西模糊不清,孕妇及家属较为紧张。

　　查体:T 37.1 ℃,P 90次/分,R 22次/分,BP 170/110 mmHg;身高160 cm,体重85 kg,全身皮肤无黄染,未见出血点黏膜,水肿(＋＋);胎位LOA,胎心率150次/分,胎膜未破。

　　实验室检查:血常规检查示血红蛋白浓度93 g/L,红细胞压积0.39,血小板计数80×10^9/L,尿蛋白(＋＋)。

　　请思考:

　　1. 首先考虑张女士出现了什么问题? 为什么?

　　2. 如何为张女士提供安全有效的护理措施?

　　3. 如何对张女士进行健康指导?

学习内容

妊娠期高血压疾病（hypertensive disorders of pregnancy，HDP）是妊娠与血压升高并存的一组疾病，包括妊娠期高血压、子痫前期、子痫、慢性高血压并发子痫前期以及妊娠合并慢性高血压，是严重影响母儿健康、引起孕产妇和围生儿死亡的重要原因，发病率为 5%～12%。临床以高血压、蛋白尿、水肿为主要症状。

妊娠期高血压疾病妇女的护理

一、分类及临床表现

妊娠期高血压疾病可分为妊娠期高血压、子痫前期、子痫、慢性高血压并发子痫前期、妊娠合并慢性高血压（表 2-6-1）。

表 2-6-1 妊娠期高血压疾病分类与临床表现

分类	临床表现
妊娠期高血压	妊娠 20 周后出现高血压，收缩压≥140 mmHg 和（或）舒张压≥90 mmHg，于产后 12 周内恢复正常；尿蛋白（−）；产后方可确诊
子痫前期	妊娠 20 周后出现收缩压≥140 mmHg 和（或）舒张压≥90 mmHg；伴 24 小时内尿蛋白≥0.3 g，或随机尿蛋白（＋）；或者虽无蛋白尿，但是合并下列任何一项者： （1）血小板减少（血小板<100×10⁹/L） （2）肝功能损害（血清转氨酶水平高于正常值 2 倍） （3）肾脏损害（血肌酐>1.1 mg/dL 或高于正常值 2 倍） （4）肺水肿 （5）新出现的中枢神经系统异常或视觉障碍
子痫	子痫前期患者发生抽搐，不能用其他原因解释
慢性高血压并发子痫前期	慢性高血压妇女妊娠前无蛋白尿，妊娠 20 周后出现蛋白尿；或者妊娠前有蛋白尿，妊娠后蛋白尿明显增加，血压进一步升高，血小板<100×10⁹ L 或出现肝肾功能损害、肺水肿、神经系统异常、视觉障碍等严重表现
妊娠合并慢性高血压	妊娠 20 周以前收缩压≥140 mmHg 和（或）舒张压≥90 mmHg（除外妊娠滋养细胞疾病），妊娠期无明显加重；或者妊娠 20 周后首次诊断为高血压并持续到产后 12 周以后

子痫按照发生时间分为产前子痫、产时子痫、产后子痫，以产前子痫多见。子痫的典型发作过程首先表现为眼球固定，瞳孔散大，头偏向一侧，牙关紧闭；继而口角及面肌颤动，数秒后发展为全身及四肢肌强直，双手紧握，双臂屈曲，迅速发生强烈抽动。抽搐时呼吸停止，面色青紫，意识消失。持续约 1～2 分钟后抽搐停止，呼吸恢复，重症患者可陷入昏迷。

二、处理原则

1. 妊娠期高血压 加强休息，适当应用镇静药，监测母儿情况，可门诊治疗。

2. 子痫前期 应镇静、解痉，有指征地降压、利尿，密切监测母儿情况，适时终止妊娠。轻度子痫前期患者可门诊治疗，重度子痫前期者应住院治疗，防止子痫及并发症的发生。

3. 子痫 是本病最严重的阶段，直接关系到母儿安危，应积极处理。处理原则为控制

妊娠期高血压疾病病理变化对各系统的影响

抽搐,纠正缺氧和酸中毒,降低颅内压,在控制血压、抽搐的基础上终止妊娠。一旦抽搐控制后即可考虑终止妊娠。

4. **妊娠合并慢性高血压** 治疗目标为预防高血压对母儿带来的风险,尽可能延长妊娠时间。降压处理同子痫前期,终止妊娠时机取决于有无其他并发症,如果无并发症,则妊娠38~39周应终止妊娠。

5. **慢性高血压并发子痫前期** 母儿情况稳定者,可在严密监测下,期待至37周终止妊娠;若慢性高血压并发重度子痫前期,则按子痫前期管理。

案例分析

案例中,张女士初次妊娠,年龄偏大,偏胖,出现头晕、水肿,血压170/110 mmHg,符合妊娠期高血压疾病特点。同时,尿蛋白阳性,出现肾脏损伤,临床初步怀疑为"子痫前期",护理人员需对案例进行护理评估。

一、健康史

安抚患者情绪后,询问是否存在妊娠期高血压疾病的高危因素,如初产妇、孕妇年龄≤18岁或≥35岁、精神过度紧张或受刺激致使中枢神经系统紊乱者、寒冷季节或气温变化过大、有妊娠期高血压病史或家族史者、有慢性高血压或慢性肾炎者、有多胎妊娠或羊水过多者、体重过低者、低社会经济状况者等。了解其既往有无高血压、慢性肾炎及糖尿病等病史。

二、身体评估

(1)主要症状:张女士在妊娠30周后,出现水肿、视物模糊、高血压,属于妊娠期高血压疾病的典型表现。

(2)体征:通过按压水肿部位,双侧对比。检测血压,重点评估张女士血压、尿蛋白、水肿程度、自觉症状、抽搐及昏迷等状况并评估有无并发症存在。评估时耐心细致,注意保护患者隐私,关注患者心理变化。

(3)产科检查:张女士的生殖器官表现符合妊娠体征,子宫大小与孕周相符,四步触诊法了解胎儿大小及胎位。操作过程中动作轻柔、规范。

三、心理-社会评估

张女士当前症状明显,需要对张女士及其家属进行心理、社会评估,了解其对疾病的认知程度及焦虑状态。

四、辅助检查

1. **血液检查** 进行血常规、全血黏度、凝血功能等测定,了解患者有无凝血功能障碍、血液浓缩等;检测患者肝、肾功能。

2. **尿液检查** 尿常规、尿比重、尿蛋白等测定。注意有无红细胞及管型,肾功能有无严重受损。

3. **眼底检查** 子痫前期重度时,眼底小动脉发生痉挛,动静脉管径比例从正常的2:3

变成 1∶2,甚至 1∶4;可出现视网膜水肿、渗出、出血,严重时发生视网膜脱离,导致患者视物模糊或失明。

4. 其他检查　心电图、B 型超声、电子胎心监护、胎儿成熟度及胎盘功能检查等。

根据评估结果,可以明确张女士为"子痫前期",目前存在以下护理问题:

1. **有母儿受伤的危险**　与水肿、胎盘缺血等有关。
2. **体液过多**　与水钠潴留、低蛋白血症有关。
3. **焦虑**　与担心疾病危及母儿健康和生命有关。

任务实施

根据张女士目前的情况,临床确定其为"子痫前期",护理人员应完成以下任务。

子痫的护理

一、治疗配合

(1) 休息:保证充足睡眠,宜取左侧卧位,每天休息不少于 10 小时。

(2) 解痉:首选药物为硫酸镁,硫酸镁有预防和控制子痫发作的作用。

① 用法:采用静脉或肌内注射给药。遵医嘱正确用药,取硫酸镁 4～6 g,溶于 25% 葡萄糖溶液 20 mL 静脉缓慢推注(15～20 分钟),继而硫酸镁每小时 1～2 g 静脉滴注维持。为保证患者睡眠,可在夜间临睡前停止静脉给药,改为肌内注射 1 次,用法为 25% 硫酸镁溶液 20 mL + 2% 利多卡因溶液 2 mL 深部肌内注射。硫酸镁 24 小时用药总量不超过 25 g,用药时限不超过 5 天。

② 毒性反应:硫酸镁中毒首先表现为膝反射减弱或消失,随着浓度的增加,进一步出现肌张力减退及呼吸抑制,严重者可出现心搏骤停。

③ 注意事项:血清镁离子的有效治疗浓度为 1.8～3.0 mmol/L,超过 3.5 mmol/L 可能出现中毒反应,因此,护理人员用药前及用药过程中应注意膝反射存在;呼吸>16 次/分;每小时尿量>17 mL 或每 24 小时尿量>400 mL。一旦出现中毒反应,应立即停药,同时静脉缓慢推注 10% 葡萄糖酸钙 10 mL(5～10 分钟)。

(3) 镇静:镇静药兼有镇静和抗惊厥作用,适用于硫酸镁有禁忌或疗效不明显者。常用地西泮和冬眠合剂,用药时注意监测血压,防止出现直立性低血压。

(4) 降压:目的是预防子痫、心脑血管意外和胎盘早剥等严重母儿并发症。收缩压>160 mmHg 和(或)舒张压>110 mmHg 时,必须给予降压治疗;收缩压>150 mmHg 和(或)舒张压>100 mmHg 的非严重高血压,建议降压治疗;收缩压 140～150 mmHg 和(或)舒张压 90～110 mmHg 不建议治疗,但对并发脏器功能损伤者可考虑降压治疗。用药选择以不影响心排血量、肾血流量及子宫-胎盘血流灌注为原则。常用的药物有拉贝洛尔、硝苯地平、尼莫地平等。

(5) 利尿:一般不主张应用,仅用于全身性水肿、急性心力衰竭、肺水肿、脑水肿等,常用呋塞米、甘露醇(心力衰竭时禁用)等利尿药。

(6) 产后处理:妊娠期高血压可延续至产后,但也可在产后首次发生高血压、子痫前期甚至子痫,产后新发生的高血压称为产后高血压,虽未被归类,但仍需重视。

二、心理护理

鼓励张女士说出内心感受和疑惑,以缓解焦虑。向患者及家属解释病情,说明本病是可逆的,产后多能恢复正常,及时提供疾病的相关信息,使其积极配合治疗和护理。

三、健康教育

针对张女士目前的情况,应加强妊娠期保健管理,定期产前检查,发现异常及时就医。孕期保证足够的休息和愉快的心情,休息时取左侧卧位。合理营养,进食富含蛋白质、维生素、铁、钙、镁、硒、锌等微量元素的食物及新鲜蔬果,减少动物脂肪及过量的盐摄入,每天补钙1～2g。继续监测血压。产后严格避孕,再次妊娠时间尽量选择在血压正常1年后,以预防疾病复发。

任务评价

根据任务实施情况进行考核(表2-6-2)。

表2-6-2 妊娠期高血压疾病护理任务评价表

评价项目	评价标准	分值	得分
素质要求	1. 护理人员服装、鞋帽整洁,仪表大方,举止端庄,指甲符合要求 2. 护理人员微笑服务,语言柔和恰当,态度和蔼可亲,体现人文关怀	10	
实施过程	1. 准确核对患者姓名、年龄等基本信息,记录孕周等,确保档案准确完整 2. 按时监测血压,记录规范,迅速处置异常情况,操作规范 3. 评估水肿、蛋白尿情况,了解患者配合程度、相关知识知晓度、硫酸镁用药合作能力、穿刺部位的皮肤和血管状况,以及肢体活动度 4. 遵医嘱给药,严密观察硫酸镁药效与不良反应,异常情况及时报告医生处理 5. 耐心指导患者饮食,控制食盐摄入量 6. 根据患者心理状况,对患者及家属开展心理护理 7. 对患者进行住院及随访健康宣教	80	
综合评价	1. 护理人员在护理评估过程中正确应用沟通技巧,语言通俗易懂,信息采集准确且全面 2. 选择适合妊娠期高血压疾病患者的护理措施,尊重隐私、态度和蔼、关心爱护,注重患者安全与人文关怀。 3. 根据患者高血压的具体情况,选择合适的心理护理形式,健康宣教科学,患者接受度高。	10	
评价总分		100	

任务训练

请扫码完成课后习题。

课后习题

（马雪雪）

任务七　胎膜早破护理

任务目标

1. 能识别胎膜早破的临床表现。
2. 会对胎膜早破的孕妇进行护理评估，提出正确的护理诊断并实施护理措施。
3. 能独立地对胎膜早破的患者进行整体护理。
4. 培养关心、爱护产妇的人文情怀及与人沟通的能力。

护理案例

王女士，25 岁，G_1P_0，现已妊娠 38 周，今晨起床后突然感觉一股液体从阴道流出，时多时少，自己不能控制，为查明原因来医院就诊。

请思考：
1. 根据上述表现，告诉王女士最可能发生的情况。
2. 为明确诊断，应指导王女士进行哪些必要的检查？
3. 确诊后如何对王女士进行正确的护理？

学习内容

胎膜早破（premature rupture of membranes，PROM）指胎膜在临产前的自然破裂，是分娩期常见并发症，可引起早产、脐带脱垂和母儿感染等。

拓展阅读

一、病因

（1）生殖道感染是引起胎膜早破的主要原因。生殖道感染可上行引起胎膜炎，使胎膜局部抗张能力下降而破裂。

（2）羊膜腔压力升高，如双胎妊娠、羊水过多等。

（3）胎膜受力不均，如头盆不称和胎位异常等使胎先露不能衔接，胎膜受压不均，导致破裂。

（4）宫颈内口松弛，如先天或严重陈旧性裂伤，导致宫颈内口松弛，使胎囊失去正常支持力而发生胎膜早破。

（5）营养因素，如缺乏维生素 C、锌及铜等，使胎膜抗张能力下降而发生胎膜早破。

（6）创伤，如妊娠晚期性生活不当、腹部受撞击、羊膜镜检查及外倒转术等机械性刺激可引起胎膜破裂。

二、临床表现

（一）症状

孕妇突感较多液体自阴道流出，可混有胎脂及胎粪等，不能控制。量多少不一，因破口大小和位置高低而异。若破口大、位置低，可有大量液体快速从阴道流出；若破口小、位置高，可有间断阴道流液。腹压增加，如排便、咳嗽时，即有液体流出。

（二）体征

阴道检查时触不到前羊膜囊，上推胎头时流液量增多。羊膜腔感染时，母儿心率加快，子宫有压痛。

三、处理原则

妊娠 24 周以内的 PROM 给予引产；妊娠 24～28 周可引产或期待治疗；妊娠 28～34 周无继续妊娠禁忌者给予期待治疗；妊娠 34～37 周终止妊娠；足月 PROM 破膜后 2～12 小时给予引产。存在感染、胎儿窘迫者，无论孕周多少，均应终止妊娠。

胎儿窘迫的
护理

案例分析

针对案例中王女士的情况，护理人员应进行护理评估。

一、健康史

采集患者的一般信息、主诉、现病史、月经史、婚育史、既往史、个人史、家族史。案例中，王女士 25 岁，G_1P_0，妊娠 38 周。需评估王女士是否有创伤史、妊娠晚期性交史、感染史；此次妊娠是否有羊水过多、胎位不正或头盆不称等；确定破膜时间、妊娠周数、有无宫缩及感染征象、治疗经过等。

二、身体评估

（1）主要症状：王女士为妊娠晚期，此次一旦发生胎膜破裂，容易造成脐带脱垂，引起胎儿缺血缺氧，危及生命，因此，需要评估孕妇是否有腹痛、胎动变化、见红等症状。

（2）全身检查：观察王女士血压、体温、呼吸、脉搏变化，计算 BMI，评估其营养状况；检查心、肺、肝、脾、肾功能有无异常。

（3）妇科检查：四步触诊法检查胎儿胎位、大小及入盆情况，双合诊检查宫口，评估宫颈。注意操作过程中动作轻柔、规范，有保护妇女隐私的意识。

三、心理-社会评估

突然发生不可控制的阴道流液会使孕妇及家属惊慌失措,因担心胎儿及孕妇的健康而产生紧张和焦虑等情绪,甚至产生恐惧心理。需要评估王女士和家属的心理状况,是否出现过度焦虑、紧张的心理变化。

四、辅助检查

(1)阴道液酸碱度检查:阴道液 pH 为 4.5~6.0,尿液为 5.5~6.5,羊水为 7.0~7.5,若阴道液 pH>6.5,则提示胎膜早破。

(2)阴道液涂片检查:阴道液涂片干燥镜检有羊齿状结晶出现为羊水,诊断正确率可达 95%。

(3)羊膜镜检查:可直视胎先露部,看不到前羊膜囊。

(4)B 型超声检查:羊水量减少可协助诊断。

根据评估结果,可以明确案例中王女士为"胎膜早破",目前存在以下护理问题:

1. **潜在并发症**　早产、脐带脱垂、胎儿窘迫等。

2. **有感染的危险**　与胎膜破裂后,下生殖道内病原体上行感染有关。

3. **焦虑**　与担心自身及围生儿安危有关。

任务实施

一、治疗配合

(1)防治脐带脱垂:①破膜后指导孕妇绝对卧床休息,抬高臀部。②勤听胎心,发现异常及时报告医生。③一旦发现脐带脱垂,给予孕妇吸氧,抬高臀部。宫口未开全者做好剖宫产及抢救新生儿窒息的准备;宫口已开全者协助医生行助产术,争取数分钟内娩出胎儿。

(2)预防感染:①密切监测体温、脉搏、阴道流液性状和白细胞计数,及时发现感染征象并报告医生。②保持外阴清洁干燥,使用消毒会阴垫并及时更换,每天擦洗 2 次,便后及时擦洗。③尽量少做肛诊和阴道检查。④破膜>12 小时未分娩者,遵医嘱给予抗生素预防感染。

(3)促进胎儿肺成熟:妊娠<35 周,遵医嘱给予地塞米松注射液 6 mg,肌内注射,每 12 小时 1 次,共 4 次;或者倍他米松注射液 12 mg,肌内注射,每天 1 次,共 2 次。

二、心理护理

用委婉的语言向孕妇及家属说明可能发生的问题、治疗、护理措施和注意事项,取得他们的理解和配合。尽量陪伴孕妇,引导其说出所担忧的问题和心理感受,及时解答疑问,并给予安慰,增加安全感。当发生脐带脱垂时,护理人员应保持镇静,在紧急处理的同时向孕妇说明所发生的情况及所采取的措施,以缓解其紧张、恐惧的情绪。

三、健康教育

向孕妇讲解胎膜早破对母儿的影响,使孕妇重视妊娠期卫生保健。嘱孕妇妊娠晚期禁止性生活,不宜过劳,避免腹压突然增加。积极预防与治疗生殖道感染。指导孕妇加强营养,注意维生素、锌、铜、钙的补充。宫颈内口松弛者,于妊娠 12～14 周行宫颈环扎术。骨盆狭窄、胎位异常的孕妇应提前入院待产,临产后卧床休息,不宜灌肠,少做肛门检查。

任务评价

根据任务实施情况进行考核(表 2-7-1)。

表 2-7-1 胎膜早破护理任务评价表

评价项目	评价标准	分值	得分
素质要求	1. 护理人员服装、鞋帽整洁,仪表大方,举止端庄,指甲符合要求 2. 护理人员微笑服务,语言柔和恰当,态度和蔼可亲,体现人文关怀	10	
实施过程	1. 准确核对患者姓名、年龄等基础信息,记录孕周等,确保档案准确完整 2. 评估病史与检查结果,明确胎膜早破的情况,完善档案 3. 持续监测胎心,准确记录,有异常情况及时报告处理 4. 针对患者的症状进行护理,保持外阴清洁,缓解患者不适 5. 无菌操作防感染,遵医嘱用药,监测疗效与反应 6. 沟通缓解孕妇焦虑,讲解分娩知识,提供个性化心理支持 7. 根据患者的病情备分娩物品,观察产程,做好终止妊娠准备 8. 宣教护理要点,评价护理过程与任务完成质量	80	
综合评价	1. 评估胎膜早破的情况时,善用沟通技巧,语言通俗,准确且全面采集阴道流液等信息 2. 针对胎膜早破患者的具体情况选择合适的护理措施,尊重隐私、态度和蔼,注重患者安全与人文关怀,专业性强 3. 能及时应对胎膜早破异常情况,流程衔接紧密,针对性强,保障母儿安全	10	
评价总分		100	

任务训练

请扫码完成课后习题。

课后习题

（马雪雪）

任务八　产力异常护理

任务目标

1. 能正确识别产力异常的类型,能针对产力异常的产妇准确提出护理问题,并制订个性化措施。
2. 能精准评估产力异常妇女的产程进展,对试产产妇进行规范的产程监测与护理。
3. 在护理过程中体现人文关怀,具有高度的责任心、爱心、同情心,与产妇及家属保持良好沟通。

护理案例

　　李女士,26 岁,初产妇,孕期检查均正常。妊娠 38 周,开始出现规律宫缩 8 小时,宫口开大 6 cm,S+1,胎膜已破,估计胎儿大小为 3 000 g,BP 130/80 mmHg,胎心率 144 次/分。2 小时后肛查:宫口 6 cm,边薄,先露 S+1,宫缩弱,子宫按压较软,胎心好。经检查,未发现头盆不称。该孕妇因精神过度紧张不能进食水。

　　请思考:
1. 此产妇目前产程发生了什么问题? 最佳的处理方法是什么?
2. 请为李女士制订相应的护理措施。

学习内容

　　决定分娩能否顺利进行的主要因素是产力、产道、胎儿及产妇的精神心理因素。这些因素在分娩过程中相互影响,其中 1 个或 1 个以上因素发生异常,或这些因素之间不能相互适应而使分娩进展受阻,称为异常分娩,俗称难产。分娩是个动态变化的过程,顺产与难产在一定条件下可以相互转化。当出现异常分娩时,要仔细分析相关因素,及时、正确地处理,保证产妇及胎儿安全地度过分娩期。

　　异常分娩包括产力异常、产道异常、胎儿及产妇精神心理因素等,产力包括子宫收缩力、腹肌和膈肌收缩力及肛提肌收缩力,子宫收缩力贯穿于分娩全过程,是分娩进程中最重要的产力。产力异常主要是指子宫收缩力异常。正常宫缩有一定节律性、极性和对称性,并有相应的强度和频率。在分娩过程中,子宫收缩的节律性、极性和对称性不正常和(或)强度及频率发生改变时,称为子宫收缩力异常,子宫收缩力异常又可分为子宫收缩乏力(简称宫缩乏力)和子宫收缩过强(简称宫缩过强),每类又分为协调性子宫收缩和不协调性子宫收缩。子宫收缩乏力可导致产程延长或停滞,子宫收缩过强可引起急产或严重的并发症。临床以协调性子宫收缩乏力最常见。

一、子宫收缩乏力

(一) 概念

子宫收缩乏力分为原发性子宫收缩乏力和继发性子宫收缩乏力。原发性子宫收缩乏力是指产程一开始子宫就收缩乏力,宫口不能如期扩张,胎先露部不能如期下降,产程延长;继发性子宫收缩乏力是指产程开始时子宫收缩正常,只是在产程进展到某一阶段(多在活跃期或第二产程),子宫收缩转弱,产程进展缓慢,甚至停滞。

(二) 病因及发病机制

1. 头盆不称或胎位异常　使胎儿先露部下降受阻,不能紧贴子宫下段及宫颈,因而不能引起反射性子宫收缩,导致继发性子宫收缩乏力。

2. 子宫因素　子宫发育不良、子宫畸形(如双角子宫)、子宫壁过度膨胀(如双胎、巨大胎儿、羊水过多等)、经产妇子宫肌纤维变性或子宫肌瘤等,均能引起子宫收缩乏力。

3. 精神因素　初产妇(尤其是 35 岁以上高龄初产妇)精神过度紧张使大脑皮质功能失常,睡眠少,临产后进食少及过多地消耗体力,均可导致子宫收缩乏力。

4. 内分泌失调　临产后产妇体内雌激素、缩宫素、前列腺素、乙酰胆碱等分泌不足,孕激素下降缓慢。

5. 药物影响　临产后使用大剂量镇静剂,如吗啡、氯丙嗪、哌替啶、巴比妥类等,使子宫收缩受到抑制。

(三) 临床表现

1. 协调性子宫收缩乏力(低张性子宫收缩乏力)　子宫收缩具有正常的节律性、对称性和极性,但收缩力弱。宫腔压力低,持续时间短,间歇期长而不规则,宫缩每 10 分钟少于 2 次。当子宫收缩达极期时,子宫体不隆起和变硬,用手指按压宫底部肌壁仍可出现凹陷,产程延长或停滞。

2. 不协调性子宫收缩乏力(高张性子宫收缩乏力)　表现为子宫收缩的极性倒置,宫缩的兴奋点不是起自两侧子宫角,而是来自子宫的一处或多处,节律不协调。宫缩时宫底部不强,而是中段或下段强,宫缩间歇期子宫壁不能完全松弛,这种宫缩不能使宫口扩张、先露下降,属无效宫缩。

3. 产程曲线异常　子宫收缩乏力导致产程曲线异常,可有以下情况。

(1) 潜伏期延长:初产妇>20 小时、经产妇>14 小时。

(2) 活跃期异常:包括活跃期延长和活跃期停滞。

① 活跃期延长:活跃期宫颈口扩张速度每小时<0.5 cm。

② 活跃期停滞:当破膜且宫颈口扩张≥6 cm 后,若宫缩正常,宫颈口停止扩张≥4 小时;若宫缩欠佳,宫颈口停止扩张≥6 小时。

(3) 第二产程异常:包括胎头下降延缓、胎头下降停滞和第二产程延长。

① 胎头下降延缓:第二产程初产妇胎头下降速度每小时<1 cm,经产妇每小时<2 cm。

② 胎头下降停滞:第二产程胎头停留在原处不下降>1 小时。

③ 第二产程延长:初产妇>3小时,经产妇>2小时(硬膜外麻醉镇痛分娩时,初产妇>4小时,经产妇>3小时),产程无进展(胎头下降和旋转)。

4. 对母儿影响

(1)对产妇的影响:由于产程延长,影响产妇休息和进食,易出现疲乏无力、肠胀气、脱水等,使产妇衰竭;第二产程延长,组织受压,易形成生殖道瘘;产后宫缩乏力容易引起产后出血;过多次数的阴道检查、胎膜早破、产后出血等,易引起产褥感染。

(2)对胎儿、新生儿的影响:协调性宫缩乏力使产程延长,手术产率增加,引起产伤及感染;不协调性子宫收缩乏力使胎儿-胎盘循环受阻,容易发生胎儿窘迫,甚至胎死宫内。

(四)处理原则

仔细评估子宫收缩力、胎儿大小、胎位、胎心、骨盆及头盆关系等,综合分析后决定分娩方式。如头盆不称、胎儿窘迫、狭窄骨盆等情况,直接剖宫产。评估可以经阴道分娩的,第一产程按下面流程处理:不协调性宫缩乏力应用镇静剂,如恢复正常宫缩,则自然分娩;如仍为不协调性宫缩乏力或胎儿窘迫,则剖宫产;如极性恢复,则按协调性宫缩乏力处理,加强宫缩即可。第二产程根据胎先露高低和有无胎儿窘迫,选择剖宫产或阴道助产。

二、子宫收缩过强

(一)概念

子宫收缩过强一般分为协调性和不协调性2种。协调性子宫收缩过强分为急产和病理性缩复环;不协调性子宫收缩过强分为强直性子宫收缩和子宫痉挛性狭窄环。

(二)病因及发病机制

(1)急产:多发生于经产妇,其主要原因是软产道阻力小。

(2)缩宫素应用不当:如引产时剂量过大、误注子宫收缩剂或个体对于缩宫素过于敏感、分娩发生梗阻或胎盘早剥血液浸润肌层,均可导致强直性子宫收缩。

(3)产妇的精神过度紧张、产程延长、极度疲劳、胎膜早破及多次粗暴的宫腔内操作等,均可引起子宫壁某部肌肉呈痉挛性不协调性宫缩过强。

(三)临床表现

1. 协调性宫缩过强 宫缩的节律性、对称性和极性均正常,但子宫收缩力过强、过频,若产道无梗阻,分娩在短时间内结束,初产妇总产程<3小时,称为急产。若伴有产道梗阻或瘢痕子宫,可出现病理性缩复环,甚至发生子宫破裂。

2. 不协调性宫缩过强

(1)强直性子宫收缩:指子宫颈内口以上部分的子宫肌层出现强直性痉挛性收缩,宫缩间歇期短或无间歇。产妇烦躁不安、持续腹痛,胎位、胎心不清。若有产道梗阻,可引起先兆子宫破裂或子宫破裂。

(2)子宫痉挛性狭窄环:子宫壁局部肌肉呈痉挛性不协调性收缩,形成环状狭窄,持续不放松。狭窄环可发生在子宫的任何部分,多在子宫上下段交界处或胎体较细部位,如胎儿颈、腰部,该环的位置不随宫缩上升,与病理性缩复环不同。产妇持续腹痛、烦躁不安,胎体被环卡住,胎先露下降停滞,胎心常不规律。

（四）对产程及母儿的影响

1. **对产程的影响**　协调性子宫收缩过强可致急产，不协调性子宫收缩过强形成子宫痉挛性狭窄环或强直性子宫收缩时，可导致产程延长及停滞。

2. **对母体的影响**　无论急产还是强直性子宫收缩均易造成软产道裂伤。宫缩过强，宫腔内压力增高，有发生羊水栓塞的危险。子宫痉挛性狭窄环可使产程停滞、胎盘嵌顿，增加产后出血、产褥感染及手术产的机会。

3. **对胎儿及新生儿的影响**　急产及强直性子宫收缩使子宫胎盘血流减少，子宫痉挛性狭窄环使产程延长，易发生胎儿窘迫及新生儿窒息，严重者直接导致死胎及死产。

（五）处理原则

综合分析子宫收缩力、产道和胎儿等因素，给予正确处理，预防并发症。

1. **协调性宫缩过强**　抑制宫缩的同时，尽快做好接生及抢救新生儿窒息的准备。发生急产者，预防产后出血、新生儿颅内出血和感染。

2. **强直性子宫收缩**　立即抑制宫缩，如为梗阻性原因，行剖宫产术结束分娩。

3. **子宫痉挛性狭窄环**　消除诱因，给予镇静剂。如狭窄环不能缓解或伴胎儿窘迫者，应立即行剖宫产术。

案例分析

案例中，李女士宫缩弱，子宫按压较软，临床考虑为"协调性宫缩乏力"，护理人员对患者进行护理评估。

一、健康史

认真阅读产前检查记录，如产妇身高、骨盆测量值、胎儿大小，了解有无妊娠并发症。采集李女士的一般信息、主诉、现病史、月经史、婚育史、既往史、个人史、家族史。评估孕妇子宫收缩的节律性（持续时间、间隔时间、强度）和极性，评估胎儿的胎产式、胎先露、胎方位及胎儿的大小。

二、身体评估

应检查是否存在头盆不称，监测胎心及宫口扩张情况。

三、心理-社会评估

案例中，李女士精神过度紧张不能进食水。应评估产妇精神紧张的原因及其影响因素，家人和产妇对新生儿的看法，产妇是否有良好的家庭和社会支持系统。

四、辅助检查

电子胎心监护检查；绘制产程图并分析产程曲线；胎心听诊、骨盆测量、四步触诊等常规检查；生化检查。

根据评估结果,可以明确案例中李女士为"产力异常",目前存在以下护理问题:

1. **焦虑、恐惧** 与疼痛、惧怕难产和担心胎儿的安危有关。
2. **疲乏** 与产程延长、产妇体力消耗、水电解质紊乱有关。
3. **有体液不足的危险** 与产程延长、焦虑影响摄入有关。
4. **有感染的危险** 与产程延长、多次阴道检查等有关。

任务实施

针对案例中李女士目前的情况,护理人员应采取以下护理措施。

一、心理护理

鼓励产妇及家属表达他们的担心和不适感,护理人员随时向产妇及家属解答问题,不断对分娩进程做出判断并将产程的进展和护理计划告知产妇及家属,使产妇对分娩有信心,并鼓励家属为产妇提供心理支持,减少焦虑和恐惧。

二、治疗配合

(1) 对于不协调性宫缩乏力者,遵医嘱给予哌替啶 100 mg 肌内注射,以镇静、减轻疼痛,使产妇充分休息。若宫缩仍未恢复或出现胎儿窘迫,则做好剖宫产术前准备。

(2) 对于协调性宫缩乏力、有头盆不称及胎位异常者,应积极做好剖宫产的术前准备。估计可经阴道分娩者,护理人员应:①改善全身情况,开展陪伴分娩,关心安慰产妇,缓解精神紧张;鼓励产妇多进食,注意补充营养、水分、电解质。不能进食者,遵医嘱静脉补充营养;及时排空膀胱和直肠。②人工破膜:宫口扩张至 3 cm、无头盆不称、胎头已衔接而产程延缓者,可在宫缩间歇期行人工破膜,破膜后要注意检查有无脐带脱垂,同时观察羊水量、性状和胎心变化。③缩宫素静脉滴注:适用于协调性宫缩乏力、胎心良好、胎位正常、头盆相称者。原则是以最小浓度获得最佳宫缩,一般将缩宫素 2.5 U 配制于 0.9% 氯化钠溶液 500 mL 中静脉滴注,从 4~5 滴/分开始,根据宫缩强弱进行调整,调整间隔为 15~30 分钟,通常不超过 60 滴/分(20 mU/分),使宫缩持续 40~60 秒,间歇 2~3 分钟为宜。对于不敏感者,可在医生指导下,酌情增加缩宫素给药剂量。应用缩宫素时,应有专人监护,严密观察宫缩、胎心、血压和产程进展,若宫缩每 10 分钟＞5 次、持续超过 1 分钟或胎心异常,应立即停止滴注,通知医生。胎儿未娩出前禁用缩宫素肌内注射。④预防产后出血及感染:遵医嘱在胎儿前肩娩出后立即肌内注射缩宫素 10 U。对破膜超过 12 小时、总产程超过 24 小时者,遵医嘱应用抗生素预防感染。

三、疼痛护理

补充能量,提供减轻疼痛的支持性措施。鼓励产妇多进食,必要时可静脉补充营养。教会产妇深呼吸,通过腰骶部按摩、腹部画线式按摩减轻疼痛,必要时适当使用镇静剂、镇痛剂。

四、健康教育

指导产妇分娩过程中避免紧张,加强营养和休息,预防宫缩乏力。鼓励产妇产后早期下床活动,有利于子宫复旧及恶露排出。保持外阴清洁干燥,预防感染。出现发热、腹痛、恶露量大、持续时间长或有臭味等症状,应及时就诊。指导正确的母乳喂养方法。

任务评价

根据任务实施情况进行考核(表2-8-1)。

表2-8-1 产力异常护理任务评价表

评价项目	评价标准	分值	得分
素质要求	1. 护理人员服装、鞋帽整洁,仪表大方,举止端庄,指甲符合要求 2. 护理人员微笑服务,语言柔和恰当,态度和蔼可亲,体现人文关怀	10	
实施过程	1. 准确核对患者姓名、年龄等基础信息 2. 持续监测宫缩频率、强度,记录准确,发现异常及时报告医生 3. 评估产妇体力与精神状态,协助调整体位,缓解疲劳与紧张 4. 遵医嘱使用缩宫素等药物,严格控制剂量,密切观察反应 5. 鼓励产妇进食、进水,指导呼吸技巧,维持体力应对产程 6. 定时听胎心,观察胎动,发现胎儿窘迫时立即配合处理 7. 耐心沟通,解释产力异常原因与应对措施,减轻产妇焦虑	80	
综合评价	1. 评估产力异常时,善用沟通技巧,语言通俗,准确采集宫缩等信息,动态监测,及时干预,保障产程安全 2. 针对产力异常的患者选择合适的护理措施,尊重隐私、态度和蔼,兼顾产程安全与人文关怀,专业性强 3. 结合产力异常患者的具体情况,开展贴合病情的心理护理,宣教科学,患者接受度高,医护配合顺畅	10	
评价总分		100	

任务训练

请扫码完成课后习题。

课后习题

(马雪雪)

任务九 产道异常护理

任务目标

1. 能正确评估骨产道异常的不同类型。
2. 能针对骨产道异常的妇女提出护理问题,并制订护理措施。
3. 能准确评估头盆关系,对试产产妇进行护理。
4. 在护理过程中体现人文关怀,具有高度的责任心、爱心、同情心和良好的沟通能力。

护理案例

　　王女士,26 岁,G_1P_0,妊娠 39 周,规律宫缩 20 小时入院。查体:髂棘间径 24 cm,骶耻外径 19 cm,坐骨棘间径 10 cm,坐骨结节间径 7.5 cm。胎位 LOA,胎心率 140 次/分。肛门检查:宫口开大 8 cm,先露 S+1。2 小时后产程无进展,产妇感到腹痛难忍,检查:宫缩每分钟收缩 1 次,持续 40 秒,宫缩时胎心率 116 次/分,子宫下段压痛明显。

　　请思考:

1. 该产妇产程受阻的主要原因是什么?
2. 目前该产妇的主要护理诊断是什么?
3. 护理人员应给予哪些护理措施?

学习内容

　　产道包括骨产道(真骨盆)和软产道,是胎儿经阴道娩出的必经通道。产道异常可使胎儿娩出受阻,临床上以骨产道异常多见。骨产道异常是指骨盆径线过短或形态异常,使骨盆腔小于胎先露部能通过的限度,阻碍了胎先露的下降,影响产程顺利进展,又称狭窄骨盆。如临产时未能明确骨盆狭窄,易引起子宫痉挛性狭窄环甚至子宫破裂的发生。

软产道异常

一、骨盆狭窄的分类及特点

　　1. 入口平面狭窄　常见单纯扁平骨盆(图 2-9-1)和佝偻病性扁平骨盆(图 2-9-2)。特点是骨盆入口的前后径小于正常,一般骶耻外径和骶耻内径均比正常值小,易导致胎头衔接较慢。

子宫破裂的
早期识别

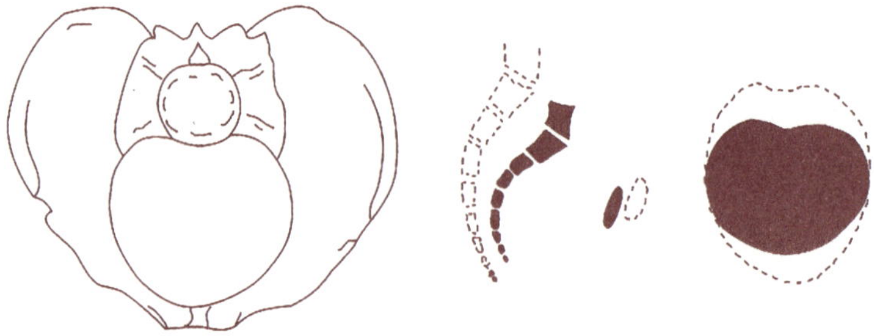

图 2-9-1　单纯扁平骨盆

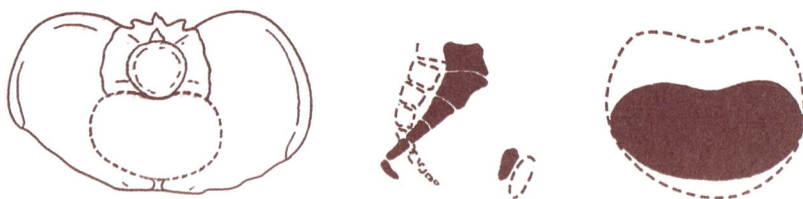

图 2-9-2　佝偻病性扁平骨盆

2. **中骨盆平面和出口平面狭窄**　常见漏斗型骨盆、横径狭窄骨盆。漏斗型骨盆特点是入口平面正常，中骨盆坐骨棘突出，横径变短，出口平面的出口横径变短，出口横径与后矢状径之和小于 15 cm，形似漏斗，也称漏斗型骨盆(图 2-9-3)。横径狭窄骨盆为 3 个平面的横径均缩短(图 2-9-4)。

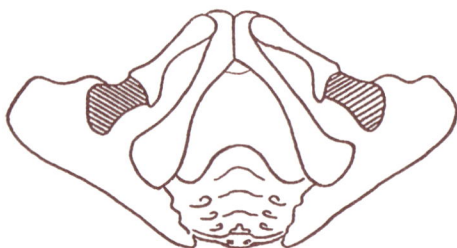

图 2-9-3　漏斗骨盆

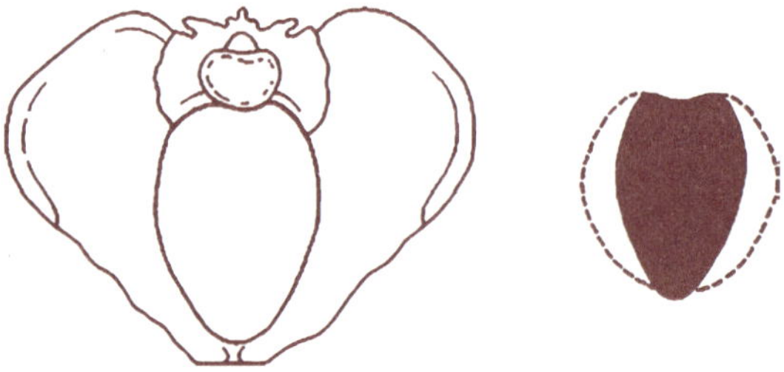

图 2-9-4　横径狭窄骨盆

3. **骨盆三个平面狭窄(即均小骨盆)**　骨盆外形属正常女性骨盆，但骨盆入口、中骨盆及骨盆出口平面均狭窄，每个平面径线均小于正常值 2 cm 或更多，称均小骨盆(图 2-9-5)，多见于身材矮小、体型匀称的妇女。

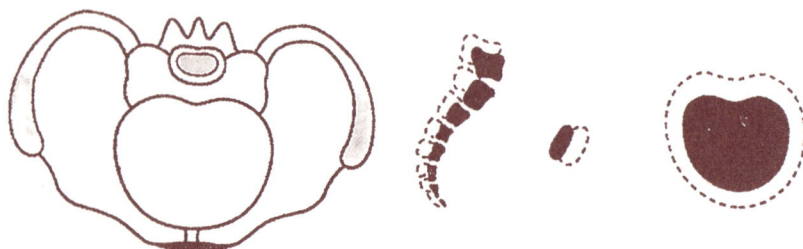

图 2-9-5　均小骨盆

4. **畸形骨盆**　骨盆失去正常形态称畸形骨盆,如骨软化症骨盆、外伤及骨关节病所致的偏斜骨盆(图2-9-6)。

二、临床表现

1. **骨盆入口平面狭窄**　多表现为妊娠末期或临产后胎头衔接受阻,常引起臀位、横位等异常胎位。由于先露衔接障碍,临产后前羊膜囊受力不均,易致胎膜早破及脐带脱垂。骨盆入口狭窄常导致继发性宫缩乏力、潜伏期或活跃早期延长。

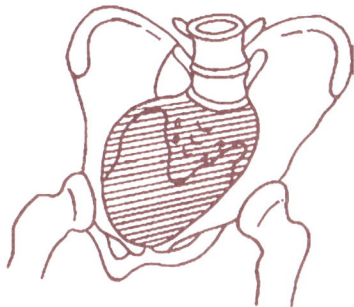

图2-9-6　偏斜骨盆

2. **中骨盆平面狭窄**　表现为临产后胎先露衔接入盆正常,胎先露降至中骨盆时俯屈、内旋转受阻,易致持续性枕横位或枕后位。中骨盆狭窄常导致产程进入活跃晚期及第二产程延长甚至第二产程停滞。

3. **骨盆出口平面狭窄**　临床上常与中骨盆狭窄同时存在(多见漏斗型骨盆),产程表现为第一产程正常,第二产程停滞,继发性宫缩乏力,易引起严重软产道裂伤和新生儿产伤。

三、处理原则

明确狭窄骨盆的类型、程度,了解胎位、胎儿大小、胎心、宫缩、产程进展情况,结合年龄、产次、既往分娩史等综合判断,决定分娩方式。

1. **试产**　骨盆入口平面相对狭窄、胎头跨耻征可疑阳性者,可在严密监测下试产2～4小时。

2. **阴道助产**　中骨盆平面狭窄、宫口开全、胎头双顶径达坐骨棘水平或以下者,可经阴道助产。

3. **剖宫产**　骨盆入口平面绝对狭窄、胎头跨耻征阳性;中骨盆平面狭窄、宫口开全、胎头双顶径在坐骨棘水平以上;坐骨结节间径与出口后矢状径之和≤15 cm;严重畸形骨盆者,应行剖宫产。

跨耻征检查

产妇已进入产程但胎头未衔接入盆,应行跨耻征检查。具体方法为:产妇排空膀胱,仰卧,两腿伸直。检查者将手放在耻骨联合上方,将浮动的胎头向骨盆腔方向推压,如胎头低于耻骨联合平面,表示胎头可以入盆,头盆相称,称为跨耻征阴性;如胎头与耻骨联合在同一平面,表示可疑头盆不称,称为跨耻征可疑阳性;如胎头高于耻骨联合平面,表示头盆明显不称,称为跨耻征阳性。对出现跨耻征阳性的孕妇,应让其取半卧位,两腿屈曲抱膝,再次检查胎头跨耻征,如转为阴性,提示骨盆倾斜度异常,而不是头盆不称,仍有经阴道分娩的可能。

案例分析

案例中,王女士妊娠39周,规律宫缩20小时。查体:髂棘间径24 cm(正常值为23～

26 cm),骶耻外径 19 cm(正常值为 18～20 cm),坐骨棘间径 10 cm(正常值为 10 cm),坐骨结节间径 7.5 cm(正常值为 8.5～9.5 cm)。其坐骨结节间径小于正常值,临床初步考虑为"骨盆出口平面狭窄",护理人员对案例进行护理评估。

一、健康史

仔细阅读王女士产检手册,尤其是骨盆各径线测量值及妇科检查记录、曾经处理情况及身体反应。王女士此次为第 1 次妊娠,无既往难产史。

二、身体评估

了解王女士本次妊娠经过及身体反应,是否有病理妊娠问题与妊娠并发症的发生,并进一步了解王女士相关检查情况。

(1)一般检查:观察王女士的体型、步态有无跛足,有无脊柱及髋关节畸形,米氏菱形窝是否对称,有无悬垂腹等体征。

(2)产科检查:案例中,王女士行肛门检查后,结果显示宫口开大 8 cm,胎头最低点在坐骨棘水平以下 1 cm 处,目前产程已无进展 2 小时,此时宫缩每分钟收缩 1 次,持续 40 秒,宫缩时胎心率 116 次/分,王女士目前的情况属于第一产程活跃期停滞,容易发生持续性枕横位或枕后位而造成难产。若胎头长时间嵌顿于产道内,压迫软组织引起局部缺血、水肿、坏死、脱落,产后形成生殖道瘘。因胎心下降速度较快,有可能出现胎儿窘迫、胎死宫内、新生儿窒息和死亡等。

三、心理-社会评估

评估王女士和家属对产道狭窄的认知情况,由于产道异常对母儿都有影响,孕妇常因不能预测分娩结果,担心自身及胎儿安全而焦虑不安。

四、辅助检查

(1)骨盆测量:需结合骨盆内测量判断骨盆出口后方的大小情况。
(2)跨耻征检查:判断是否有头盆不称。

根据评估结果,王女士存在以下护理问题:
1. **有感染的危险** 与胎膜早破、产程延长、手术操作有关。
2. **有新生儿窒息的危险** 与产道异常、产程延长有关。
3. **焦虑** 与畏惧手术、担心母儿安危有关。
4. **潜在并发症** 子宫破裂、胎儿窘迫、新生儿颅内出血等。

任务实施

根据王女士目前的情况,可确定其为"骨盆出口平面狭窄",护理人员应完成以下任务。

一、产程处理过程的护理

（1）专人守护，保证良好的产力。关心王女士的饮食、营养、水分、休息。必要时补充水、电解质、维生素 C。破膜后立即听胎心，并注意密切观察胎心、羊水变化情况。

（2）注意产程进展情况。护理人员用手放于王女士腹部或用电子胎心监护仪监测子宫收缩及胎心率变化，发现异常时，立即停止试产，及时通知医生及早处理，预防子宫破裂。

（3）如经试产失败，应行剖宫产术前准备。

二、心理护理

向王女士及家属讲明产道异常对母儿的影响，讲清阴道分娩的可能性及优点，解除产妇及家属对未知的焦虑。认真解答产妇及家属的提问，安慰产妇，使其了解目前产程进展状况，树立分娩自信心，与医护合作，安全度过分娩期。

三、预防产后出血和感染

胎儿娩出后，及时遵医嘱使用宫缩剂、抗生素，预防产后出血及感染。保持外阴清洁，每日擦洗会阴 2 次，使用消毒会阴垫。胎先露长时间压迫阴道或出现血尿时，应及时留置导尿管 8～12 天，必须保证导尿管通畅，以防止发生生殖道瘘。

四、新生儿护理

胎头在产道压迫时间过长或经手术助产的新生儿，应按产伤处理，严密观察颅内出血或其他损伤的症状。

五、健康教育

向产妇进行产褥期健康教育及出院指导，产后 42 天返院复查。

任务评价

根据任务实施情况进行考核（表 2-9-1）。

表 2-9-1 产道异常护理任务评价表

评价项目	评价标准	分值	得分
素质要求	1. 形象：服装、鞋帽整洁；仪表大方；举止端庄；指甲符合要求 2. 态度：微笑服务；语言柔和恰当；态度和蔼可亲 3. 注意保护患者隐私，体贴关心孕妇	10	
实施过程	1. 操作前准备： （1）核对孕妇姓名、年龄、民族、职业、婚姻、文化程度等信息 （2）询问孕妇是否需要排尿 （3）护理人员戴一次性手套，戴口罩，注意保护隐私		

（续表）

评价项目	评价标准	分值	得分
	2. 操作前评估： （1）评估孕妇的一般情况，包括姓名、年龄、婚育史 （2）询问既往分娩史和内、外科疾病史，询问产妇有无佝偻病、脊髓灰质炎、脊柱和髋关节结核以及外伤史 （3）评估本次妊娠经过及身体反应，了解本次妊娠过程 3. 操作步骤： （1）再次核对孕妇信息，解释操作目的，取得配合 （2）评估产妇骨盆和软产道情况 （3）测量子宫底高度和腹围，估计胎儿大小 （4）评估头盆关系，了解有无头盆不称 （5）严密观察产程进展，发现异常及时通知医生 （6）指导产妇合理饮食，适当休息，以保证良好的产力 （7）协助医生做好试产，若试产失败，做好剖宫产术前准备 （8）正确执行医嘱，按医嘱合理使用宫缩剂、抗生素，以预防产后出血及感染 （9）正确实施外阴消毒，每日冲（擦）洗会阴2次，指导产妇及时更换会阴垫 4. 操作后处置： （1）对孕妇进行一般护理指导，包括心理、饮食护理和健康教育等，健康教育应语言流畅，亲和力强，内容科学 （2）七步洗手法规范洗手 （3）将各项观察指标、护理措施及孕妇的反应等详细记录，记录准确、及时、完整	80	
综合评价	1. 护理人员在护理评估过程中正确应用沟通技巧，语言通俗易懂，患者理解配合 2. 能正确执行医嘱，规范熟练完成护理操作 3. 工作过程中具有责任心、爱心、同情心，保护产妇隐私，关心爱护产妇	10	
	评价总分	100	

任务训练

请扫码完成课后习题。

课后习题

（乔娅兰）

任务十 胎位异常护理

任务目标

1. 熟悉异常胎位的产程特点和处理原则。
2. 掌握持续性枕横位、枕后位、臀位的概念和臀先露的临床分类、护理评估。
3. 能对异常胎位进行产程护理,并指导孕妇纠正臀位。
4. 具有关爱产妇、耐心细致的职业素养;在面对突发情况时,具备较强的应变能力;具有团队协作的意识。

护理案例

李女士,28 岁,第 1 胎,平素月经规律,LMP:2022 年 8 月 15 日,EDC:2023 年 5 月 22 日。现妊娠 30 周,近 3 天胎动时感觉肋下胀痛明显,夜间翻身时加重,无恶心呕吐,遂来医院产科门诊做孕检。妊娠期无阴道出血、头晕头痛,唐筛、四维 B 超均无异常。B 超(妊娠 30 周)显示,胎位:臀位(单臀先露,胎儿双髋关节屈曲,双膝关节伸直);胎儿测量:双顶径 7.8 cm,股骨长 5.8 cm,羊水指数 25 cm(正常范围 8～24 cm);胎盘:附着于子宫后壁,成熟度 I 级。四步触诊示:宫底部触及圆而硬的胎头,耻骨联合上方触及宽软的胎臀,胎心率 148 次/分(脐上偏左最清晰)。医生检查后告诉李女士胎位不正,胎儿为臀位,李女士很担心。

请思考:
1. 请向李女士介绍矫正胎位的方法。
2. 如果胎位未能纠正,请对李女士进行妊娠期的健康宣教。

学习内容

胎位异常是分娩期常见的并发症,包括持续性枕后位、枕横位及臀先露等类型,易引发产程停滞、胎儿窘迫及母儿损伤风险。掌握其识别与干预方法是保障母儿安全的关键护理技能。

一、持续性枕后位、枕横位

胎头以枕骨位于母体骨盆后方(骶骨方向)或侧方(横径方向)入盆,经充分试产后,仍无法向前旋转至枕前位,致使难产的胎位异常称为持续性枕后位、枕横位,是最常见的头位难产。

（一）原因

1. 母体因素

（1）骨盆形态异常：男性骨盆或猿型骨盆多伴有中骨盆狭窄，阻碍胎头旋转；骨盆倾斜度过大，影响胎头衔接方向。

（2）子宫异常：子宫过度膨胀导致宫缩乏力，胎头旋转动力不足；子宫肌瘤阻碍胎头下降路径。

2. 胎儿因素

（1）胎头大小或形态异常：巨大儿、脑积水等导致头盆不称；胎儿双顶径大于骨盆入口前后径，导致胎头入盆困难；胎头俯屈不良（如胎头仰伸），增加通过产道的径线。

（2）胎位相关因素：脐带过短或绕颈，限制胎头活动；胎儿活动空间不足（如羊水过少），影响自然旋转。

3. 产力因素

（1）宫缩乏力：原发性或继发性宫缩乏力，无法推动胎头完成内旋转。

（2）宫缩过强：迫使胎头快速下降但未完成旋转，形成持续性枕后位或枕横位。

4. 其他因素

（1）体位影响：产妇长时间仰卧位，胎头易向后方或侧方倾斜。

（2）心理因素：产妇过度紧张导致宫缩异常，阻碍胎头旋转。

（二）临床表现

1. 症状

（1）可出现宫缩乏力、产程延长，临产后胎头衔接较晚及俯屈不良，先露部不易紧贴宫颈和子宫下段，致宫缩乏力、宫颈扩张缓慢或停滞而使产程延长。典型表现为产妇剧烈腰骶部疼痛，向大腿放射，肛门坠胀感强烈，常伴排便感（胎儿枕骨直接压迫母体直肠）。

（2）宫颈水肿：宫口尚未开全，产妇用力屏气使用腹压，胎先露压迫宫颈导致水肿，影响产程进展。

2. 产科检查　腹部触诊胎背偏向母体的后方或侧方不易触及，前腹壁可触及胎儿肢体，听诊胎心在脐下偏外方最响亮。

（三）处理原则

持续性枕后位、枕横位的处理以促进胎头旋转、缩短产程、保障母儿安全为核心。产时需根据胎位、产程进展及母儿状况选择个体化方案，产后加强并发症的预防。第一产程头盆不称、胎儿窘迫、巨大儿等行剖宫产术。无骨盆异常、胎儿不大者，可以阴道试产，注意产妇朝向胎背对侧侧卧。第二产程宫口开全后，胎头双顶径在坐骨棘水平或以下者，可手转胎头至枕前位，自然分娩；如手转胎头失败，则行阴道助产术，如胎头吸引术或产钳术。胎头双顶径未达坐骨棘水平或出现胎儿窘迫者，行剖宫产术。

二、臀先露

臀先露是最常见的异常胎位，占足月分娩总数的 3% ～ 4%。臀先露以骶骨为指示点，有 6 种胎方位，即骶左前、骶右前、骶左横、骶右横、骶左后、骶右后，易导致后出头困难，使围生儿死亡率增高，是枕先露的 3 ～ 8 倍。

胎头吸引术和产钳术

持续性枕后位、枕横位的护理

（一）临床分类

根据胎儿双下肢姿势分为3类。

1. 单臀先露　又称腿直臀先露，最多见。胎儿双髋关节屈曲，双膝关节伸直，先露部是胎儿臀部。

2. 完全臀先露　又称混合臀先露，较多见。胎儿双髋关节及双膝关节均屈曲，先露部是胎儿臀部和双足。

3. 不完全臀先露　较少见。先露部是胎儿单足或双足、单膝或双膝。

（二）原因

1. 母体因素

（1）骨盆异常：骨盆入口狭窄或中骨盆狭窄，阻碍胎头入盆，胎儿被迫以臀部为先露；骨盆倾斜度过大，影响胎头衔接方向。

（2）子宫异常：子宫畸形导致宫腔形态异常，限制胎儿活动；子宫肌瘤或卵巢肿瘤占据盆腔空间，迫使胎儿取臀位。

（3）羊水异常：若羊水过多，胎儿活动空间过大，易自由旋转为臀位；若羊水过少，胎儿活动受限，无法转为头位。

2. 胎儿因素

（1）早产：早产儿胎头相对较小，且宫腔空间较大，易保持臀位。

（2）胎儿结构异常：无脑儿，因胎头小而无法入盆；脑积水，胎头过大导致入盆困难；先天性髋关节脱位，胎儿下肢活动受限。

（3）多胎妊娠：双胎妊娠中，第2个胎儿常因空间不足转为臀位。

3. 胎盘或脐带因素

（1）前置胎盘：胎盘附着于子宫下段或宫颈口，阻碍胎头入盆。

（2）脐带异常：脐带过短或绕颈，限制胎儿旋转。

4. 其他因素

（1）胎位异常史：既往有臀位分娩史，本次妊娠臀位风险增加。

（2）高龄初产：产妇腹壁松弛或子宫敏感性降低，胎儿易保持臀位。

（3）孕妇不良姿势：长期久坐或仰卧位，影响胎儿在重力作用下的自然入盆。

臀先露的核心原因是胎儿与母体适应性失衡，涉及骨盆形态、子宫结构、胎儿大小/活动度及胎盘位置等多因素协同作用。

（三）临床表现

妊娠晚期孕妇感觉肋下有圆而硬的胎头，胎动时感觉肋下胀痛。腹部触诊可发现，在宫底部触及圆而硬的胎头，耻骨联合上可触到不规则、软而宽的胎臀，胎心音在脐上方听得最清楚。阴道检查可触及软而不规则的胎臀或胎足。

分娩时，因胎臀周径小于胎头，不能紧贴子宫下段及宫颈，影响宫颈扩张，易发生宫缩乏力、产程延长，增加产后出血、产褥感染及手术产率；因胎臀不规则，前羊膜囊压力不均匀，易发生胎膜早破、脐带脱垂。脐带脱垂发生率是头先露的10倍。由于后出头牵拉困难，易发生新生儿窒息、颅内出血、臂丛神经损伤、骨折等。早产和低体重儿增多，臀先露导致围生儿的发病率和死亡率均增高。

臀位怎么办?

（四）处理原则

1. **妊娠期** 定期产前检查,妊娠 30 周后采取膝胸卧位、激光照射穴位或外倒转术等方法矫正胎方位。

2. **分娩期** 以保障母儿安全为核心,须根据产妇及胎儿情况选择阴道分娩或剖宫产。阴道分娩指征为经产妇、单臀先露、胎儿体重 2 500～3 500 g、骨盆正常、无合并症。剖宫产指征为骨盆狭窄、软产道异常、胎儿体重＞3 500 g、胎儿窘迫、不完全臀先露、妊娠期合并症、高龄产妇、有难产史等。产程中须重点监测胎心,预防脐带脱垂,并做好新生儿复苏准备。通过产前矫正、产时规范助产及产后并发症防控,可有效降低母儿风险。

案例分析

对于护理案例中李女士的情况,临床考虑为"臀位",护理人员对案例进行评估。

一、健康史

采集患者的一般信息、主诉、产前检查资料、婚育史、既往分娩史等。仔细阅读产前检查资料及相关检查结果,评估产妇有无羊水过多、早产、子宫畸形、胎儿畸形、羊水过少、双胎妊娠、骨盆狭窄、前置胎盘等导致胎位异常的因素。

案例中,李女士的羊水指数为 25 cm,羊水偏多,可能导致臀先露,需排查妊娠糖尿病。

二、身体评估

(1) 主要症状:李女士近 3 天感觉胎动时肋下胀痛明显,夜间翻身时加重,无恶心呕吐。

(2) 体征:四步触诊于宫底部触及圆而硬的胎头,耻骨联合上方触及宽软的胎臀,胎心率 148 次/分(脐上偏左最清晰)。

三、心理-社会评估

评估李女士对臀先露的认知;评估李女士是否因担心臀先露对母儿的不良影响而焦虑;评估李女士是否因剖宫产/阴道助产术及其并发症而焦虑不安。

四、辅助检查

常选择 B 型超声检查,可判断胎位、胎儿大小、胎头姿势,并了解胎儿成熟程度及胎盘情况。

根据评估结果,可确诊李女士为"臀先露",护理人员可提出以下护理问题:

1. *焦虑* 与担心胎位异常(臀先露)影响分娩有关。

2. *舒适度改变* 与胎头挤压孕妇肋骨有关。

3. *知识缺乏* 缺乏胎位异常(臀先露)相关知识。

任务实施

对于护理案例中臀位的孕妇,护理人员应实施以下任务。

一、治疗配合

（一）妊娠期

妊娠期可行胎位矫正指导。

（1）膝胸卧位:臀先露者多于妊娠 30 周前自行转为头先露,若妊娠 30 周后仍不能纠正者,在排除脐带绕颈后,可指导李女士行膝胸卧位纠正胎位,即排空膀胱,松解裤带,取如图姿势(胸部尽量贴近床面,大腿与床面保持垂直),每日 2 次,每次 15 分钟,持续 2 周后复查(图 2 - 10 - 1)。

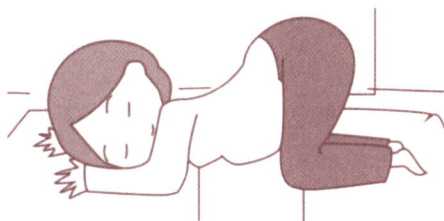

图 2 - 10 - 1　膝胸卧位

（2）激光照射或艾灸至阴穴:至阴穴在足小趾外侧距趾甲角约 0.3 cm 处,每日 1～2 次,每次 15～30 分钟,1～2 周为 1 个疗程,可促使胎动活跃,配合胸膝卧位矫正效果更好。

（3）外转胎位术:一般在妊娠 36～37 周后实施,须排除阴道分娩禁忌证,术前给予宫缩抑制剂(如沙丁胺醇),做好紧急剖宫产的准备,并在超声及电子胎心监护下进行。

（二）分娩期

若李女士采取上述方法无效,临产前仍为臀先露,可根据情况选择剖宫产或阴道分娩。

（1）如有剖宫产指征者,择期行剖宫产,护理人员做好手术前后的护理。

（2）如阴道分娩,应行以下护理措施:

① 第一产程阶段鼓励待产产妇进食,保持良好的营养状况,必要时遵医嘱给予补液,维持水、电解质平衡;指导李女士合理用力,避免消耗体力;嘱李女士不要过早屏气用力,以防宫颈水肿。护理人员应注意预防胎膜早破,一旦李女士临产,应立即抬高臀部侧卧休息,少活动,少做肛查,禁做灌肠。一旦破膜,应立即听胎心,抬高床尾,预防脐带脱垂。若有胎心改变,及时报告医生,并立刻行阴道检查,以尽早发现有无脐带脱垂。

② 第二产程阶段协助助产士做好阴道助产及新生儿抢救准备。为缩短第二产程可先进行会阴侧切,随后阴道助产。新生儿出生后应仔细检查有无产伤。

③ 第三产程应仔细检查胎盘、胎膜是否完整,母体软产道损伤情况。还应注意预防产后出血和感染,如有侧切,须配合助产士缝合伤口。

二、心理护理

产前通过焦虑量表评估李女士的焦虑程度,耐心解答李女士及家属的疑问,并给予充分理解,消除李女士和家属焦虑、紧张的情绪。待产时通过冥想、抚摸腹部等措施,增加李女士分娩过程中的舒适感。鼓励李女士积极表达,更好地与医护人员配合,增加分娩的信心。

三、健康教育

指导李女士加强产前检查,妊娠 30 周后及时纠正胎位,告知纠正胎位的方法及注意事项。妊娠期避免性生活,减少活动,避免腹压突然增加,防止胎膜早破,一旦阴道流液,应立即取头低臀高位到医院就诊。产后保持外阴清洁,严密观察子宫复旧及恶露情况,发现异常及时就诊。产后 42 天按时复查。

任务评价

根据任务实施情况进行考核(表 2 – 10 – 1)。

表 2 – 10 – 1 胎位异常护理任务评价表

评价项目	评价标准	分值	得分
素质要求	1. 形象:服装、鞋帽整洁;仪表大方,举止端庄;指甲符合要求 2. 态度:微笑服务;语言柔和恰当;态度和蔼可亲 3. 注意规范操作,保护孕妇隐私,有安全意识	10	
实施过程	1. 评估产妇的一般情况,如姓名、年龄和孕周等 2. 评估产妇产程特点,判断异常胎位类型 3. 指导产妇做相关检查 4. 根据评估情况,提出护理问题 5. 如为持续性枕后位、枕横位,第一产程指导产妇正确卧姿;第二产程配合助产士阴道助产 6. 如为臀位,妊娠期正确指导孕妇纠正胎位的方法;分娩期阴道分娩者做好护理配合;手术者做好术前、术后的护理 7. 评估产妇和家属的心理状态,并做好心理护理	80	
综合评价	1. 沟通自然,熟练应用交流技巧 2. 能熟练进行操作,动作标准规范 3. 尊重妇女隐私,工作认真,爱岗敬业,富有爱心	10	
评价总分		100	

任务训练

请扫码完成课后习题。

课后习题

(刘 丽)

任务十一 产后出血护理

任务目标

1. 能正确识别产后出血的发生并能初步判断原因。
2. 能正确判断产后出血患者的护理问题,并运用护理程序对产后出血的患者实施护理。
3. 在护理过程中体现人文关怀,具有高度的责任心、爱心、同情心和良好的沟通能力。

护理案例

李女士,妊娠 39 周,宫高 41 cm,腹围 129 cm,胎位 LOA,第一产程 16 小时,第二产程 2 小时,胎儿顺利娩出,胎盘娩出后阴道出血 520 mL,查体:BP 90/50 mmHg,P 118 次/分,面色苍白,子宫轮廓不清。李女士极度紧张、恐惧,担心自己生命危险。

请思考:

1. 如何判断出血原因并估计出血量?
2. 该产妇出血的主要原因是什么?
3. 针对此种情况应该采取哪些护理措施?

学习内容

产后出血是指胎儿娩出后 24 小时内阴道分娩者阴道流血量超过 500 mL 或剖宫产者失血量超过 1 000 mL。产后出血是分娩期严重的并发症,居我国孕产妇死亡原因之首,其中 80% 以上发生在产后 2 小时内。产后出血发生率占分娩总数的 2%~3%,但由于临床测量和收集分娩血量主观因素较大,准确测量存在一定误差,实际发病率更高。产妇在短时间内大量出血和休克时间过长,可引起腺垂体坏死,导致希恩综合征。

一、病因

临床上引起产后出血的原因有子宫收缩乏力、胎盘因素、软产道裂伤及凝血功能障碍等。可由单一因素引起,也可相互影响。

产后出血的原因

二、临床表现

产后出血的主要临床表现为胎儿娩出后阴道流血及出现失血性休克、严重贫血等相应症状。不同原因所致的产后出血临床表现不同。

子宫收缩乏力引起的出血多在胎盘娩出后出现，阴道流血多、宫底升高或摸不清、子宫质软如水袋状、流出血液可以凝固。胎盘剥离或娩出延迟，并有大量阴道流血，可考虑胎盘部分剥离；胎盘粘连或植入、胎盘嵌顿等，出血可凝固。若胎儿娩出后立即出现鲜红阴道流血，多为软产道裂伤所致。若阴道持续流血且血液不凝，应考虑凝血功能障碍引起的产后出血。

出血多者，产妇可能出现血压下降、脉搏细速、呼吸急促等休克体征。大量流血或流血时间长者，可出现休克症状，产妇有头晕、面色苍白、寒战、口渴、心慌等表现，随休克程度不同，产妇可烦躁不安或意识淡漠，甚至昏迷。

三、处理原则

针对病因迅速止血；补充血容量，防治休克；预防感染。根据产后出血的不同原因，采取相应的止血措施，在止血治疗的同时应积极预防与抢救休克，止血与抢救休克应同时进行，不可忽视任何一方面。

案例分析

案例中，李女士妊娠 39 周，胎位 LOA，第一产程 16 小时，第二产程 2 小时，胎儿顺利娩出，胎盘娩出后阴道出血 520 mL，查体：BP 90/50 mmHg，P 118 次/分，面色苍白、子宫轮廓不清。临床初步考虑为"产后出血"，护理人员对患者进行护理评估。

一、健康史

了解案例中李女士出现产后出血的诱发因素及相关病史，如妊娠前是否患有出血性疾病、重症肝炎，是否有过子宫肌壁损伤史、难产史等。通过妊娠期李女士的宫高、腹围，推测其胎儿可能为"巨大胎儿"；还需了解李女士分娩过程中有无产程过长、精神过度紧张、急产、过多使用镇静剂及麻醉剂等情况。

二、身体评估

李女士在胎盘娩出后阴道出血 520 mL，伴有血压下降、脉搏细速、面色苍白等失血性休克表现。检查腹部时会感到子宫轮廓不清，松软如袋状，摸不到宫底或宫底升高。

三、心理-社会评估

由于产后出血是分娩期比较严重的并发症，当出现异常出血时，产妇会表现出惊慌、恐惧、手足无措，担心自己的生命安危。由于出血过多与精神过度紧张，有些产妇会很快进入休克昏迷状态。

四、辅助检查

(1) 血常规测定，了解贫血程度及有无感染。
(2) 血型、交叉配血试验，以备输血，补充血容量。

（3）血小板计数测定、出凝血时间、凝血酶原时间、血浆鱼精蛋白副凝固试验，了解有无凝血功能障碍。

根据评估结果，李女士存在以下护理问题：

1. **组织灌注量不足**　与阴道大量出血不能及时补充、体内灌注血量减少有关。
2. **有感染的危险**　与失血后抵抗力降低、多次检查、手术操作有关。
3. **疲乏**　与失血性贫血、产后体质虚弱有关。
4. **恐惧**　与阴道大出血，担心危及生命安全有关。

任务实施

根据李女士目前的情况，可确定其为"产后出血"，护理人员应完成以下任务。

一、心理护理

耐心听取李女士的叙述，给予同情、安慰和心理支持。认真做好产妇及家属的安慰、解释工作，保持产妇安静，使其与医护人员主动配合。允许家属陪伴，关心产妇，增加安全感。

产后出血的护理及健康教育

二、病情观察与初步处理

产后2小时内留产房观察，严密监测生命体征、神志变化，观察皮肤黏膜颜色、四肢的温度、尿量，准确估计阴道出血量，发现阴道出血量多或休克征兆时，立即报告医生并给予初步处理。产妇取平卧位或中凹卧位，及时给予吸氧、保暖。立即建立静脉通路，遵医嘱输液、输血，维持循环血量。做好输血前准备。回到病房后需定时检查子宫收缩，给予按摩，如子宫复旧不良应及时报告医生。监测体温变化，观察恶露有无异常，宫腔和伤口有无感染迹象，如发现异常也应及时报告医生。

三、治疗配合

（1）按摩子宫：

① 腹部双手按摩子宫法：一手在产妇耻骨联合上缘按压下腹中部，将子宫向上托起，另一手握住宫体，使其高出盆腔，在子宫底部进行有节律地按摩子宫，同时，间断地用力挤压子宫，使积存在子宫腔内的血块及时排出。

② 腹部-阴道双手按摩子宫法：一手在子宫体部按摩子宫体后壁，另一手握拳置于阴道前穹隆挤压子宫前壁，两手相对紧压子宫并做按摩，不仅可刺激子宫收缩，还可压迫子宫内血窦，减少出血。

（2）应用宫缩剂：可遵医嘱使用宫缩剂，如缩宫素或麦角新碱（心脏病、高血压产妇慎用麦角新碱），以促进宫缩，减少出血。首选缩宫素，稀释后持续静脉滴注（每小时5～10 U），也可缩宫素10 U肌内注射或子宫肌层注射或宫颈注射，但24小时内总量应控制在60 U内。

（3）宫腔填塞纱条：应用无菌纱布条填塞宫腔，有明显的局部止血作用。由于宫腔内填塞纱布条会增加感染的机会，因此只有在缺乏输血条件、病情危急时考虑使用。适用于子宫全部松弛无力,虽经按摩及宫缩剂等治疗仍无效者。具体方法为操作者一手在腹部固定宫底,另一手持卵圆钳将无菌不脱脂纱布条送入宫腔内,自宫底由内向外填塞。24小时后取出纱布条,取出前应先肌内注射宫缩剂。宫腔填塞纱布条后应密切观察产妇生命体征及宫底高度和大小,警惕因填塞不紧,宫腔内继续出血而阴道不出血的止血假象。

(4)结扎盆腔血管:严重的子宫弛缓性出血,用以上方法不能止血时或要求保留生育能力者,可经阴道结扎子宫动脉上、下行支,若无效,再经腹结扎髂内动脉,做好手术准备。

四、防治休克

(1)协助产妇取平卧位,给予保暖、吸氧。

(2)立即建立静脉通路,遵医嘱尽快输液、输血并记录出入量。

(3)密切监测血压、脉搏、呼吸、神志变化,观察皮肤黏膜、嘴唇及指甲的颜色,注意宫缩及阴道流血的情况,发现休克征象应立即报告医生。

(4)根据医嘱准确采集各种标本,及时送检。

五、预防感染

抢救的过程中应加强无菌操作,遵医嘱给予抗生素。积极改善产妇一般状况,加强营养,纠正贫血,注意休息,给予支持疗法。保持环境清洁,定期通风、消毒。保持外阴清洁,每天2次擦洗,便后及时擦洗,指导产妇使用消毒会阴垫。

六、健康教育

做好出院指导尤为重要。指导产妇加强营养,纠正贫血,逐步增加活动量;继续观察子宫复旧及恶露的情况,警惕晚期产后出血和产褥感染的发生;产褥期禁止盆浴及性生活;明确产后复查的时间、目的和意义,使产妇能按时接受检查,以便及时发现问题,及时处理,使其尽快恢复健康。

任务评价

根据任务实施情况进行考核(表2-11-1)。

表2-11-1 产后出血护理任务评价表

评价项目	评价标准	分值	得分
素质要求	1. 形象:服装、鞋帽整洁;仪表大方,举止端庄;指甲符合要求 2. 态度:微笑服务;语言柔和恰当;态度和蔼可亲 3. 注意保护患者隐私,体贴关心孕妇	10	
实施过程	1. 操作前准备: (1)核对孕妇姓名、年龄、民族、职业、婚姻、文化程度等信息 (2)询问孕妇是否需要排尿 (3)护理人员戴一次性手套,戴口罩,注意保护隐私 2. 操作前评估: (1)评估孕妇的一般情况,包括姓名、年龄、婚育史等	80	

（续表）

评价项目	评价标准	分值	得分
	（2）询问与产后出血有关的病史，如剖宫产史、血液病史等；有无妊娠期高血压疾病、前置胎盘、胎盘早剥、羊水过多、双胎、巨大儿等；有无难产以及产程中镇静剂、麻醉剂的使用情况等 （3）评估本次妊娠经过及身体反应，了解本次妊娠过程 3. 操作步骤： （1）再次核对孕妇信息，解释操作目的，取得配合 （2）评估产妇的出血量、生命体征、神志变化，观察皮肤黏膜颜色 （3）检查产妇膀胱充盈情况，必要时行导尿术 （4）有效按摩子宫，遵医嘱使用宫缩剂，若止血效果不佳，做好宫腔填塞纱条、结扎盆腔血管止血的准备 （5）遵医嘱使用抗生素，监测体温，观察宫腔和伤口有无感染迹象，发现异常及时报告医生 （6）观察子宫复旧及恶露有无异常，发现异常及时报告医生 （7）正确实施外阴消毒，每日冲（擦）洗会阴 2 次，指导产妇及时更换会阴垫 4. 操作后处置： （1）对孕妇进行一般护理指导，包括心理、饮食护理和健康教育等，健康教育要语言流畅，亲和力强，内容科学 （2）七步洗手法规范洗手 （3）将各项观察指标、护理措施及孕妇的反应等详细记录，记录准确、及时、完整		
综合评价	1. 护理人员在护理评估过程中正确应用沟通技巧，语言通俗易懂，患者理解配合 2. 能正确执行医嘱，规范熟练完成护理操作 3. 工作过程中具有责任心、爱心、同情心，保护产妇隐私，关心爱护产妇	10	
评价总分		100	

任务训练

请扫码完成课后习题。

课后习题

（乔娅兰）

◆ 模块二　妇科护理

项目三　妇科炎症护理

项目介绍

　　妇科炎症是女性常见的疾病,主要包括阴道炎、宫颈炎、盆腔炎等。炎症若未得到及时治疗,可能会引起更严重的并发症,对女性的生殖健康造成威胁。作为护理人员应了解女性妇科炎症的生理变化和病理情况并进行护理,以帮助患者更好地康复。

　　本项目通过对临床典型案例的分析,引入妇科炎症的护理内容,明确护理人员在妇科炎症患者治疗期间的护理任务,提出护理问题,规范护理人员对于妇科炎症患者治疗期间的护理实施,并进行护理评价。

学习导航

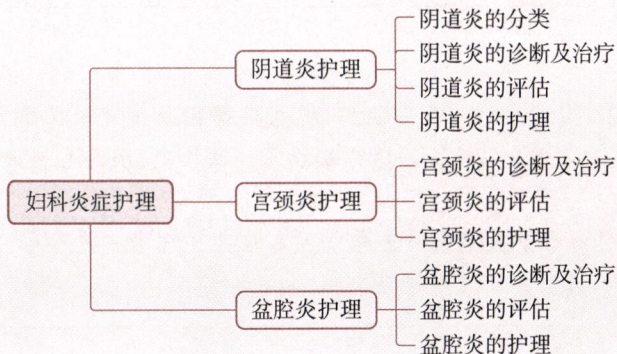

项目三　妇科炎症护理

任务一　阴道炎护理

任务目标

1. 理解阴道炎常见的类型、病理特点、病因,以及其对女性生殖健康和日常生活的潜在影响。
2. 能识别和判断不同类型阴道炎的临床症状,同时了解可能出现的并发症。
3. 能够制订和实施全面的护理措施,包括不同类型阴道炎的护理要点、治疗配合等,以促进患者康复。
4. 培养在护理实践中以人为本的护理理念,关注阴道炎患者因疾病带来的不适和心理压力,尊重患者隐私。

护理案例

琳娜,女,29 岁,已婚,以"白带增多伴外阴瘙痒 1 周"来门诊。半个月前曾前往公共游泳池游泳。妇科检查:外阴潮红,阴道黏膜充血并有散在出血点,阴道后穹隆有大量脓性、泡沫样分泌物。阴道分泌物悬滴法检查:阴道毛滴虫(＋)。

请思考:

1. 该女性患了何种疾病? 诊断依据及相应的护理措施是什么?
2. 需要告知其治疗的注意事项有哪些?

学习内容

阴道炎为妇科门诊最常见的疾病,主要有滴虫性阴道炎、外阴阴道假丝酵母菌病、细菌性阴道病、萎缩性阴道炎等,可有一种阴道炎症或几种阴道炎同时存在。本任务主要学习滴虫性阴道炎和外阴阴道假丝酵母菌病这 2 种阴道炎的护理。

阴道微生态

一、病因及传播途径

（一）滴虫性阴道炎

1. **病原体** 滴虫性阴道炎的病原体是阴道毛滴虫，一种厌氧原虫，体积为白细胞的 2～3 倍，呈透明梨形，体表有波动膜，低倍镜下可看到。当阴道酸度降低、pH 为 5.2～6.6 时，较易感染、繁殖，一般在月经后发病。

2. **传播途径**

（1）经性生活传播：男女双方互相传播。

（2）间接传播：通过公共泳池、浴池、坐便器、被污染的器械或敷料等间接传播。

（二）外阴阴道假丝酵母菌病

1. **病原体** 外阴阴道假丝酵母菌病的病原体为假丝酵母菌，属于机会致病菌，主要为内源性感染，当阴道酸度增高，pH<4.5 时，较易繁殖。好发人群有孕妇、糖尿病患者、大量雌激素应用者、长期应用抗生素或糖皮质激素治疗者。

2. **传播途径**

（1）主要为内源性感染，寄生于阴道、口腔、肠道的假丝酵母菌互相传播。

（2）少数经性生活直接传播。

（3）极少数经污染衣物间接传播。

二、临床表现

（一）滴虫性阴道炎

1. **症状** 主要表现为阴道分泌物增多伴外阴瘙痒，分泌物典型特点为稀薄脓性、黄绿色、泡沫状，伴有臭味。若合并其他细菌感染，则分泌物呈脓性、血性。瘙痒部位主要为阴道口及外阴，局部可有灼热、疼痛、性交痛。若合并尿道感染，可有尿频、尿痛、血尿。滴虫能吞噬精子，可致不孕。少数滴虫感染者无临床症状，称为带虫者。

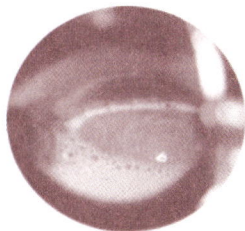

图 3-1-1 滴虫性阴道炎白带

2. **体征** 妇科检查可见阴道黏膜充血，有散在出血点，甚至宫颈出现出血点，呈"草莓样"宫颈，阴道后穹隆处可见多量泡沫样白带（图 3-1-1）。

（二）外阴阴道假丝酵母菌病

1. **症状** 主要表现为外阴瘙痒，重者奇痒难耐，还可伴有尿频、尿痛及性交痛。典型白带特点为白色稠厚、凝乳状或豆渣样。

2. **体征** 妇科检查可见白色膜状物覆盖于双侧小阴唇内侧及阴道黏膜表面，擦去后露出红肿黏膜，急性期还可见到糜烂及浅表溃疡，有时外阴皮肤可有抓痕（图 3-1-2）。

阴道炎的妇科检查

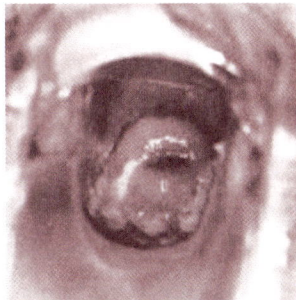

图 3-1-2 外阴阴道假丝酵母菌白带

三、处理原则

（一）滴虫性阴道炎

全身治疗与局部治疗相结合，首选甲硝唑。局部用药前用

0.5%醋酸或1%乳酸溶液冲洗阴道,再放置甲硝唑阴道泡腾片,7天为1个疗程,一般治疗2个疗程。

(二)外阴阴道假丝酵母菌病

去除诱因,局部治疗为主,首选抗真菌药,局部治疗前用2%～4%碳酸氢钠溶液冲洗阴道,降低阴道酸度,增强疗效,7～10天为1个疗程。如较顽固的外阴阴道假丝酵母菌病,可选用伊曲康唑、氟康唑等药物口服,用足疗程。

案例分析

护理案例中,根据琳娜的情况,临床考虑为"滴虫性阴道炎",护理人员对患者进行护理评估。

一、健康史

案例中,琳娜半个月前曾去公共游泳池游泳,存在被感染的可能。

二、身体评估

(1) 主要症状:琳娜主诉白带增多伴外阴瘙痒1周。
(2) 妇科检查:琳娜的外阴潮红,阴道黏膜充血并有散在出血点,阴道后穹隆有大量脓性、泡沫样分泌物等,符合滴虫性阴道炎的体征。

三、心理-社会评估

重点评估琳娜对滴虫性阴道炎疾病的认知程度。确定滴虫性阴道炎后,是否出现焦虑、紧张的心理变化。

四、辅助检查

1. 阴道分泌物悬滴法检查
(1) 考虑滴虫感染者,从阴道后穹隆取少许分泌物混于玻片上的0.9%氯化钠溶液中,低倍镜下找到滴虫即可明确。
(2) 考虑假丝酵母菌感染者,从阴道后穹隆取少许分泌物混于玻片上的10%氢氧化钾溶液中,即可在镜下见到假丝酵母菌的芽孢及假菌丝。
注意:告知患者检查前24～48小时避免性生活、阴道灌洗或局部用药,取分泌物之前不做双合诊,取出后应及时送检并注意保暖。
2. 分泌物培养法　对可疑患者多次悬滴法不能确诊时,可取分泌物进行病原体的培养。
3. 革兰氏染色法　为外阴阴道假丝酵母菌病首选的检查法,阳性率为80%。
案例中,琳娜的白带悬滴法检查结果提示阴道滴虫阳性,可明确为"滴虫性阴道炎"。

根据评估结果,可以明确案例中琳娜患有"滴虫性阴道炎",目前存在以下护理问题:

外阴阴道假丝酵母菌病护理

拓展阅读

1. **组织完整性受损** 与病原体感染引起皮肤、黏膜破损有关。
2. **感知觉紊乱：瘙痒** 与炎症刺激有关。
3. **焦虑** 与治疗效果不佳、反复发作、炎症刺激有关。

任务实施

一、指导正确用药

（1）改善阴道环境，恢复阴道自净作用。选择 0.5% 醋酸或 1% 乳酸溶液为琳娜进行阴道冲洗，增强阴道防御功能。

（2）局部用药常选择甲硝唑阴道泡腾片，注意放入阴道深处。

（3）全身用药首选甲硝唑，注意性伴侣应同服。

（4）教会患者使用阴道冲洗液的方法，告知坐浴水温在 35～37 ℃为宜，每天 1～2 次。月经期间暂停坐浴。

二、加强心理疏导，缓解焦虑

向患者讲解滴虫性阴道炎的病因、传播途径、护理方法等，增强其自我防护意识。督促其规范治疗，及时复查，根据病情调整治疗方案以达到早日彻底治愈，从而消除焦虑等心理障碍。

三、健康指导

（1）注意个人卫生，保持外阴部清洁、干燥，尽量避免搔抓外阴部皮肤，勿用刺激性药物或肥皂擦洗。穿棉织品内裤，勤换洗。内裤、坐浴及洗涤用物应煮沸消毒 5～10 分钟，以消灭病原体，避免交叉和重复感染的机会。

（2）治疗期间禁止性生活，性伴侣应同时接受检查和治疗。避免到游泳池、浴池等公共场所游泳或泡澡。

（3）按疗程治疗，指导患者及时复查，向其解释复查的重要性，滴虫性阴道炎常于月经后复发，故临床症状消失、滴虫检查阴性后，仍应于下次月经后继续治疗 1 个疗程，以巩固疗效。连续 3 次月经干净后，复查白带均为阴性，方为治愈。

（4）因甲硝唑可抑制酒精在体内氧化而产生有毒的中间代谢产物，故用药期间应禁酒。

（5）及时观察用药后的不良反应，一旦发生应报告医生并停药。

任务评价

根据任务实施情况进行考核（表 3-1-1）。

表 3-1-1　阴道炎护理任务评价表

评价项目	评价标准	分值	得分
素质要求	1. 服装、鞋帽整洁,仪表大方,举止端庄,指甲符合要求 2. 微笑服务,语言柔和恰当,态度和蔼可亲	10	
实施过程	1. 准确核对妇女姓名、年龄、民族、职业、婚姻、文化程度等信息 2. 评估妇女临床症状,包括阴道分泌物的性状、气味等 3. 评估妇女乳房和生殖器官的体征 4. 协助妇女做阴道分泌物悬滴法检查等明确结果 5. 评估妇女的健康史,评估其丈夫身体情况及家族史 6. 能指导妇女遵医嘱进行检查及治疗,缓解其焦虑并进行健康指导	80	
综合评价	1. 护理人员在护理评估过程中正确应用沟通技巧,语言通俗易懂,患者配合默契 2. 能流畅进行健康教育,亲和力强,内容科学 3. 工作过程中态度端正,尊重妇女隐私,能关心爱护女性,耐心指导	10	
	评价总分	100	

任务训练

请扫码完成课后习题。

课后习题

（刘　邑）

任务二　宫颈炎护理

任务目标

1. 理解宫颈炎的基本知识,包括定义、病理类型、病因,及其对女性生殖健康的潜在影响。

2. 能识别和判断慢性宫颈炎的临床症状,并执行相关妇科检查。

3. 能够制订和实施全面的护理措施,包括针对不同病情的护理要点、治疗配合等,以促进患者康复。

4. 培养在护理实践中以人为本的护理理念,关注患者心理感受,尊重患者隐私,给予情感支持,展现专业精神、责任感以及良好的职业道德。

护理案例

　　王女士,42 岁,已婚,G_3P_2。主诉"白带增多数日"就诊。妇科检查:宫颈外口处的宫颈阴道部呈细颗粒状并发红,伴有黄白色分泌物流出。患者比较担心,害怕自己患不好的疾病。

　　请思考:

　　1. 该女性最可能患何种疾病? 护理人员应协助王女士做哪些检查以确定诊断?

　　2. 目前患者存在的首要护理问题是什么?

　　3. 护理人员应对王女士做哪些方面的健康指导?

学习内容

　　子宫颈炎症是妇科最常见的疾病之一,多见于育龄期妇女,分为急性和慢性两种。急性子宫颈炎症常与急性子宫内膜炎、急性阴道炎同时发生。本任务主要学习慢性子宫颈炎护理。

生理性子宫颈柱状上皮异位

　　慢性子宫颈炎常因分娩、流产或手术损伤宫颈后,病原体侵入而引起感染。患者多无急性宫颈炎病史。病原体主要为葡萄球菌、链球菌、大肠埃希菌及厌氧菌,其次为淋病奈瑟菌、沙眼衣原体。病原体侵入并隐藏在宫颈黏膜内,因宫颈黏膜皱襞多,感染不易被彻底清除而形成慢性子宫颈炎。

一、病理

(一)慢性子宫颈管黏膜炎

　　由于子宫颈管黏膜皱襞较多,感染后容易形成持续性子宫颈管黏膜炎,表现为子宫颈管黏液及脓性分泌物增多,反复发作。

(二)子宫颈息肉

　　是子宫颈管腺体和间质的局限性增生,并向子宫颈外口凸出形成息肉。显微镜下见息肉表面被覆高柱状上皮,间质水肿、血管丰富以及慢性炎症细胞浸润。子宫颈息肉极少恶变,但应与子宫恶性肿瘤鉴别。

(三)子宫颈肥大

　　慢性炎症的长期刺激可导致腺体及间质增生。此外,子宫颈深部的腺囊肿也可使子宫颈呈不同程度肥大,使其硬度增加。

二、临床表现

(一)症状

　　主要症状是白带增多,呈乳白色黏液状或淡黄色脓性,可有血性白带及性交后出血。一旦炎症沿宫骶韧带扩散到盆腔时,可有腰骶部疼痛、盆腔部下坠感等。宫颈分泌物黏稠脓性不利于精子穿过,可造成不孕。

（二）体征

妇科检查可见子宫颈黏膜外翻、水肿或子宫颈呈糜烂样改变，表面覆有黄色分泌物或子宫颈口可见黄色分泌物流出，少数严重者可在糜烂样改变的表面见到颗粒状或乳头状凸起。若为子宫颈息肉，可为单个或多个，红色，质软而脆，呈舌形，可有宽窄不一的蒂，根部可附于子宫颈外口，也可在子宫颈管内。

三、处理原则

以局部治疗为主，可根据不同的情况选用物理治疗、药物治疗及手术治疗，以物理治疗最常用且效果最稳定。

案例分析

案例中，王女士 42 岁，已婚，G_3P_2，主诉"白带增多数日"就诊。妇科检查见宫颈外口处的宫颈阴道部呈细颗粒状并发红，伴有黄白色分泌物流出。根据患者的症状与体征，临床初步考虑为"慢性宫颈炎"，护理人员需对案例进行护理评估。

一、健康史

（1）核对患者一般情况，即姓名、年龄等。

（2）详细询问王女士有无阴道分娩、流产、妇科手术史等造成的宫颈损伤，有无性传播疾病发生，有无不良卫生习惯等情况。

二、身体评估

（1）主要症状：王女士主要症状为白带增多数日，符合慢性宫颈炎的表现。

（2）体征：王女士行妇科检查见宫颈外口处的宫颈阴道部呈细颗粒状并发红，伴有黄色分泌物流出，符合慢性宫颈炎的典型体征。

三、心理-社会评估

评估患者和家属对于疾病认识程度，尤其注意评估患者的心理状态。由案例可知，患者比较担心，害怕自己患不好的疾病。

四、辅助检查

常规做宫颈刮片细胞学检查，以排除早期宫颈癌。

根据评估结果，王女士目前存在以下护理问题：

1. 焦虑　与担心影响正常生活或癌变有关。（首要护理问题）
2. 组织完整性受损　与阴道分泌物增多、炎症刺激有关。
3. 知识缺乏　缺乏慢性宫颈炎物理治疗的相关知识。

任务实施

一、积极配合治疗，促进组织修复

（一）物理治疗

物理治疗是最常用的治疗手段。临床常用的物理治疗方法有激光、冷冻、红外线凝结、微波疗法等。

1. 治疗时间　选择在月经干净后 3～7 日内进行，有急性生殖器炎症者暂时禁忌。

2. 术后护理　术后均有阴道分泌物增多，甚至大量水样排液，应每天清洗外阴 2 次，勤换会阴垫，保持外阴清洁干燥。一般在术后 1～2 周结痂脱落时可有少量出血，如出血量多，须急诊处理。告知患者术后禁止性交、禁止盆浴 2 个月，于下次月经干净后 3～7 日复查，未痊愈者可择期再行治疗。

（二）手术治疗

宫颈息肉者可做息肉摘除术，宫颈管黏膜炎者可放置宫颈炎栓等。

二、加强心理安慰，缓解焦虑情绪

向患者解释宫颈炎的发病特点、治疗方法及护理知识，告知患者该疾病为良性病变，解除患者的思想顾虑，积极配合治疗，定期筛查，预防癌变。

三、健康指导

（1）遵医嘱做物理治疗，注意术后保持外阴清洁干燥，避免感染。

（2）指导妇女定期做妇科检查，积极治疗慢性宫颈炎。提高育龄期妇女对慢性宫颈炎治疗的重视程度。定时进行复查，每年做子宫颈癌的筛查。

（3）加强生殖健康教育，注意生殖器官卫生，减少炎症发生。指导妇女保持良好的个人卫生习惯，注意性生活卫生，医护人员也应尽量避免分娩产伤及手术操作损伤宫颈。

（4）告知妇女应注意作息规律，加强营养，摄入足量优质蛋白和维生素，加强锻炼，提高机体抵抗力。

任务评价

根据任务实施情况进行考核（表 3－2－1）。

表 3－2－1　慢性宫颈炎护理任务评价表

评价项目	评价标准	分值	得分
素质要求	1. 服装、鞋帽整洁，仪表大方，举止端庄，指甲符合要求 2. 微笑服务，语言柔和恰当，态度和蔼可亲	10	

（续表）

评价项目	评价标准	分值	得分
实施过程	1. 准确核对妇女姓名、年龄、民族、职业、婚姻、文化程度等信息 2. 评估妇女临床症状，包括阴道分泌物的性状 3. 评估妇女生殖器官的体征 4. 协助妇女做宫颈刮片细胞学检查等明确结果 5. 评估妇女的健康史，评估其丈夫身体情况 6. 能指导妇女遵医嘱进行检查及治疗，缓解其焦虑并进行健康指导	80	
综合评价	1. 护理人员在护理评估过程中正确应用沟通技巧，语言通俗易懂，患者配合默契 2. 能流畅进行健康教育，亲和力强，内容科学，易于接受 3. 工作过程中能尊重妇女，态度端正，能关心爱护女性，具有防癌意识	10	
评价总分		100	

任务训练

请扫码完成课后习题。

课后习题

（刘 邑）

任务三　盆腔炎护理

任务目标

1. 了解盆腔炎的基本知识，包括定义、病理类型、病因，及其对女性生殖健康的潜在影响。
2. 能识别和判断急性盆腔炎和慢性盆腔炎的临床症状、并发症。
3. 能制订和实施全面的护理措施，包括针对不同病情的护理要点、治疗配合等，以促进患者康复。
4. 培养在护理实践中以人为本的护理理念，关注患者心理感受，尊重患者隐私，给予情感支持，展现专业精神、责任感以及良好的职业道德。

护理案例

田女士,24 岁,既往有慢性盆腔炎病史,高热 3 天,伴左下腹疼痛,查体:左下腹压痛,妇科检查:可见宫颈口有脓性分泌物流出,子宫压痛,左附件压痛,未触及包块。

请思考:

1. 该患者最可能的诊断是什么?

2. 护理人员应协助田女士做哪些检查以明确诊断?

3. 请列出田女士主要的护理诊断并制订相应的护理措施。

学习内容

女性内生殖器及其周围的结缔组织、盆腔腹膜发生炎症时,称为盆腔炎。有急性和慢性两类。多为需氧菌和厌氧菌的混合感染。盆腔炎大多发生在性活跃期、有月经的妇女中。炎症可局限于一个部位,也可累及多个部位,最常见的是输卵管炎及输卵管卵巢炎。

一、病因

(一)急性盆腔炎

主要病因:①产后及流产后感染,分娩后或流产后产道损伤、组织残留于宫腔内合并感染。②宫腔内手术操作后感染,如刮宫术、输卵管通液术、子宫输卵管造影术、子宫镜检查、放置和取出宫内节育器等消毒不严格引起感染或术前适应证选择不当引起炎症发作并扩散。③经期卫生不良,如使用不洁的月经垫、经期性交等。④不洁性生活史、早年性交、多个性伴侣、性交过频者可导致性传播疾病的病原体入侵。⑤邻近器官炎症蔓延。⑥慢性盆腔炎急性发作。

主要病理改变为急性子宫内膜炎、急性输卵管炎、输卵管积脓、输卵管卵巢脓肿、急性盆腔结缔组织炎、急性盆腔腹膜炎、脓毒血症及败血症等。

(二)慢性盆腔炎

多为急性盆腔炎未能彻底治疗,或患者体质较差、病程迁延所致,但也可无急性盆腔炎病史。其病情较顽固,一旦机体抵抗力下降,即可急性发作。主要病理改变为结缔组织增生及粘连,常累及输卵管、卵巢,可表现为慢性输卵管炎、输卵管积水、输卵管卵巢炎、输卵管卵巢囊肿及慢性盆腔结缔组织炎。

二、临床表现

(一)急性盆腔炎

发病时有明显的下腹疼痛伴发热,重者可有寒战、高热、头痛、食欲不振、腹胀等。患者呈急性病容,体温升高,心率快,呼吸急促、表浅,下腹部肌紧张、压痛及反跳痛,肠鸣音减弱或消失。

妇科检查:阴道明显充血,有大量脓性分泌物自宫颈口流出;穹隆触痛明显,宫颈充血、水肿、举痛明显;宫体增大,有压痛,活动受限;子宫两侧压痛明显,若有脓肿形成,则可触及包块且压痛明显。

（二）慢性盆腔炎

主要症状为下腹坠胀、疼痛及腰骶部酸痛,常在劳累、月经前后、性交后加重。慢性盆腔炎全身症状多不明显,有时可出现低热、乏力及神经衰弱症状,如精神不振、周身不适、失眠等。部分患者可出现月经失调、不孕及异位妊娠。当患者抵抗力下降时,易有急性或亚急性发作。

妇科检查:子宫常呈后位,活动受限或粘连固定。输卵管炎症时,子宫一侧或双侧触及条索状增粗的输卵管,伴有轻度压痛。输卵管积水或输卵管卵巢囊肿时,盆腔一侧或双侧可触及边界不清、活动受限的囊性肿物。盆腔结缔组织炎时,常可触及子宫一侧或双侧有片状增厚、压痛,宫骶韧带增粗、变硬,有触痛。

三、处理原则

（一）急性盆腔炎

以控制感染为主,辅以支持疗法及手术治疗等。根据药敏试验选择抗生素,一般通过联合用药以尽快控制混合感染。手术治疗主要针对脓肿形成或破裂的患者。

（二）慢性盆腔炎

采用综合治疗,包括中医治疗、物理治疗、药物治疗及手术治疗,同时注意增强局部和全身的抵抗力。中医治疗以清热利湿、活血化瘀、行经止痛为主。物理治疗常用短波、超短波等,促进血流循环,提高新陈代谢,以利于炎症吸收和消退。药物治疗主要为抗生素与 α-糜蛋白酶或透明质酸酶同时使用,以利于防止粘连,加快炎症的吸收。手术治疗主要针对盆腔脓肿、输卵管积水或输卵管囊肿者。

四、健康指导

（1）做好经期、孕期及产褥期的卫生宣教,增强自我保健意识。保持会阴清洁干燥,经期禁止性交,指导性生活卫生,节制性生活,减少性传播疾病。

（2）采取有效的避孕措施,减少人工流产次数。人流、上取节育器及其他宫腔手术后避免感染、劳累,保持外阴清洁,加强营养,增强体质。

（3）急性盆腔炎应及时治疗、彻底治愈,避免转为慢性盆腔炎。

案例分析

案例中,田女士主诉既往有慢性盆腔炎病史,高热3天,伴左下腹疼痛,查体为左下腹压痛,妇科检查可见宫颈口有脓性分泌物流出,子宫压痛,左附件压痛。临床初步怀疑为"急性盆腔炎",护理人员对患者进行护理评估。

一、健康史

案例中,田女士既往有慢性盆腔炎病史,此次突发高热,符合慢性盆腔炎急性发作的表现。

二、身体评估

（1）主要症状：田女士主诉既往有慢性盆腔炎病史，高热 3 天，伴左下腹疼痛。

（2）妇科检查：田女士左下腹压痛，宫颈口可见脓性分泌物流出，子宫体压痛，左附件压痛。

三、心理-社会评估

重点评估田女士对疾病的态度和接受程度，确定急性盆腔炎后是否出现焦虑、紧张的心理变化。

四、辅助检查

（1）宫颈分泌物、盆腔脓液培养及药物敏感试验：寻找病原体，指导选用敏感的抗生素。

（2）血、尿常规检查：可提示炎症反应程度。

（3）B超检查：帮助确定盆腔炎性包块、囊肿、脓肿的部位和大小。

（4）腹腔镜检查：可直视子宫、输卵管、卵巢、宫旁组织的病理改变，必要时做活检。有生育要求的患者，同时做输卵管通液检查，观察输卵管是否通畅。

案例中，田女士的宫颈分泌物检查提示反应性炎症改变，符合急性盆腔炎表现。

宫颈分泌物检查临床意义

根据评估结果，田女士确诊为"急性盆腔炎"，目前存在以下护理问题：

1. **体温过高** 与盆腔急性感染有关。
2. **急性疼痛** 与急性盆腔炎引起下腹部腹膜炎有关。
3. **慢性疼痛** 与慢性盆腔炎导致盆腔淤血及粘连有关。
4. **焦虑** 因病情严重或治疗时间长、效果不明显，担心生育功能有关。

任务实施

一、缓解急性疼痛，恢复正常体温

（1）急性期患者卧床休息，取半卧位，有利于脓液积聚在子宫直肠窝而使炎症局限。

（2）每 4 小时测 1 次体温、脉搏和呼吸。对高热患者给予物理降温，注意观察体温变化及不适。

（3）若有腹胀给予胃肠减压，注意保持引流管通畅。

（4）遵医嘱应用足量抗生素，纠正水、电解质紊乱和酸碱失衡，注意观察疗效。

（5）保证患者获得充分的休息和睡眠。给予高蛋白、高热量、高维生素、易消化的饮食。

二、综合措施，缓解慢性疼痛

（1）采用中医治疗、物理治疗、药物治疗及手术治疗等综合疗法，以利于炎症吸收和消退。

（2）疼痛明显者，遵医嘱给予镇静止痛药物缓解症状。

（3）保证患者充足的休息和睡眠，避免过度劳累，注意保暖。

（4）加强锻炼，增加营养，增强体质。

（5）及时、彻底治愈生殖器急性炎症，避免扩散、迁延转为慢性盆腔炎。

三、加强心理护理，缓解焦虑情绪

耐心倾听患者的诉说，给予关心和理解，向患者讲解盆腔炎发病的原因及预防复发的相关知识，与患者及家属共同探讨适合的治疗方案，尽可能满足患者的需求，解除其思想顾虑，增强信心，积极配合治疗，从而减轻焦虑、忧郁等心理压力。

📋 任务评价

根据任务实施情况进行考核（表3-3-1）。

表3-3-1　盆腔炎护理任务评价表

评价项目	评价标准	分值
素质要求	1. 服装、鞋帽整洁，仪表大方，举止端庄，指甲符合要求 2. 微笑服务，语言柔和恰当，态度和蔼可亲	10
实施过程	1. 准确核对妇女姓名、年龄、民族、职业、婚姻、文化程度等信息 2. 评估妇女临床症状，包括宫颈分泌物的性状 3. 评估妇女生殖器官的体征 4. 协助妇女做宫颈分泌物细胞学检查等明确结果 5. 评估妇女的健康史，评估其丈夫身体情况 6. 能指导妇女遵医嘱进行检查及治疗，缓解其焦虑并进行健康指导	80
综合评价	1. 护理人员在护理评估过程中正确应用沟通技巧，语言通俗易懂，患者配合默契 2. 能流畅进行健康教育，亲和力强，内容科学 3. 工作过程中能尊重妇女隐私，态度端正，能关心爱护女性	10
	评价总分	100

✍️ 任务训练

请扫码完成课后习题。

课后习题

（刘　邑）

◆ 模块二　妇科护理

项目四　妇科肿瘤护理

项 目 介 绍

　　妇科肿瘤是女性生殖系统的常见疾病,可发生在生殖系统的任何部位,按其性质可分为良性肿瘤与恶性肿瘤两大类。常见的妇科肿瘤有子宫肌瘤、子宫颈癌、子宫内膜癌、卵巢肿瘤和妊娠滋养细胞疾病等。作为护理人员,需要根据妇科肿瘤患者的病情,运用护理程序对患者开展针对性的护理,并配合医生进行相应的处理。

　　本项目通过对临床典型案例的分析,引入妇科肿瘤疾病患者的护理,根据患者病情,提出护理问题,制订相应的护理计划,规范护理人员对妇科肿瘤患者的护理措施,并根据护理措施实施情况做出护理评价。

学 习 导 航

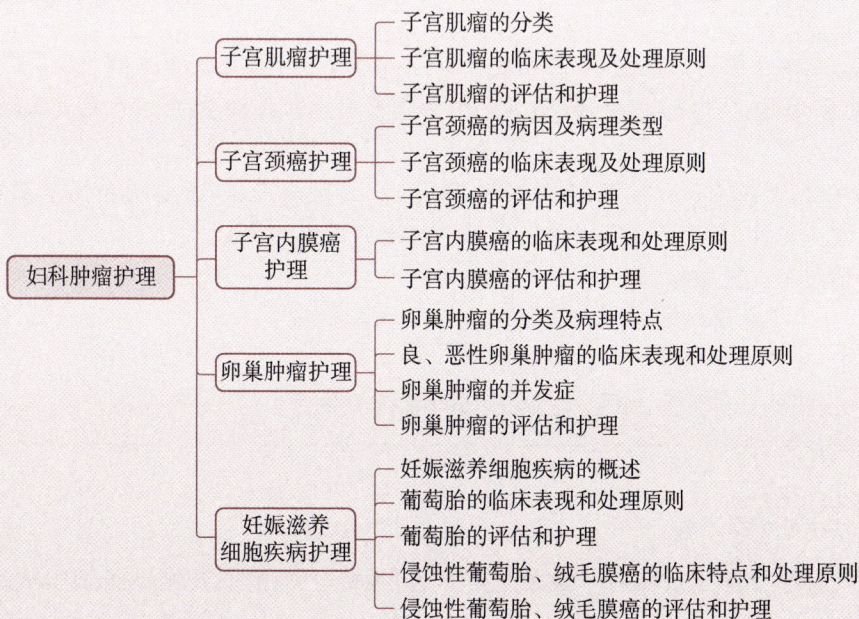

项目四　妇科肿瘤护理

任务一　子宫肌瘤护理

任务目标

1. 能正确说出子宫肌瘤的病因、分类、临床表现、辅助检查及治疗要点。
2. 能正确开展对子宫肌瘤患者的护理评估。
3. 能正确列出子宫肌瘤患者的护理诊断、护理目标、护理评价。
4. 能针对子宫肌瘤患者的健康问题,实施护理措施并开展健康教育。
5. 培养学生有效的沟通能力,树立呵护女性全生命周期健康的责任感,提升关爱女性、保护患者隐私的职业素养。

护理案例

王女士,38 岁,已婚,$13\frac{5}{28}$,G_3P_1。因"月经来潮第 4 天,量多,感到心慌、心悸"就诊。近半年来月经量增多,经期延长,周期正常,不伴痛经。查体:T 37.4 ℃,BP 85/56 mmHg,P 117 次/分,R 18 次/分,面色苍白。妇科检查:阴道内充满血块,子宫颈外口有不凝血液连续流出;子宫增大如孕 3 个月大小,质地硬,表面有结节感,活动度好,无压痛。血常规:血红蛋白 78 g/L。B 型超声:子宫前壁和侧壁探及多个低回声暗区,最大约 3.5 cm×3.8 cm。双附件未探及异常。

请思考:

1. 为了准确判断病情,护理人员应收集哪些资料?
2. 该患者的护理诊断有哪些?
3. 根据目前情况,如何对王女士进行正确的护理?

学习内容

子宫肌瘤是女性生殖器官中最常见的良性肿瘤,由平滑肌及结缔组织组成。好发于

30～50 岁妇女,30 岁以上妇女约 20％有子宫肌瘤。因患者多无明显症状或很少有症状,故临床报道发病率远低于真实发病率。目前认为子宫肌瘤的发生可能与女性激素有关。

一、分类

(1) 根据肌瘤生长部位,分为子宫体部肌瘤(90％)和子宫颈部肌瘤(10％)。

(2) 根据肌瘤与子宫肌壁的关系,分为 3 类(图 4－1－1)。

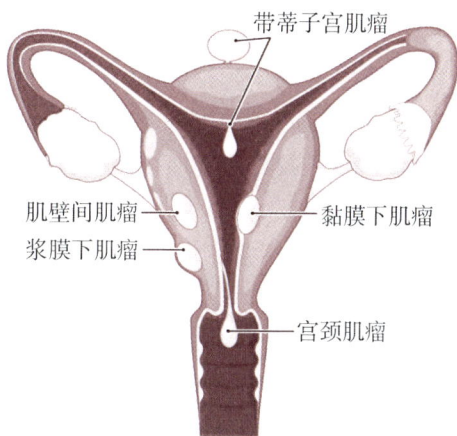

图 4－1－1 子宫肌瘤分类

① 肌壁间肌瘤:为最常见的类型,占 60％～70％,肌瘤位于子宫肌壁间,周围均为肌层包绕。

② 浆膜下肌瘤:约占 20％,肌瘤向子宫浆膜面生长,凸向子宫表面,由浆膜层覆盖。

③ 黏膜下肌瘤:占 10％～15％,肌瘤向宫腔方向生长,凸向宫腔,表面由子宫黏膜层覆盖,黏膜下肌瘤容易形成蒂,被挤出宫颈外口而突入阴道。

子宫肌瘤常为多发性,多种类型的肌瘤同时发生在同一子宫上,称为多发性子宫肌瘤。

二、临床表现

(一) 症状

多数患者无明显症状,仅在体检时发现。患者的症状与肌瘤部位、大小、有无变性相关,与肌瘤数目关系不大。

子宫肌瘤的病理

1. **经量增多及经期延长** 是最常见症状。与肌瘤使子宫内膜面积增大、影响子宫收缩有关,多见于大的肌壁间肌瘤及黏膜下肌瘤。黏膜下肌瘤伴坏死感染时,可有不规则阴道流血或血样脓性排液,长期经量过多可继发贫血。

2. **下腹包块** 当肌瘤增大致子宫超过妊娠 3 个月大小时,子宫超出盆腔,可从腹部触及实质、无压痛的包块。巨大的黏膜下肌瘤脱出阴道外时,患者会因外阴脱出肿物就医。

3. **白带增多** 因肌壁间肌瘤使宫腔面积增大,内膜腺体分泌增多所致;脱出至阴道内的黏膜下肌瘤的表面易发生感染,可产生脓性白带,若有溃烂、坏死、出血,可有血性或脓血性伴恶臭的阴道排液。

4. **压迫症状** 肌瘤压迫不同部位会出现不同症状。肌瘤压迫膀胱会引起尿频、尿急;肌瘤压迫直肠可引起便秘。宫颈肌瘤可引起排尿困难、尿潴留。

5. **其他** 子宫肌瘤患者还可出现腰酸背痛、下腹坠胀,经期加重。黏膜下肌瘤和引起宫腔变形的肌壁间肌瘤可引起不孕或流产。

(二)体征

较大肌瘤可在下腹部扪及实质性肿块。妇科检查可扪及子宫增大,表面不规则,有单个或多个结节状凸起。浆膜下肌瘤可扪及肿块与子宫有蒂相连。黏膜下肌瘤位于宫腔内者,子宫均匀增大;脱出于宫颈外口者,阴道窥器检查即可见宫颈口处有肿物,表面光滑,呈粉红色,若伴感染可有坏死、出血及脓性分泌物。

三、处理原则

根据患者的年龄、症状、肌瘤大小、数目、生长部位及对生育的要求等情况综合分析,选择治疗方案。

(一)随访观察

适用肌瘤小、无明显症状,尤其是已近绝经期的妇女。应每3~6个月定期随访观察,了解有无症状变化。若肌瘤明显增大或出现症状,可考虑进一步治疗。

(二)药物治疗

适用于症状较轻、近绝经期或全身情况不宜手术,并排除子宫内膜癌者。常用促性腺激素释放激素类似物,抑制促卵泡激素(follicle-stimulating hormone,FSH)和促黄体生成素(luteinizing hormone,LH)的分泌,降低体内雌激素水平,以缓解症状并抑制肌瘤生长,使其萎缩。常用药物为亮丙瑞林和戈舍瑞林,一般应用长效制剂,每月皮下注射1次。用药6个月以上可产生绝经综合征、骨质疏松等不良反应,故不推荐长期用药。其他药物可用米非司酮,通过竞争孕激素受体,拮抗孕激素,使肌瘤缩小,可作为术前用药或用于提前绝经,但不宜长期使用,因其拮抗孕激素后,子宫内膜长期受雌激素刺激,会增加子宫内膜病变的风险。

(三)手术治疗

适用于:①月经过多继发贫血,药物治疗无效者。②严重腹痛、性交痛或慢性腹痛、有蒂肌瘤扭转引起的急性腹痛者。③有膀胱、直肠压迫症状者。④能确定肌瘤是不孕或反复流产的唯一原因者。⑤肌瘤生长较快,怀疑有恶变者。

手术方式包括肌瘤切除术和子宫切除术。可经腹、经阴道或采用宫腔镜及腹腔镜进行手术。①肌瘤切除术:适用于希望保留生育功能的患者,术前排除子宫及宫颈的癌前病变后,可考虑经腹或腹腔镜下切除肌瘤,保留子宫。②子宫切除术:无需保留生育功能或疑有恶变的患者,可行全子宫切除术或次全子宫切除术。术前应检查排除宫颈恶性病变及子宫内膜癌。

（四）微创治疗手段

主要适用于不能耐受或不愿手术者,如磁共振引导聚焦超声、子宫动脉栓塞术等,可综合患者情况进行选择。

案例分析

一、健康史

评估患者年龄、月经史、生育史、既往史与现病史。是否有子宫肌瘤所致的不孕或自然流产史;是否长期使用女性性激素;发病后月经变化情况;是否有贫血及其治疗经过。注意排除妊娠、内分泌失调及癌症所致的子宫出血。

案例中,王女士 38 岁,已婚,既往月经规律,$13\dfrac{5}{28}$,G_3P_1。近半年来月经量增多,经期延长,周期正常,不伴痛经。

二、身体评估

（1）主要症状:王女士近半年月经发生改变,主要出现月经量增多、经期延长的症状,长期经量增多可引发贫血,出现心慌、心悸,符合子宫肌瘤的主要症状。

（2）体征:阴道内充满血块,子宫颈外口有不凝血液连续流出,说明有持续出血。对王女士进行双合诊检查可知,子宫增大如孕 3 个月大小,质地硬,表面有结节感,活动度好,无压痛。操作过程中,护理人员应动作轻柔、规范,有保护患者隐私的意识。通过对王女士症状和体征的评估,考虑她可能患有子宫肌瘤,需进行辅助检查。

三、心理-社会评估

通过与王女士的沟通,分析王女士目前的主要困扰及社会支持情况。评估王女士对子宫肌瘤的了解情况、对疾病的认知以及对治疗方案和预后的担忧情况。

四、辅助检查

首选 B 超,可探及肌瘤的位置和数目。案例中,王女士的 B 超检查结果显示子宫前壁和侧壁多个低回声暗区,最大约 3.5 cm×3.8 cm,提示多发性子宫肌瘤。血红蛋白 78 g/L,低于正常标准,提示患者已发生贫血。

综合评估结果,护理案例中王女士为"子宫肌瘤",可提出以下护理问题:

1. **舒适度改变**　与月经量过多、贫血、心慌、心悸等症状有关。
2. **有感染的风险**　与长期阴道流血及手术创伤有关。
3. **知识缺乏**　缺乏子宫肌瘤术后保健知识。
4. **个人应对无效**　与选择子宫肌瘤治疗方案的无助感有关。

任务实施

一、症状护理

（一）缓解不适

（1）观察并记录王女士的生命体征，了解有无头晕、乏力、心慌、心悸的症状，收集其会阴垫，评估出血量。

（2）保持外阴清洁，勤换会阴垫。

（3）协助医生完成血常规、凝血功能、血型检查，交叉配血、备血。

（4）遵医嘱给予王女士止血药、缩宫素、抗生素等，必要时输血，纠正贫血状态。

（二）压迫症状

肌瘤增大压迫导致的相关症状应积极处理。若王女士出现排尿不畅、尿潴留，可给予导尿。若出现便秘，可用缓泻剂或番泻叶。若肌瘤脱出阴道内，应保持局部清洁，防止感染。

（三）腹痛

观察并询问王女士腹痛的部位、性质、程度，如腹痛剧烈，应及时报告医生，必要时做好急诊手术的准备。

二、治疗配合

（一）用药护理

告知王女士促性腺激素释放激素类似物、米非司酮等的用药方法及不良反应。

（二）手术护理

如王女士需接受手术治疗，则按腹部及阴道手术患者的护理常规进行护理。

（1）术前护理：做好腹部和阴道准备。如果严重贫血可遵医嘱少量多次输血，快速提升血红蛋白值以达到手术要求。

（2）术后护理：肌瘤切除术后常需要滴注缩宫素促进子宫收缩，告知王女士及其家属缩宫素会引起宫缩痛，消除其疑虑和紧张情绪。观察腹部伤口和阴道残端伤口有无渗血、红肿及异常分泌物。阴道残端在术后6～7日肠线吸收时会有少量出血，若出血多，应及时报告医生。

三、心理护理

护理人员应与王女士建立良好的护患关系，倾听王女士的顾虑和感受，为其讲解疾病相关知识。帮助王女士了解子宫肌瘤为良性肿瘤，指导其放松心情，增强王女士配合治疗及康复的信心。

四、健康教育

根据患者的治疗方案，选择不同的健康教育内容。

（1）随访的患者：告知随访的时间、目的及联系方式，每3～6个月定期随访。

（2）药物治疗的患者：指导患者了解药物名称、目的、剂量、方法、可能出现的不良反应及应对措施。

（3）手术治疗的患者：术后 1 个月复查，患者的性生活、日常活动恢复需依据术后复查和评估结果来确定。出现不适或异常症状应及时就诊。

（4）防治贫血：指导患者多进食高蛋白和富含铁的食物，定期复查血常规，遵医嘱用药。

聚焦超声肿瘤治疗系统

聚焦超声肿瘤治疗系统又叫"海扶刀"，它的刀锋是一束高强度超声波。海扶刀的治疗原理就是利用声波可以穿透人体组织并能在组织内部聚焦的特点，把波束准确聚焦在体内肿瘤病灶处，以聚焦产生的瞬态高温使靶区内组织在 0.5～1 秒内发生凝固性坏死，从而达到无创治疗肿瘤的效果。这是一种不需要切开皮肤、不需要穿刺就可以杀灭体内肿瘤的新技术，也有人称之为"无创手术"。

目前在妇科领域，海扶刀可以用于治疗子宫肌瘤、子宫腺肌病、子宫腺肌瘤、胎盘植入、腹壁子宫内膜异位症、瘢痕妊娠等多种疾病。

这种手术方式的优势有：①无创伤保子宫，真正做到不开刀、创伤小、无辐射，是对传统肿瘤外科手术治疗的有效补充。②在镇静、镇痛的条件下完成手术，减少麻醉风险。③住院时间短、恢复快，治疗后通常第 2 天可以出院。④备孕时间短、有生育需求的患者治疗后，通常 3～6 个月可以考虑备孕。⑤对患者的内分泌功能几乎无影响，有利于患者的身心健康。

任务评价

根据任务实施情况进行考核（表 4-1-1）。

表 4-1-1　子宫肌瘤护理任务评价表

评价项目	评价标准	分值	得分
操作前准备	1. 素质要求：服饰整洁，举止端庄，指甲符合要求，态度和蔼，注意保护患者隐私 2. 核对：姓名、床号、住院号、医嘱、治疗单 3. 护士准备：洗手、戴口罩、备齐物品 4. 评估：患者病情、相关知识知晓度、合作能力等	10	
实施过程	1. 采集患者的一般信息、主诉、现病史、月经史、婚育史、既往史、个人史、家族史 2. 结合患者的健康史、症状、心理-社会情况及辅助检查的结果，完成评估 3. 根据患者症状开展对症护理 4. 对患者进行用药护理 5. 对患者进行正确的术前、术中及术后护理 6. 根据患者需求开展心理护理 7. 根据患者病情开展健康教育	80	

（续表）

评价项目	评价标准	分值	得分
综合评价	1. 注意保护患者的隐私 2. 与患者沟通有效，态度和蔼，关爱患者，有保护患者的安全意识，注重人文关怀 3. 护理人员在护理评估过程中正确应用沟通技巧，语言通俗易懂，信息采集准确、全面 4. 能根据患者病情，选择适合患者的形式，开展心理护理和健康教育，内容科学，患者接受度高	10	
评价总分		100	

任务训练

请扫码完成课后习题。

课后习题

（王　冰）

任务二　子宫颈癌护理

任务目标

1. 能正确开展子宫颈癌患者的护理评估。
2. 能正确说出子宫颈癌患者的病因、病理类型、转移途径、临床表现及处理原则。
3. 能正确列出子宫颈癌患者的护理诊断/问题。
4. 能针对子宫颈癌患者的健康问题实施护理措施并开展健康教育。
5. 培养有效的沟通能力，树立呵护女性全生命周期健康的责任感，提升关爱女性、保护患者隐私的职业素养。

护理案例

姜女士，50岁，绝经2年，因不规则阴道出血10日就诊，患者初潮13岁，月经规律,48 岁绝经。半年前开始性生活后白带带血,近 1 个月出血量增多,白带增多,呈水样,有腥臭味,无明显腹痛。20 岁结婚,G_5P_4。查体:一般情况好,心肺正常,肝脾未触及,腹软、无肿块及压痛,淋巴结不肿大。妇科检查:外阴(-)、阴道(-)、阴道穹隆无异常。宫颈稍大,质硬,宫颈外口 3 点钟方向有一绿豆大的乳头状物,有渗血,子宫体大小正常、无压痛、活动好,双侧附件无异常。

请思考:

1. 下一步需为姜女士做哪些辅助检查以协助诊断?

2. 姜女士的护理诊断有哪些?

3. 根据目前的情况,如何对姜女士进行正确护理?

4. 为减少本病发生,应做哪些妇女保健工作?

学习内容

子宫颈癌简称宫颈癌,是妇科最常见的恶性肿瘤,起源于子宫颈上皮内病变,以鳞状细胞癌最多见。好发于子宫颈鳞状上皮与柱状上皮交界部,又称为子宫颈转化区或鳞-柱交界(图 4-2-1)。高发年龄为 50~55 岁,并有发病年轻化趋势。近几十年来,由于宫颈癌筛查的普及,子宫颈癌得以早发现、早诊断与早治疗,其发病率和死亡率均明显下降。

子宫颈鳞状上皮内病变

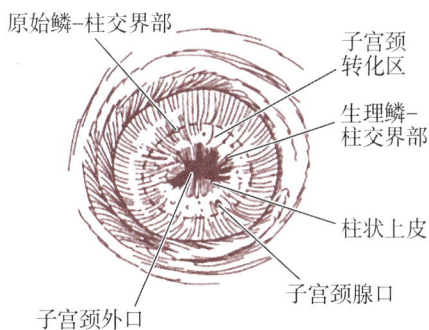

图 4-2-1　子宫颈鳞-柱交界部

一、病因

(一) 人乳头瘤病毒(human papilloma virus,HPV)感染

HPV 是最常见的性传播病毒,分型很多,HPV 感染大部分是暂时的,一般 2 年内均可自然消失。少数妇女会有持续性的高危型 HPV 感染。HPV 的持续感染是导致宫颈癌发生的主要因素,在接近 99% 的子宫颈癌组织中发现有高危型 HPV 感染,其中约 70% 的宫颈癌与 HPV16 和 HPV18 相关。

(二)性行为及分娩次数

多个性伴侣、初次性生活<16岁、早年分娩、多产、与高危男子(有阴茎癌、前列腺癌或其性伴侣曾患子宫颈癌者)性接触的妇女患子宫颈癌的风险增加。

(三)其他

吸烟可增加感染HPV的效应,屏障避孕法有一定的保护作用。

二、病理类型

(一)浸润性鳞状细胞癌

占宫颈癌的75%～80%。

1. **巨检** 微小浸润癌经肉眼观察无明显异常或类似宫颈柱状上皮异位。随着病情发展,表现为以下4种类型(图4-2-2)。

| (1)外生型 | (2)内生型 | (3)溃疡型 | (4)颈管型 |

图4-2-2 子宫颈癌类型

(1)外生型:又称菜花型,最常见。癌组织向宫颈外生长,呈菜花样或乳头状,质地脆、易出血,常累及阴道。

(2)内生型:又称浸润型。癌组织向宫颈深部组织浸润,宫颈肥大、质硬、光滑,宫颈段膨大如桶状,常累及宫旁组织。

(3)溃疡型:外生型或内生型病变坏死,形成溃疡或空洞,形如火山口。

(4)颈管型:癌灶发生在子宫颈管内,常侵入宫颈管及子宫峡部的供血层,并转移至盆腔淋巴结。

2. **显微镜检**

(1)微小浸润癌:是指在原位癌的基础上发现小滴状、锯齿状癌细胞团突破基底膜浸润间质。

(2)宫颈浸润癌:癌灶浸润间质的范围超过微小浸润癌,呈网状或团块浸润间质。

(二)腺癌

占子宫颈癌的20%～25%。

1. **巨检** 子宫颈管内,浸润管壁或自颈管内向颈管外口突出生长,常可侵犯宫旁组织。病灶向宫颈管内生长时宫颈外观可正常,但因宫颈管膨大,形如桶状。

2. **显微镜检** 主要有2种组织学类型。①普通型宫颈腺癌,最常见;②黏液性腺癌。

子宫颈癌临床分期

（三）其他

如腺鳞癌、腺样基底细胞癌等,少见。

三、转移途径

最常见的转移途径为直接蔓延,还可经淋巴转移,血行转移极少见。

四、临床表现

早期患者常无明显症状和体征,随着病变发展可出现以下表现。

（一）阴道流血

早期多为接触性出血,即性生活或妇科检查后阴道流血;后期则为不规则阴道流血。可有经期延长、经量增多。老年患者常表现为绝经后不规则阴道流血。出血量根据病灶大小、侵及间质内血管情况而不同,若侵蚀大血管可引起大出血。

（二）阴道排液

多数患者有白色、血性、稀薄如水样或米泔样,伴有腥臭味的阴道排液。晚期癌组织坏死继发感染时,则出现大量脓性或米泔样恶臭白带。

（三）晚期症状

根据癌灶累及范围出现不同的症状。若病变累及盆壁、闭孔神经、腰骶神经等,可出现严重持续性腰骶部或坐骨神经痛;若侵犯膀胱或直肠,可出现尿频、尿急、便秘等;若癌肿压迫或累及输尿管,可引起输尿管梗阻、肾盂积水及肾衰竭;当盆腔病变广泛时,可因静脉和淋巴回流受阻,导致下肢肿痛。晚期可有贫血、恶病质等全身衰竭症状。

五、处理原则

根据临床分期、年龄、生育要求和全身情况等综合分析后,给予个体化的治疗方案。一般采用手术和放疗为主、化疗为辅的治疗方案。

（一）手术治疗

优点是年轻患者可保留卵巢及阴道功能。适用于早期子宫颈癌（ⅠA～ⅡA 期）患者。根据临床分期不同,可选择全子宫切除术、广泛性子宫切除术及盆腔淋巴结切除术。

（二）放射治疗（放疗）

适用于各期宫颈癌,是子宫颈癌的基本治疗方法之一。

（三）化疗

适用于晚期或复发转移的患者和同期放化疗。常用的抗癌药物有顺铂、卡铂、紫杉醇等,多采用静脉化疗或动脉局部灌注化疗。靶向药物治疗常与化疗联合应用。

拓展阅读

案例分析

一、健康史

采集患者的一般信息、主诉、现病史、月经史、婚育史、既往史、个人史、家族史。评估患者性生活史、婚育史、高危男性接触史;有无早育、多产或子宫颈创伤史。年轻患者可诉说月经期和经量异常;老年患者常主诉绝经后不规则阴道流血。详细记录既往妇科检查发现、子宫颈刮片细胞学检查结果及处理经过。

案例中,姜女士 50 岁,初潮 13 岁,月经规律,48 岁绝经。20 岁结婚,G_5P_4。患者半年前出现性生活后出血,开始为白带带血,近 1 个月血量增多,白带增多,呈水样,有腥臭味,无明显腹痛。根据患者的情况,考虑"宫颈癌",应该先进行防癌筛查。

二、身体评估

(1) 主要症状:姜女士在半年前出现性生活后出血,开始为白带带血,近 1 个月血量增多,白带增多,呈水样,有腥臭味。

(2) 体征:妇科检查显示,外阴(−)、阴道(−)、阴道穹隆无异常;宫颈稍大,质硬,宫颈外口 3 点钟方向有一绿豆大的乳头状物,有渗血,子宫体大小正常、无压痛、活动好,双侧附件无异常。护理人员为患者检查时应保护患者隐私,动作轻柔。通过对姜女士症状和体征的评估,考虑出血来源于子宫颈,应做进一步检查。

三、心理-社会评估

评估姜女士对子宫颈癌的认知,评估患者的困惑、焦虑,以及对治疗方案和预后的担忧情况。

四、辅助检查

可疑子宫颈病变应遵循"三阶梯式"诊断程序进行检查:子宫颈脱落细胞学检查和/或 HPV 检测(初筛首选)。若提示异常,则推荐阴道镜检查;若病变外观见明显赘生物或破溃,可直接进行活组织检查以明确诊断。病理检查确诊后,应根据患者具体情况推荐影像学检查,进行肿瘤扩散范围的评估。

(1) 子宫颈细胞学检查:是主要的筛查方法。筛查应在性生活 3 年后或满 21 岁以后开始,可选用子宫颈巴氏涂片或液基细胞涂片法。

(2) HPV 检测:可与细胞学检查联合应用于 25 岁以上女性的子宫颈癌筛查。

(3) 阴道镜检查:是子宫颈上皮内病变及早期宫颈癌诊断的重要步骤,可明确病变部位并指导活检和治疗。

(4) 子宫颈活组织检查:是确诊宫颈癌的可靠方法。

案例中,姜女士的宫颈液基细胞检查结果显示为"鳞状细胞癌"。

综合评估案例中姜女士的临床表现与实验室检查结果,考虑患者应为"子宫颈癌",可提出以下护理问题:

1. 恐惧　与确诊子宫颈癌需要进行手术治疗及担心疾病预后有关。
2. 排尿障碍　与子宫颈癌根治术后影响膀胱功能有关。
3. 有感染的危险　与阴道流血、阴道排液、手术操作及留置尿管有关。
4. 舒适度改变　与长期留置尿管,影响肢体活动有关。

任务实施

一、心理护理

向患者介绍有关子宫颈癌的疾病知识、治疗方案、可能出现的不适情况及应对措施。打消患者对治疗方案的疑虑，缓解其焦虑与恐惧情绪，鼓励其接受治疗。和家属一起帮助患者顺利度过震惊和恐惧等心理反应阶段。评估患者目前的身心状况及接受诊治方案的反应，提高战胜疾病的信心和勇气。

二、手术护理

（1）术前护理：指导患者配合术前准备，保持外阴清洁干燥，注意观察阴道流血、排液情况，指导患者勤换会阴垫，便后及时清洗外阴。术前 3 日开始阴道准备，如患者有活动性出血，需用消毒纱布填塞止血，并及时更换或取出，做好记录。可能涉及肠道的手术应从术前 3 日开始准备，术前 3 日进少渣半流质饮食，遵医嘱口服肠道抗生素；术前 2 日进流质饮食；术前 1 日禁食，行静脉补液；术前 1 日晚及手术当天行清洁灌肠，直至排泄物中无粪渣。

（2）术中做好配合，密切关注患者生命体征。

（3）术后护理：严密观察患者病情，每 15～30 分钟记录 1 次生命体征及出入量，病情稳定后改为每 4 小时记录 1 次。同时，保持引流管通畅，认真观察并记录引流液的颜色、质量及性状，通常于术后 48～72 小时取出引流管。积极促进膀胱功能的恢复，留置尿管期间每日擦洗尿道口 2 次。术后 7～14 日拔出导尿管。为促进膀胱功能恢复，拔除尿管前 3 日开始夹管，每 2 小时放开 1 次，拔管后 1～2 小时嘱患者排尿，若不能自行排尿，必要时重新留置尿管。拔尿管后 4～6 小时测量残余尿量 1 次，如超过 100 mL 则需继续留置尿管；少于 100 mL 者，每日测 1 次残余尿量，若 2 次均在 100 mL 以内，说明膀胱功能已恢复。还可采用生物电反馈治疗仪预防和治疗宫颈癌术后尿潴留，促进膀胱功能恢复。

三、放疗护理

（1）腔内照射护理：放置前做好肠道、阴道准备，评估并确认无生殖道炎症症状，核实放疗计划并严格查对，与患者做好解释工作，患者取膀胱截石位。放置放射源之日起停止一切口服药。放置后保持绝对仰卧位，防止放射源脱落移位，可进行床上肢体运动，避免长期卧床的并发症。同时，观察患者有无腹痛、腹泻等症状，嘱患者多饮水，进高热量、低渣饮食，减少排便。禁止孕妇、备孕妇女及未满 18 岁者探视和护理患者，护理操作应集中进行，尽量减少床旁操作时间。取出放射源后，每天阴道冲洗 2 次，防止阴道粘连。

（2）腔外照射护理：告知患者不能擦洗放射标记部位，禁止晒太阳；局部皮肤禁用刺激性药物，禁做热敷或理疗；观察患者有无尿频、尿急、尿痛等症状，如患者出现放射性直肠炎或膀胱炎，应遵医嘱进行处理。

四、健康教育

（1）提供术后生活方式及饮食指导，指导患者适当增加活动强度，患者性生活的恢复应依据术后复查情况而定。

（2）指导患者定期随访。子宫颈癌患者出院后 1 个月行首次随访，治疗后 2 年内，每隔 3～6 个月复查一次；第 3～5 年，每 6 个月复查 1 次；第 6 年起，每年复查 1 次。随访内容包括问诊病情、妇科检查、阴道脱落细胞学检查、胸部 X 线、超声、血常规检查等。

任务评价

根据任务实施情况进行考核（表 4-2-1）。

表 4-2-1　子宫颈癌护理任务评价表

评价项目	评价标准	分值	得分
操作前准备	1. 素质要求：服饰整洁，举止端庄，指甲符合要求，态度和蔼，注意保护患者隐私 2. 核对：姓名、床号、住院号、医嘱、治疗单 3. 护士准备：洗手、戴口罩、备齐物品 4. 评估：患者病情、相关知识知晓度、合作能力等	10	
实施过程	1. 采集患者的一般信息、主诉、现病史、月经史、婚育史、既往史、个人史、家族史 2. 结合患者的健康史、症状、心理-社会情况及辅助检查的结果，完成评估 3. 根据患者症状开展对症护理 4. 对患者进行用药护理 5. 对患者进行正确的术前、术中及术后护理 6. 根据患者需求开展心理护理 7. 根据患者病情开展健康教育	80	
综合评价	1. 注意保护患者的隐私 2. 与患者沟通有效，态度和蔼，关爱患者，有保护患者的安全意识，注重人文关怀 3. 护理人员在护理评估过程中正确应用沟通技巧，语言通俗易懂，信息采集准确、全面 4. 能根据患者病情，选择适合患者的形式，开展心理护理和健康教育，内容科学，患者接受度高	10	
评价总分		100	

任务训练

请扫码完成课后习题。

课后习题

（王　冰）

任务三　子宫内膜癌护理

任务目标

1. 能正确说出子宫内膜癌患者的临床表现、转移途径及处理原则。
2. 能正确开展子宫内膜癌患者的护理评估。
3. 能正确列出子宫内膜癌患者的护理诊断/问题。
4. 能针对子宫内膜癌患者的健康问题实施护理措施并开展健康教育。
5. 培养有效的沟通能力,树立呵护女性全生命周期健康的责任感,提升关爱女性、保护患者隐私的职业素养。

护理案例

张女士,56岁,因"绝经2年,不规则阴道出血2个月"就诊。查体:BP 152/106 mmHg,肥胖体形。妇科检查:阴道通畅,有少许暗红色血液,宫颈光滑,宫体增大如孕40天,稍软,无压痛,双侧附件未触及异常。B超显示:子宫9 cm×7 cm×5 cm,子宫内膜增厚达1.5 cm。宫腔内见实质不均回声区,形态不规则。分段诊刮:刮出豆渣样物,病理结果:内膜样腺癌。患者表现出焦虑的情绪,担忧疾病预后。

请思考:

1. 该患者的护理诊断/问题有哪些?
2. 根据目前的情况,如何对张女士进行正确的护理?

学习内容

子宫内膜癌是发生于子宫内膜的上皮性恶性肿瘤,以腺癌最常见,是女性生殖道常见的三大恶性肿瘤之一。近年来发病率在世界范围内呈上升趋势,平均发病年龄为60岁。

大多数子宫内膜癌与长期单一雌激素刺激有关,少部分与雌激素无明显关系。

一、临床表现

(一)症状

1. **异常子宫出血**　典型表现为绝经后阴道流血,90%以上的患者有阴道流血,出血量不多,未绝经者可表现为经量增多、经期延长或月经紊乱。

2. **阴道排液**　多为血性或浆液性分泌物,合并感染时会有脓性或脓血性排液,有恶臭。

子宫内膜癌病理

3. **下腹疼痛及其他**　由宫腔积脓或积液引起,晚期因癌肿扩散或压迫神经导致腰骶部疼痛;晚期出现贫血、乏力、消瘦及恶病质等症状。

(二) 体征

早期妇科检查可无异常体征,晚期可有子宫增大,合并宫腔积脓时可有明显压痛,宫颈管内偶有癌组织脱出,触之易出血。癌组织向周围浸润时,子宫固定,在宫旁或盆腔内可触及不规则结节状肿物。

二、转移途径

子宫内膜癌临床分期

多数子宫内膜癌生长缓慢,局限于内膜或在宫腔内时间较长,部分特殊病理类型(浆液性癌、透明细胞癌、癌肉瘤)和高级别内膜样癌发展很快,短期内可转移。主要转移途径为直接蔓延、淋巴转移,晚期可血行转移。

三、处理原则

根据患者的年龄、全身状况、肿瘤累及范围和组织学类型,制订适宜的治疗方案。目前,子宫内膜癌的治疗方法为手术、放疗、化疗和孕激素治疗。早期以手术治疗为主,术后根据高危因素选择辅助治疗;晚期则采用手术、放疗、孕激素治疗等综合治疗方案。

(一) 手术治疗

早期患者的首选治疗方法。Ⅰ期行筋膜外子宫全切术及双附件切除术。Ⅱ期行广泛性子宫切除术加盆腔和腹主动脉旁淋巴结切除术。Ⅲ期、Ⅳ期同卵巢肿瘤手术方案,行减瘤术,可术前或术后放疗并进行药物治疗。

(二) 放射治疗(放疗)

治疗子宫内膜癌的有效方法之一,分腔内照射和体外照射 2 种。术后放疗是子宫内膜癌最主要的术后辅助治疗,可有效降低复发率,提高生存率。单纯放射治疗适用于晚期不宜手术或全身情况不能耐受手术者。

(三) 激素治疗

主要用于保留生育功能的早期子宫内膜癌患者,也可作为晚期或复发子宫内膜癌患者的综合治疗方法之一。

(四) 化疗

为全身治疗,适用于晚期不能手术或复发癌的患者,常用药物有顺铂、卡珀、紫杉醇、多柔比星等。化疗药物可单一应用或联合应用,也可与孕激素合用。

拓展阅读　**案例分析**

由于患者的早期症状不明显且病程长,发生转移较晚。护理人员在全面评估的基础上,可加强对高危人群的指导管理,争取早发现、早诊断、早治疗。

一、健康史

评估患者年龄、月经史、生育史、既往史与现病史。高度重视高危因素,如老年、肥胖、绝经期推迟、不孕,以及绝经后接受雌激素补充治疗等;了解近亲中是否有患乳腺癌、子宫内膜癌者;高度警惕育龄期妇女曾用激素治疗效果不佳的月经失调史。对确诊者,详细记录发病经过、检查治疗等情况。

案例中,张女士 56 岁,绝经 2 年,不规则阴道出血 2 个月,体形肥胖,血压为 152/106 mmHg,属于高血压。具备子宫内膜癌的多项危险因素。

二、身体评估

(1)主要症状:张女士在绝经 2 年后,近 2 个月出现不规则阴道出血,符合子宫内膜癌的主要症状。

(2)体征:通过双合诊检查可发现,张女士阴道内有少许暗红色血液,宫颈光滑,宫体增大如孕 40 天,稍软,无压痛,双侧附件未触及异常。护理人员为患者检查时应保护患者隐私,动作轻柔。

三、心理-社会评估

评估张女士对子宫内膜癌的认知,评估患者是否有困惑、焦虑的情绪,以及其对治疗方案和预后的担忧情况。该案例中,张女士有焦虑情绪,担忧疾病性质。

四、辅助检查

(1)诊断性刮宫:是早期诊断子宫内膜癌最常用、最有价值的方法,可鉴别子宫内膜癌和子宫颈管腺癌,可明确子宫内膜癌是否累及宫颈管。组织学检查是诊断的主要依据。

(2)细胞学检查:采用特制的宫腔吸管或宫腔刷放入宫腔,吸取分泌物做细胞学检查,供筛选检查用。

(3)宫腔镜检查:可直接观察子宫腔及宫颈管内有无病灶,并取可疑病灶送病理检查。

(4)B超检查:可了解子宫大小、宫腔形状、宫腔内有无赘生物、子宫内膜厚度、肌层有无浸润及深度等。

案例中,张女士的 B 超检查结果显示:子宫 9 cm×7 cm×5 cm,子宫内膜增厚达 1.5 cm。宫腔内见实质不均回声区,形态不规则。提示子宫增大,内膜增厚。分段诊刮刮出豆渣样物,病理结果显示为内膜样腺癌。

综合评估结果,明确护理案例中张女士为"子宫内膜癌",可提出以下护理问题:

1. **焦虑**　与担忧疾病性质,担心手术及预后有关。
2. **知识缺乏**　缺乏疾病发生、发展和治疗的相关知识。
3. **舒适度改变**　与阴道不规则出血有关。

任务实施

一、一般护理

为张女士提供安静、舒适的环境,保证夜间连续睡眠 7～8 小时。为患者提供合理饮食,选择高蛋白、易消化食物,以加强营养。阴道流血及排液多时,应保持外阴清洁干燥,勤换会阴垫,每日会阴擦洗 2 次。

二、手术护理

遵医嘱做好术前准备和术后护理,术前做好阴道、肠道准备,留置导尿管。术后观察阴道残端愈合情况,术后 6～7 日阴道残端肠线吸收时可有少量出血,此外,还应观察阴道流血量、颜色、性状等,若有出血、感染等情况,应及时通知医生并做记录。

三、用药护理

指导张女士正确用药及自我监护。用药的不良反应为水肿、药物性肝炎等,但停药后可恢复,嘱患者不必担心。使用孕激素的患者,应以高效、大剂量、长期应用为宜,需至少应用 12 周以上方能评价疗效,因此在治疗前需告知患者,协助其坚持治疗。

四、放疗护理

术前放疗可缩小病灶,为手术创造条件;术后放疗是子宫内膜癌患者最主要的术后辅助治疗方法,可降低局部复发,提高生存率。为避免放射性损伤,放疗前,应为患者灌肠并留置导尿管,保持直肠及膀胱空虚状态。腔内放置放射源期间,患者应绝对卧床,但在床上应适当进行肢体活动,以免因长期卧床出现并发症。取出放射源后,鼓励患者逐步下床活动。

五、心理护理

评估张女士及家属对疾病及有关诊治的认知情况,介绍疾病的相关知识,耐心解答,帮助张女士及家属正确认识疾病,增强治疗信心。关心体贴患者,缓解其焦虑与恐惧心理。

六、健康教育

(1)普及防癌知识:中年妇女应每年接受 1 次妇科检查,关注子宫内膜癌的高危因素和人群。

(2)积极治疗高危因素:如高血压、糖尿病等。若围绝经期、绝经后出现不规则阴道流血或月经紊乱,应及时就诊以排除子宫内膜癌。

七、随访指导

指导张女士定期随访。子宫内膜癌术后每 3 个月随访 1 次,共 3 年;3 年后每 6 个月随访 1 次;5 年后每年随访 1 次。随访内容包括病史、妇科检查、阴道细胞学检查、盆腹腔超声、胸部 X 线摄片及血清 CA125 检测等,必要时可做 CT 及 MRI 检查。子宫根治术、服药或放射治疗后,患者可能出现阴道分泌物减少、性交痛等症状,可为患者提供指导,如局部使用水溶性润滑剂以增进性生活舒适度。

任务评价

根据任务实施情况进行考核(表4-3-1)。

表4-3-1 子宫内膜癌护理任务评价表

评价项目	评价标准	分值	得分
操作前准备	1. 素质要求:服饰整洁,举止端庄,指甲符合要求,态度和蔼,注意保护患者隐私 2. 核对:姓名、床号、住院号、医嘱、治疗单 3. 护士准备:洗手、戴口罩、备齐物品 4. 评估:患者病情、相关知识知晓度、合作能力等	10	
实施过程	1. 采集患者的一般信息、主诉、现病史、月经史、婚育史、既往史、个人史、家族史 2. 结合患者的健康史、症状、心理-社会情况及辅助检查的结果,完成评估 3. 根据患者症状开展对症护理 4. 对患者进行用药护理 5. 对患者进行正确的术前、术中及术后护理 6. 根据患者需求开展心理护理 7. 根据患者病情开展健康教育	80	
综合评价	1. 注意保护患者的隐私 2. 与患者沟通有效,态度和蔼,关爱患者,有保护患者的安全意识,注重人文关怀 3. 护理人员在护理评估过程中正确应用沟通技巧,语言通俗易懂,信息采集准确、全面 4. 能根据患者病情,选择适合患者的形式,开展心理护理和健康教育,内容科学,患者接受度高	10	
评价总分		100	

任务训练

请扫码完成课后习题。

课后习题

(王　冰)

任务四　卵巢肿瘤护理

任务目标

1. 了解卵巢肿瘤的类型。
2. 熟悉良、恶性卵巢肿瘤的鉴别和卵巢肿瘤并发症。
3. 能对不同卵巢肿瘤患者进行相应的护理。
4. 在护理过程中体贴关心妇女,具有良好的沟通能力,能熟练对患者进行健康教育。

护理案例

案例 1

王女士,30 岁,G_2P_1,发现右侧卵巢囊性肿物 3 个月,右下腹出现阵发性剧痛 2 小时。患者 3 个月前体检时无意发现右侧卵巢囊性肿物,约 5 cm×4 cm×4 cm 大小。因无不适,医生嘱随访观察,未治疗。2 小时前因体位突然改变导致右下腹剧烈疼痛,遂来院。既往体健,月经规律,末次月经为 10 天前。查体:T 37 ℃,P 90 次/分,R 24 次/分,BP 100/70 mmHg。下腹膨隆,右下腹有压痛,无明显肌紧张、反跳痛,移动性浊音(-)。妇科检查:外阴已婚已产式;阴道通畅,黏膜光滑,阴道后穹隆饱满;宫颈前位,表面光滑,有举痛;子宫正常大小,子宫右侧可触及包块,约 8 cm×6 cm×4 cm,囊实性,表面光滑,活动受限,有压痛。左侧附件未见异常。实验室检查:血红蛋白 110 g/L,白细胞 8.1×10^9/L,中性粒细胞百分比 72%,血小板 118×10^9/L,尿妊娠试验(-)。临床考虑"右侧卵巢囊肿蒂扭转"收入院并急诊行右侧附件切除术。患者特别担心会影响以后的生育,暗自流泪。

请思考:

1. 该患者的首要护理问题是什么?
2. 针对该患者,护理人员应注意哪些问题?

案例 2

李女士,60 岁,因"腹痛伴阴道不规则流血 2 个多月"就诊,入院行超声检查发现盆腔内多发占位,考虑为卵巢恶性肿瘤;CA125 升高;后行全身 PET/CT 检查发现盆腔(双侧附件区)多发相互连续的结节状及团块状囊实性密度灶,伴代谢不均匀性增高,多考虑为卵巢癌,病灶局部侵犯子宫,伴右膈上及腹膜后多发淋巴结转移,肝包膜、脾包膜、大网膜、肠系膜及盆腔腹膜广泛多发转移,伴癌性腹水。入院后该患者行手术切除盆腔病灶,术后病理证实"卵巢癌"。

请思考：

1. 手术后护理人员应如何护理？

2. 该患者出现的腹腔积液严重影响患者生活，出现腹部胀痛，医生拟行经腹穿刺放腹水，护理人员应如何护理？

学习内容

卵巢肿瘤是妇科常见肿瘤，各种年龄均可发病，卵巢恶性肿瘤是女性生殖器官常见恶性肿瘤之一，因卵巢位于盆腔深部，缺乏早期诊断方法，患者就诊时多属晚期。卵巢恶性肿瘤的死亡率居妇科恶性肿瘤首位，5 年生存率为 30％～40％，已成为严重威胁妇女生命和健康的主要肿瘤。

卵巢肿瘤组织学分类

一、临床表现

1. **症状**　良性卵巢肿瘤肿块小时多无症状，常在妇科检查时发现，肿瘤增大时出现腹胀或在腹部扪及肿块，严重时出现尿频、便秘、气急、心悸等压迫症状。恶性卵巢肿瘤早期多无症状，晚期表现为腹胀、腹部肿块、腹腔积液和消化道症状。病情发展快，可迅速出现浸润或压迫症状，甚至贫血、消瘦、恶病质等。

2. **体征**　良性卵巢肿瘤患者检查腹部包块活动度好，叩诊实音，无移动性浊音。盆腔检查可在子宫一侧或双侧触及圆形或类圆形肿块，多为囊性，可活动，表面光滑，与子宫无粘连。恶性卵巢肿瘤多为双侧、质硬、不规则结节或肿块，表面凹凸不平，多为实性，活动度差，与子宫分界不清，常伴有腹腔积液。

3. **卵巢恶性肿瘤转移方式**　通过直接蔓延、腹腔种植和淋巴转移。其转移特点是盆腹腔内广泛转移，尤以上皮性癌最为典型。晚期癌肿可通过血行转移至肺、胸膜和肝等处。

二、卵巢良、恶性肿瘤鉴别

卵巢良、恶性肿瘤鉴别见表 4－4－1。

良、恶性卵巢肿瘤的鉴别及并发症

表 4－4－1　卵巢良、恶性肿瘤的鉴别

鉴别内容	良性肿瘤	恶性肿瘤
病史	病程长，生长缓慢	病程短，迅速增大
包块部位及性质	单侧多，囊性，可活动，表面光滑	双侧多，实性或囊实性，表面不规则，固定，可扪到实性结节
腹水征	多无	常有腹水，多为血性，可查到恶性细胞
一般情况	良好	可有消瘦、恶病质
B 型超声	液性暗区边界清晰，内有间隔光带	液性暗区内有杂乱光团、光点，界限不清

卵巢癌临床分期

三、卵巢肿瘤的并发症

（一）蒂扭转

为常见的妇科急腹症，好发于瘤蒂较长、中等大小、活动良好、重心偏于一侧的肿瘤，如成熟畸胎瘤、纤维瘤，常在患者体位突然改变或妊娠期、产褥期子宫大小和位置突然改变时发生。扭转的蒂由卵巢固有韧带、骨盆漏斗韧带和输卵管组成。临床典型表现为患者突发一侧下腹部剧痛，常伴恶心、呕吐甚至休克。妇科检查发现肿物张力较大、压痛明显并有肌紧张，一旦确诊立即手术切除，注意术中切勿回旋扭转的瘤蒂。

（二）破裂

有自发性、外伤性破裂，轻者无症状，严重者由于肿瘤内容物流入腹腔可产生剧烈疼痛和腹膜刺激症状，应立即剖腹探查，切除肿瘤并彻底清洗腹腔。

（三）感染

多发生于肿瘤蒂扭转或破裂之后，有时来源于邻近器官感染扩散。患者常有发热、腹膜刺激征和白细胞计数增高等，临床控制感染后行手术切除肿瘤。

（四）恶变

如卵巢肿瘤在短期内迅速增长尤其是双侧病变，考虑恶变的可能，应该尽早手术。

四、处理原则

（一）卵巢良性肿瘤

一经确诊，原则上应行手术治疗。年轻或要求保留生育功能且肿瘤不大的患者，可行肿瘤剥除（剥出）术；而较大肿瘤则行患侧附件切除术。手术前的诊断应排除卵巢的瘤样病变。注意：在巨大卵巢囊肿手术中，应尽可能将囊肿完整取出。避免破裂引起瘤细胞种植。

（二）交界性卵巢肿瘤

主要采取手术治疗。

（三）卵巢恶性肿瘤

手术为主，辅以放化疗。晚期病例常行肿瘤细胞减灭术，目的是最大限度地切除所有可见的肿瘤组织。

案例分析

护理案例 1

护理案例 1 中，临床初步考虑王女士为"卵巢良性肿瘤"，护理人员进行护理评估。

一、健康史

评估患者的月经史、生育史，有无服用性激素药物史、有无卵巢肿瘤史。案例中，王女士 3 个月前体检时无意发现右侧卵巢囊性肿物，约 5 cm×4 cm×4 cm 大小，符合卵巢肿瘤病史。

二、身体评估

（1）症状：急性下腹痛。案例中，王女士在发现右侧卵巢囊性肿物 3 个月后出现右下腹阵发性剧痛 2 小时,符合卵巢肿瘤最常见的并发症蒂扭转引起急腹症症状。

（2）体征：王女士右下腹有压痛,无明显肌紧张、反跳痛;妇科检查显示子宫正常大小,子宫右侧可触及包块,约 8 cm×6 cm×4 cm,囊实性,表面光滑,活动受限,有压痛。以上表现均符合卵巢肿瘤蒂扭转后的体征。

三、心理-社会评估

评估王女士发生卵巢肿瘤蒂扭转引起急腹症后的心理状态,是否存在恐惧、担心治疗会影响生育功能的心理,注意评估其对手术切除患侧附件的接受程度以及心理变化。

四、辅助检查

首选 B 超检查,可了解肿块的大小、部位、形态、囊性或实性,明确卵巢肿瘤蒂扭转的诊断。

> 针对王女士的病情,医院急诊行手术切除右侧卵巢肿瘤。王女士因担心手术切除一侧卵巢后会影响以后的受孕能力而暗自流泪,护理人员提出首要护理问题为:
>
> 焦虑/恐惧 与手术切除一侧附件会影响受孕有关。

对该患者,护理人员应安抚王女士,明确告知卵巢肿瘤为囊性、良性病变,发生蒂扭转必须急诊手术切除,但一侧附件切除,受孕的机会由对侧健康卵巢代偿,因此,一般不影响正常生育。护理人员在配合手术同时应做好心理护理,安慰患者,让患者术后注意休息,加强营养,提高身体抵抗力,半年后可考虑妊娠。

护理案例 2

案例 2 中,李女士是卵巢癌,属于卵巢恶性肿瘤,护理人员对其进行护理评估。

一、健康史

评估患者月经史、生育史、绝经年龄及有无绝经后异常流血现象。

案例中,李女士为 60 岁老年女性,出现腹痛伴阴道不规则流血表现,且持续 2 个多月,即具有绝经后阴道不规则流血病史。

二、身体评估

评估患者有无因肿瘤增大出现压迫或侵蚀骨质、压迫神经等引起腹部包块、腹痛、消瘦、恶病质等表现。评估患者有无腹水出现。案例中,李女士有腹痛症状,同时伴有绝经后阴道不规则流血。

手术后注意评估患者手术后伤口愈合情况、有无感染等。

三、心理-社会评估

评估患者明确卵巢癌且行手术后的心理状态,有无恐惧、担忧、悲观等情绪,评估家属对于患者的心理安慰和经济支持情况。

四、辅助检查

（1）常规 B 超检查：李女士入院行超声检查发现盆腔内多发占位,提示卵巢恶性肿瘤。

（2）肿瘤标志物检查：常规测定血清 CA125、HE4、CA199、CEA、AFP、hCG 和性激素等。李女士查血清 CA125 升高,提示卵巢上皮性癌。

（3）全身 PET/CT 检查：李女士盆腔(双侧附件区)多发相互连续结节状及团块状囊实性密度灶,伴代谢不均匀性增高,多考虑为卵巢癌,病灶局部侵犯子宫,伴右膈上及腹膜后多发淋巴结转移,肝包膜、脾包膜、大网膜、肠系膜及盆腔腹膜广泛多发转移,伴癌性腹水。

卵巢肿瘤标志物

针对李女士目前已做手术且病理明确为"卵巢癌"的情况,护理人员提出以下护理问题：

1. 恐惧/焦虑　与担心卵巢癌术后复发、生活质量受影响有关。
2. 预感性悲哀　与卵巢癌预后不良有关。
3. 舒适度改变　与卵巢癌手术后放化疗有关。
4. 潜在并发症　卵巢癌残余灶可能转移、出现恶病质。
5. 营养失调：低于机体需要量　与卵巢癌对机体的慢性消耗、术后化疗、放疗等有关。

案例中,李女士已行手术,针对卵巢癌术后的患者,护理人员需注意全面评估疾病的严重程度,准确评估患者的心理状态,卵巢癌虽然预后较差,但近年来随着化疗药物的不断更新,卵巢癌患者的治疗效果有明显的提升,因此,治疗和护理主要目的是促进患者恢复,提高机体的抵抗力,通过综合治疗,延长患者生存时间,提高生存质量。

（1）手术后具体护理内容主要包括心理、体位、活动和饮食方面的护理。在护理过程中注意加强无菌观念,预防感染发生。整个护理过程需要医护人员和家属共同努力,为患者提供全方位的护理和关爱,以促进患者的康复。同时,患者自身也应积极配合,保持良好的心态和生活习惯。

（2）对于腹腔穿刺放腹水的患者,护理人员在护理过程中应注意全程配合医生,术前备好穿刺用物,术中严密观察患者一般情况,控制放腹水的速度和总量,术后注意腹部加压包扎,避免虚脱,预防感染发生。

（3）做好随访观察,密切观察患者身体状况,遵医嘱给予对应护理。

任务实施

护理案例 1

一、加强心理护理

术后患者可能由于伤口疼痛、身体不适等原因出现焦虑、烦躁等情绪,家属和医护人员应给予足够的关心和安慰,鼓励患者保持积极、乐观的心态,增强战胜疾病的信心。

二、做好体位护理

术后在麻醉作用未完全消失前,患者应保持去枕侧卧位,待麻醉清醒后,应尽早采取半卧位。半卧位有助于减轻腹壁切口的疼痛,促进深呼吸和咳嗽,有利于肺部痰液的排出。

三、协助活动护理

术后指导患者尽早开始活动,从床上活动逐步过渡到下床活动。适当的活动有助于促进肠蠕动恢复,减少腹胀,并预防肺部感染、血栓形成及压力性损伤等并发症。但应注意避免剧烈运动,以免影响手术伤口的愈合。

四、强调饮食护理

术后饮食应以清淡、高蛋白、高热量、低脂肪为主。在肠蠕动未恢复前,应给予患者足够的补液,可进少量流质食物,忌甜食。肠蠕动恢复后,可逐渐过渡到普通饮食。同时,应多食用新鲜蔬菜、水果,以补充身体所需的营养。

五、遵医嘱预防感染

由于妇科手术与阴道相通,感染机会较多,因此,术后必须给予抗生素以预防感染。同时,保持皮肤清洁干燥,床铺平整,防止皮肤溃疡、感染或发生压力性损伤。

良性卵巢肿瘤术后的护理需要护理人员认真、细致,要体贴、关心患者,关注患者的情绪反应,多鼓励患者,告知患者疾病信息,促进患者恢复。

护理案例 2

案例 2 中,李女士腹腔穿刺放腹水,护理应注意以下要点。

一、严格无菌操作

在放腹水之前备好腹腔穿刺用物,应使用无菌操作技术进行消毒,放腹水过程中严格无菌。

二、调整患者体位

放腹水时,患者可以采取平卧位或半卧位,以减轻不适感。同时,要避免采取坐位,该体位会增加腹腔压力,导致腹水流出过快。

三、控制放腹水速度

宜缓慢,一般首次放水不超过 1 000 mL,以后每次放水不超过 3 000 mL,术后用腹带加压包扎,避免发生虚脱。

四、观察患者症状

放腹水过程中,需要密切观察患者。若出现腹胀、腹痛等症状,应立即告知医生,以便及时处理。

五、预防感染

卵巢癌经常会采用放疗、化疗的治疗方案,会降低患者免疫力,增加感染的风险。护理人员应指导患者保持良好的个人卫生习惯,如勤洗手、戴口罩等。同时,避免接触感染源,如感冒患者、传染病患者等,以减少感染的风险。

六、心理护理

放腹水过程可能会给患者带来一定的心理压力和焦虑感。家属和医护人员应给予患者真诚的安慰和支持,减轻其心理压力。同时,告知患者医疗技术的发展情况和治疗的效果,尤其是化疗药物不断更新,对于卵巢癌的治疗手段不断提升,以增强患者治疗疾病的信心。

七、术前检查凝血功能

如果患者存在凝血功能障碍,不建议放腹水,以免腹腔内压力增大,引起出血。

八、做好健康宣教

护理人员与患者多沟通交流,注意高蛋白、高维生素、低脂饮食,避免摄入辛辣刺激食物,适度锻炼,指导患者保持积极的心态,配合治疗和护理,以促进康复。

任务评价

根据任务实施情况进行考核(表4-4-2)。

表4-4-2 卵巢肿瘤护理任务评价表

评价项目	评价标准	分值	得分
素质要求	1. 形象:服装、鞋帽整洁;仪表大方,举止端庄;指甲符合要求 2. 态度:微笑服务;语言柔和恰当,态度和蔼可亲 3. 注意操作规范,尊重患者,体贴爱护女性,确保安全	10	
实施过程	1. 核对信息:姓名、床号、住院号、医嘱、治疗单。 2. 评估患者心理状态及配合程度、相关知识知晓度、心理状况。 3. 评估患者的一般信息、主诉、现病史、月经史、婚育史、既往史、个人史、家族史。 4. 评估患者的临床症状、体征和辅助检查结果。 5. 评估卵巢肿瘤的性质,提出相应的护理问题。 6. 对良性卵巢肿瘤者做好手术配合,术后加强伤口护理,做好心理护理,预防感染发生。随访观察者应3～6个月随访一次。 7. 对恶性卵巢肿瘤手术患者,遵医嘱做好术前准备和术后护理。 8. 对恶性卵巢肿瘤患者,有腹腔积液需要穿刺放腹水时,护理人员需做好物品准备和观察。 9. 恶性卵巢肿瘤患者做放疗、化疗等治疗时,护理人员应该耐心对患者讲解治疗的过程和效果,关注治疗的不良反应,提高患者的应对能力。 10. 对卵巢肿瘤患者,护理人员需加强与患者的沟通交流,关注患者的情绪反应,多鼓励患者,讲解成功的案例,提供心理支持。	80	

（续表）

评价项目	评价标准	分值	得分
综合评价	1. 能熟练进行健康教育,语言流畅,亲和力强,内容科学,符合卵巢肿瘤患者健康教育的内容要求。 2. 熟练进行穿刺放腹水的护理配合,动作标准规范,无菌观念强。 3. 尊重患者,沟通有效,关心爱护女性,保证安全,注意隐私保护。	10	
	评价总分	100	

任务训练

请扫码完成课后习题。

课后习题

（申　婧）

任务五　妊娠滋养细胞疾病护理

任务目标

1. 能够描述葡萄胎、侵蚀性葡萄胎和绒毛膜癌的定义、病因及病理特征,并能比较三者的异同点。
2. 能识别和判断妊娠滋养细胞疾病的临床症状,执行相关医疗检查,体现专业素养。
3. 能为妊娠滋养细胞疾病患者制订个性化的护理计划,并开展护理措施。
4. 培养责任感、同情心和尊重患者的专业素养。

护理案例

案例1

李女士,24岁,停经81日,近1周有不规则阴道出血。妇科检查:子宫底位于脐耻之间,质软,血 hCG 阳性;B 型超声:见密集雪片状亮点。

请思考:

1. 该患者最可能的临床诊断是什么?

2. 针对该患者目前的情况,临床考虑行清宫术,为该患者进行清宫术时,护理人员为其配血的主要原因是什么?

3. 该患者治疗后出院时,护理人员应告知其一般要随访多长时间?

案例 2

林女士,29 岁,葡萄胎清宫术后 6 个月,现停经 2 个月,阴道不规则流血 11 日,咳嗽、痰中带有血丝 1 周,经抗炎治疗不见好转。妇科检查:子宫增大、变软,尿 β-hCG 阳性;B 型超声:子宫腔未见胚囊;肺部 X 线检查:有棉球状阴影。

请思考:

1. 林女士最可能的诊断是什么?

2. 该患者的主要治疗原则是什么?

3. 简述对林女士的护理要点。

学习内容

妊娠滋养细胞肿瘤临床分期

妊娠滋养细胞疾病(gestational trophoblastic disease,GTD)是一组来源于胎盘滋养细胞的增生性疾病。在组织学上可分为:①葡萄胎妊娠,包括完全性葡萄胎、部分性葡萄胎和侵蚀性葡萄胎。②妊娠滋养细胞肿瘤(gestational trophoblastic neoplasia,GTN),包括绒毛膜癌(简称绒癌)、胎盘部位滋养细胞肿瘤、上皮样滋养细胞肿瘤和混合性滋养细胞肿瘤。③瘤样病变,包括超常胎盘部位反应和胎盘部位结节/斑块。④异常(非葡萄胎)绒毛病变。本任务重点学习葡萄胎、侵蚀性葡萄胎和绒毛膜癌的护理。

一、葡萄胎

葡萄胎是因妊娠后胎盘绒毛滋养细胞增生、间质水肿而形成大小不一的水泡,水泡间借蒂相连成串,形似葡萄而得名,又称水泡状胎块。葡萄胎分为完全性葡萄胎和部分性葡萄胎两类。

(一)病理

1. 完全性葡萄胎　大体呈水泡状物,大小不一,直径自数毫米至数厘米不等,其间有纤细的纤维组织相连,常混有血块和蜕膜碎片。水泡状物占满整个子宫腔,胎儿及其附属物缺如。镜下见:①绒毛显著水肿,常形成中央水池,血管结构消失;②弥漫性滋养细胞非典型性增生;③几乎总是伴有胎盘部位超常反应。p57 免疫组化染色阴性。

完全性葡萄胎和部分性葡萄胎鉴别

2. 部分性葡萄胎　大体仅部分绒毛呈水泡状,可以看到胚胎或孕囊结构,胎儿多已死亡,且常伴发育迟缓或多发性畸形,合并足月儿极少。镜下见:①水肿及正常两类绒毛存在;②滋养细胞局限性、轻度增生;③绒毛呈显著的扇贝样轮廓,间质内可见滋养细胞包涵体。p57 免疫组化染色阳性。

(二)临床表现

1. 停经后阴道流血　为最常见的症状。一般在停经 8~12 周开始不规则阴道流血。

因滋养细胞具有侵袭血管的特性,可造成大出血和休克,甚至死亡。葡萄胎组织有时可自行排出,但排出前和排出时常伴有大量流血。反复阴道流血若不及时治疗,可继发贫血和感染。

2. **子宫异常增大、变软** 因葡萄胎迅速增长及子宫腔内积血,导致子宫大于停经月份,质地变软。但是部分患者的子宫可与停经月份相符或小于停经月份,可能与水泡退行性变有关。

3. **妊娠剧吐** 常发生于子宫异常增大和 hCG 水平异常升高者,出现时间一般较正常妊娠早,症状严重且持续时间长。若呕吐严重且未及时纠正,可导致水、电解质紊乱。

4. **子痫前期征象** 多发生于子宫异常增大者,可在妊娠 24 周前出现高血压、蛋白尿和水肿,但子痫罕见。

5. **甲状腺功能亢进征象** 如心动过速、皮肤潮湿和震颤,血清游离 T_3、T_4 水平升高,但凸眼少见。

6. **腹痛** 由于葡萄胎增长迅速和子宫过度快速扩张所致,表现为阵发性下腹痛,一般不剧烈,能忍受,常发生于阴道流血之前。若发生卵巢黄素化囊肿扭转或破裂,可出现急性腹痛。

7. **卵巢黄素化囊肿** 常为双侧,但也可单侧,大小不等,一般无症状。由于子宫可能过度增大,在妇科检查时很难触诊到卵巢黄素化囊肿,多由超声检查做出诊断。卵巢黄素化囊肿通常在葡萄胎清宫后 2～4 个月自行消退。

（三）处理原则

1. **清宫** 葡萄胎诊断一经成立,应及时清宫。但清宫前首先应注意有无休克、子痫前期、甲状腺功能亢进及贫血等合并症。一般选用吸刮术,其具有手术时间短、出血少、不易发生子宫穿孔等优点。

2. **卵巢黄素化囊肿的处理** 囊肿在葡萄胎清宫后会自行消退,一般不需要处理。

3. **预防性化疗** 不作为常规推荐。有高危因素和/或随访困难的完全性葡萄胎患者可考虑预防性化疗,但也非常规。预防性化疗应在葡萄胎排空前或排空时实施,选用单一药物,一般为多疗程化疗至血 hCG 阴性。部分性葡萄胎者不做预防性化疗。

4. **全子宫切除术** 无生育要求的葡萄胎患者,可考虑行全子宫双侧输卵管切除术。因为全子宫切除术不能预防葡萄胎发生子宫外转移,所以不作为常规推荐,除非患者合并其他需要切除子宫的指征。手术后仍需定期随访。

二、妊娠滋养细胞肿瘤

妊娠滋养细胞肿瘤一般指侵蚀性葡萄胎和绒毛膜癌(简称绒癌),其中侵蚀性葡萄胎全部继发于葡萄胎妊娠,绒癌可继发于葡萄胎妊娠,也可继发于非葡萄胎妊娠。侵蚀性葡萄胎恶性程度低于绒癌,预后较好。绒癌恶性程度高,发生转移早而广泛,在化疗药物问世以前,其病死率高达 90%,但随着诊断技术及化疗的发展,预后已得到极大的改善。

（一）病理

1. **侵蚀性葡萄胎** 大体可见水泡状组织侵入子宫肌层,当病灶接近子宫浆膜层时,子宫表面可见紫蓝色结节,病灶也可穿透子宫浆膜层或侵入子宫阔韧带内。镜下,子宫肌层或脉管内查见水肿绒毛,伴有滋养细胞增生和异型性。但绒毛结构也可退化,仅见绒毛阴影。

2. 绒癌 大体见肿瘤位于子宫肌层内,可突向子宫腔或穿透浆膜,单个或多个,大小不等,无固定形态,与周围组织分界清,质地软而脆,海绵样,暗红色,伴明显出血、坏死。镜下,肿瘤细胞由细胞滋养细胞、合体滋养细胞及中间型滋养细胞组成,呈片状生长,细胞显著异型性,可见大量核分裂象,缺乏绒毛结构,肿瘤缺乏固有间质和血管,因此广泛侵入肌层血管造成显著出血、坏死。

(二)临床表现

1. 无转移性滋养细胞肿瘤 大多数继发于葡萄胎妊娠。

(1)阴道流血:在葡萄胎排空、流产或足月产后,有持续的不规则阴道流血,量多少不定,也可表现为一段时间的正常月经后再停经,然后又出现阴道流血。长期阴道流血者可继发贫血。

(2)子宫复旧不全或不均匀性增大:常在葡萄胎排空后 4~6 周,子宫尚未恢复到正常大小,质地偏软,也可受肌层内病灶部位和大小的影响,表现出子宫不均匀性增大。

(3)卵巢黄素化囊肿:由于 hCG 的持续作用,在葡萄胎排空、流产或足月产后,双侧或一侧卵巢黄素化囊肿持续存在。

(4)腹痛:一般无腹痛,但当子宫病灶穿破浆膜层时,可引起急性腹痛及腹腔内出血症状。若子宫病灶坏死、继发感染,也可引起腹痛及脓性白带。卵巢黄素化囊肿发生扭转或破裂时,也可出现急性腹痛。

(5)假孕症状:由于 hCG 及雌、孕激素的作用,表现为乳房增大,乳头及乳晕着色,甚至有初乳样分泌,外阴、阴道、子宫颈着色,生殖道质地变软。

2. 转移性滋养细胞肿瘤 易继发于非葡萄胎妊娠。肿瘤主要经血行转移,转移发生早且广泛。最常见的转移部位是肺(80%),其次是阴道(30%),以及盆腔(20%)、肝(10%)和脑(10%)等。局部出血是各转移部位症状的共同特点。

转移性滋养细胞肿瘤可以同时出现原发灶和转移灶症状,但也有不少患者原发灶消失而转移灶发展,仅表现为转移灶症状,容易造成误诊。

(1)肺转移:为最常见的转移部位。典型表现为胸痛、咳嗽、咯血及呼吸困难。这些症状常呈急性发作,但也可呈慢性持续状态。在少数情况下,可因肺动脉滋养细胞瘤栓形成,造成急性肺梗死,出现肺动脉高压、急性呼吸衰竭及右心衰竭。

(2)阴道、宫旁转移:转移灶常位于阴道前壁及穹隆,呈紫蓝色结节,破溃后引起不规则阴道流血,甚至大出血。一般认为由子宫旁静脉逆行性转移所致。

(3)脑转移:预后凶险,为主要的致死原因。一般同时伴有肺转移和/或阴道转移,转移初期多无症状。脑转移分为 3 个时期,即瘤栓期、脑瘤期和脑疝期。侵蚀性葡萄胎虽恶性程度低,但可转移到脑。

(4)肝转移:为不良预后因素之一,多同时伴有肺转移。病灶较小时可无症状,也可表现为右上腹部或肝区疼痛、黄疸等,若病灶穿破肝包膜可出现腹腔内出血,导致死亡。

(5)其他转移:包括脾、肾、膀胱、消化道、骨等,其症状视转移部位而异。

(三)处理原则

采用化疗为主,手术和放疗为辅的综合治疗。

1. **化学治疗**　常用的一线化疗药物有甲氨蝶呤(MTX)、放线菌素 D(Act - D)、氟尿嘧啶(5 - FU)/氟尿苷(FUDR)、环磷酰胺(CTX)、长春新碱(VCR)、依托泊苷(VP - 16)等。低危患者常选择单一药物化疗;高危患者选择联合化疗,首选 EMA - CO 方案(依托泊苷 + 甲氨蝶呤 + 放线菌素 D/环磷酰胺 + 长春新碱)或氟尿嘧啶为主的联合化疗方案;极高危患者可在小剂量化疗诱导后直接选择 EP - EMA(EP:依托泊苷 + 顺铂;EMA:依托泊苷 + 甲氨蝶呤 + 放线菌素 D)等二线方案;有出血风险或体能状态不能耐受联合化疗的极高危患者可先采用低剂量的 EP 方案诱导化疗 2～3 个疗程后,待患者情况稳定时,再选择 EP - EMA 等联合化疗方案。

2. **手术治疗**　主要用于化疗的辅助治疗。

(1) 子宫切除或病灶切除术:无生育要求的无转移患者在初次治疗时可选择全子宫切除术;有生育要求者,若发生病灶穿孔出血,可行病灶切除 + 子宫修补术。

(2) 肺耐药病灶切除术:用于多次化疗未吸收的独立肺转移耐药病灶。

3. **放射治疗**　应用较少,主要用于肝、脑转移和肺部耐药病灶的治疗。

案例分析

护理案例 1

李女士停经 81 日,近 1 周有不规则阴道出血,子宫底位于脐耻之间,质软,hCG 阳性,超声见密集雪片状亮点。符合葡萄胎的临床症状,临床初步考虑为"葡萄胎",护理人员对案例进行护理评估。

一、健康史

询问李女士月经史、生育史;本次妊娠早孕反应发生的时间及程度;有无阴道流血等。若有阴道流血,应询问阴道流血的量、质、时间,是否伴有腹痛,并询问是否有水泡状物质排出。询问患者及其家属的既往疾病史,包括滋养细胞疾病史。

二、身体评估

(1) 评估阴道流血情况:包括阴道流血的量、质、时间;阴道有无排出物,排出物的量有无水泡状组织等。

(2) 评估腹痛情况:包括疼痛部位、时间、程度及性质。

(3) 评估有无妊娠呕吐,呕吐次数,呕吐物的量、颜色、性状;有无水、电解质紊乱表现。

(4) 评估有无水肿、高血压、蛋白尿等子痫前期征象。

(5) 评估子宫大小是否与停经月份相符,质地软硬程度,能否触及胎体。

(6) 评估有无心动过速、皮肤潮湿、震颤等甲状腺功能亢进的征象。

(7) 评估患者有无头晕、乏力、面色苍白等贫血症状,以及下腹坠痛、发热等感染表现;有无急性大出血引发的心率加快、血压下降等休克表现。

三、心理-社会评估

一旦确诊,患者及家属可能会担心患者的安全、预后、治疗效果及费用。患者会表现出对清宫手术的恐惧及对今后生育的担心,出现恐惧、焦虑、自尊紊乱等。

四、辅助检查

(1) B型超声检查:B超检查是诊断葡萄胎的重要辅助手段,通常采用经阴道彩色多普勒超声检查。完全性葡萄胎超声典型表现为"落雪状"或"蜂窝状",双侧或单侧卵巢囊肿常见。部分性葡萄胎超声可见胎盘部位局灶性水泡状胎块,有时可见畸形胎儿或羊膜腔。

(2) hCG定量测定:血清hCG测定是诊断葡萄胎的另一项重要辅助检查。葡萄胎时,血清hCG滴度常明显高于正常孕周的相应值,在停经8~10周以后继续上升。约45%的完全性葡萄胎患者血清hCG水平在10万U/L以上,最高可达240万U/L。但也有少数葡萄胎,尤其部分性葡萄胎因绒毛退行性变,hCG升高不明显。

(3) DNA倍体分析:流式细胞计数是最常用的倍体分析方法。完全性葡萄胎的染色体核型为二倍体,部分性葡萄胎为三倍体。

(4) 印记基因检测:p57免疫组化染色可鉴别完全性和部分性葡萄胎。

(5) 其他检查:如分子基因分型、胸部X线片、肝肾功能、甲状腺功能等。

> 根据评估结果,明确护理案例1中李女士为"葡萄胎",目前存在以下护理问题:
> 1. 焦虑　与担心清宫手术和预后有关。
> 2. 自尊紊乱　与分娩的期望得不到满足及对将来妊娠担心有关。
> 3. 有感染的危险　与长期不规则阴道流血、贫血造成免疫力下降有关。

护理案例2

林女士葡萄胎清宫术后6个月,现停经2个月,阴道不规则流血11日,咳嗽、痰中带有血丝1周,尿β-hCG阳性,肺部X线检查有棉球状阴影。符合妊娠滋养细胞肿瘤的临床症状,初步考虑为"妊娠滋养细胞肿瘤、肺转移",护理人员对患者进行护理评估。

一、健康史

采集林女士及家属的既往史,包括滋养细胞疾病史、药物使用史及药物过敏史。若既往曾患葡萄胎,应详细了解第一次清宫的时间、水泡大小、吸出组织物的量等,后续的清宫次数及清宫后阴道流血的量、质、时间,子宫复旧情况;收集血、尿hCG随访的资料;肺部X线检查结果。采集阴道不规则流血的病史,询问生殖道、肺部、脑等转移的相应症状,是否有过化疗及化疗的时间、药物、剂量、疗效及用药后的反应情况。

二、身体评估

(1) 评估转移灶症状,如有无胸痛、咯血及呼吸困难,有无上腹部或肝区疼痛,有无失语、失明、头痛、喷射样呕吐、偏瘫、抽搐、昏迷等肺、肝、脑部的转移症状。

（2）评估阴道流血情况，是继发于流产、足月产还是葡萄胎之后，以及间隔时间、出血量和持续时间。

（3）评估腹痛情况，包括腹痛的部位、程度、性质和时间。

（4）评估有无腹腔出血表现，有无贫血、感染、休克等症状。

（5）评估盆腔情况，如阴道壁有无紫蓝色结节；子宫复旧情况，子宫大小、质地、有无压痛；双侧附件是否有包块，有无压痛等。

三、心理-社会评估

由于不规则阴道流血，患者会有不适感、恐惧感，若出现转移症状，患者和家属会担心疾病的预后，害怕化疗药物的不良反应，对治疗和生活失去信心，会感到悲哀、情绪低落，不能接受现实。也可能会因为需要多次化疗而发生经济困难而表现出焦虑不安。若需要手术，生育过的患者可能会因为要切除子宫而担心女性特征的改变；未生育过的患者则因为生育无望而产生绝望，迫切希望得到丈夫、家人和医护人员的理解、帮助。

四、辅助检查

（1）血清 hCG 测定：hCG 水平异常是妊娠滋养细胞肿瘤的主要诊断依据。

① 葡萄胎后滋养细胞肿瘤的诊断标准：在葡萄胎清宫后 hCG 随访的过程中，凡符合下列标准中的任何 1 项且排除妊娠物残留或再次妊娠即可诊断为妊娠滋养细胞肿瘤。①hCG 测定 4 次（即第 1、7、14、21 日）呈高水平平台状态（±10%），并持续 3 周或更长时间；②hCG 测定 3 次（即第 1、7、14 日）上升（>10%），并至少持续 2 周或更长时间；③hCG 水平持续异常达 6 个月或更长。

② 非葡萄胎后滋养细胞肿瘤的诊断标准：当流产、足月产、异位妊娠后，出现异常阴道流血，或腹腔、肺、脑等脏器出血，或出现肺部症状、神经系统症状等时，应考虑滋养细胞肿瘤的可能，及时行血 hCG 检测。hCG 异常者，结合临床表现并除外妊娠物残留或再次妊娠，可诊断为妊娠滋养细胞肿瘤。

（2）B 超检查：是诊断子宫原发病灶最常用的方法。

（3）胸部 X 线片：为常规检查。肺转移典型的 X 线征象为棉球状或团块状阴影，转移灶以右侧肺及中下部较为多见。胸片可见病灶是预后评分中肺转移灶计数的依据。

（4）CT 和 MRI 检查：胸部 CT 可以发现肺部较小病灶，是诊断肺转移的依据。MRI 主要用于脑、腹腔和盆腔转移灶的诊断。胸部 X 线片阴性者，一般应检查胸部 CT。胸部 X 线或胸部 CT 阳性者，应常规检查脑、肝 CT 或 MRI。

（5）组织学诊断：在子宫肌层内或子宫外转移灶组织中若见到绒毛或退化的绒毛阴影，则诊断为侵蚀性葡萄胎；若仅见成片滋养细胞浸润及坏死出血，未见绒毛结构者，则诊断为绒癌。若原发灶和转移灶诊断不一致，只要在任一组织切片中见有绒毛结构，均诊断为侵蚀性葡萄胎。

（6）其他检查：如血细胞和血小板计数、肝肾功能等。

根据评估结果,明确护理案例 2 中林女士为"葡萄胎后滋养细胞肿瘤、肺转移",目前存在以下护理问题:

1. **焦虑** 与担心化疗不良反应及预后有关。
2. **营养失调:低于机体需要量** 与化疗所致的消化道反应有关。
3. **自我形象紊乱** 与化疗后不良反应,如脱发等有关。
4. **潜在并发症** 感染、阴道转移、脑转移。

任务实施

护理案例 1

护理案例 1 中,李女士需接受清宫手术,护理人员应完成以下任务。

一、心理护理

详细评估患者对疾病的心理承受能力,鼓励患者表达不能得到良好妊娠结局的悲伤,对疾病及其治疗的认识,确定其主要的心理问题。向患者及家属讲解有关葡萄胎的疾病知识,说明尽快进行清宫手术的必要性,让患者以较平静的心态接受手术。

二、严密观察病情

观察和评估腹痛及阴道流血情况,流血过多时,密切观察血压、脉搏、呼吸等生命体征。观察每次的阴道排出物,一旦发现有水泡状组织,要立即送病理检查,并保留消毒会阴垫,以评估出血量及流出物的性质。

三、做好术前准备及术中护理

葡萄胎清宫时出血较多,子宫大而软,容易穿孔,因此,清宫术前要配血、备血,清宫术应在手术室内进行。

清宫前首先完善全身检查,注意有无休克、子痫前期、甲状腺功能亢进及贫血表现,遵医嘱对症处理,稳定病情。术前嘱患者排空膀胱,建立有效的静脉通路,备血,准备好缩宫素、抢救药品及物品,以防大出血造成的休克。为减少出血和预防子宫穿孔,可在充分扩张子宫颈管和开始吸宫后静脉滴注缩宫素,应用缩宫素一般不会增加滋养细胞转移和肺栓塞的风险。若发生滋养细胞进入子宫血窦造成肺动脉栓塞,甚至出现急性呼吸窘迫、急性右心衰竭时,要及时给予心功能及呼吸功能支持治疗。

术中严密观察血压、脉搏、呼吸,有无休克征象,注意观察有无羊水栓塞的表现,如呼吸困难、咳嗽等。

术后注意观察阴道出血及腹痛情况。由于组织学检查是葡萄胎的最终诊断依据,每次刮宫的刮出物必须送组织学检查。对合并子痫前期者做好相应的治疗配合及护理。通常 1 次清宫即可,若有持续子宫出血或超声提示有妊娠物残留,需要第 2 次清宫。

四、随访指导

葡萄胎患者清宫后必须定期随访,以便尽早发现滋养细胞肿瘤并及时处理。随访应包括:①随访时间,定期 hCG 测定,治疗后每周 1 次,直至连续 3 次阴性,以后每个月 1 次,共 6 个月;②随访内容,询问病史,如月经状况,有无阴道流血、咳嗽、咯血等症状;妇科检查,必要时可选择超声、胸部 X 线或 CT 检查等。

五、避孕指导

葡萄胎患者随访期间应可靠避孕。因为葡萄胎后滋养细胞肿瘤极少发生在 hCG 自然降至正常以后,所以避孕时间为 6 个月。若发生随访不足 6 个月的意外妊娠,只要妊娠前 hCG 已经正常,也无需考虑终止妊娠,但妊娠后,应在妊娠早期做超声检查和 hCG 测定,以明确是否正常妊娠,产后也需随访 hCG 至正常。避孕方法可选口服避孕药或选用避孕套,不宜选用宫内节育器,以免混淆子宫出血的原因或造成穿孔。

六、健康教育

让患者和家属了解坚持正规的治疗和随访是根治葡萄胎的基础,懂得监测 hCG 水平的意义。饮食中缺乏维生素 A 及其前体胡萝卜素和动物脂肪者发生葡萄胎的概率明显增高,因此,指导患者摄取高蛋白、富含维生素 A、易消化的食物。适当活动,保证充足的睡眠时间和质量,以改善机体的免疫功能。保持外阴清洁和室内空气清新,每次刮宫手术后禁止性生活、禁止盆浴 1 个月以防感染。

护理案例 2

护理案例 2 中,林女士需接受化疗,护理人员应完成以下任务。

一、心理护理

评估患者及家属对疾病的心理反应,让患者宣泄痛苦心理及失落感;对住院者做好环境、病友及医护人员的介绍,减轻患者的陌生感;向患者提供有关化学药物治疗及其护理信息,以减少恐惧及无助感;帮助患者分析可利用的支持系统,纠正消极的应对方式;详细解释患者所担心的各种疑虑,减轻患者的心理压力,帮助患者和家属树立战胜疾病的信心。

二、严密观察病情

(1) 注意观察患者的阴道流血及腹痛状况,包括腹痛的位置、程度、持续的时间及疼痛后有无阴道流血增加等。

(2) 出血多的患者应注意观察血压、脉搏及呼吸等生命体征的变化。

(3) 注意观察转移器官的症状、体征和有无咳嗽、咯血、头昏、头痛等。

(4) 观察 hCG 水平的变化。

三、检查配合

在进行化疗前必须进行血常规、尿常规、肝脏、肾脏功能等检查,在化疗过程中也需要注意观察白细胞计数、肝功能的情况,如果用药前白细胞计数低于 $4.0 \times 10^9/L$ 者不能用药,用药期间如白细胞计数低于 $3.0 \times 10^9/L$ 者需考虑停药。用药后 1 周继续监测各项生化指标,如有异常应及时处理。

四、转移灶护理

(1) 阴道转移患者的护理:①注意观察阴道流血的量、性状、颜色及有无恶性组织流出。②需局部注射化疗的患者,应配合医生在严格无菌技术操作的情况下进行,每次操作时注意观察阴道转移结节有无缩小,以观察药物的疗效。③禁止性生活及一些不必要的阴道检查,以防阴道转移灶破溃而导致大出血。④床旁应准备好各种抢救物资,如输血输液用物、长纱条、止血药、氧气设备、照明灯等,并配血备用。⑤注意观察患者血压、脉搏、呼吸的变化,按医嘱给予静脉输血、止血药等。⑥如发生阴道转移灶出血应积极配合医生抢救,用消毒大纱条填塞阴道,以达到局部止血的目的。阴道填塞纱条者一般 24～48 小时如数取出,填塞期间应密切观察阴道流血、生命体征的变化,每天行外阴擦洗 2 次,以保持外阴部清洁,并按医嘱给予抗生素治疗。

(2) 肺转移患者的护理:①注意观察患者有无咳嗽、咯血、呼吸困难,并注意观察其咳嗽频率,有无痰中带血等。②嘱患者卧床休息,减少患者消耗,有呼吸困难者取半卧位并间断给氧。③如有大量咯血者,应立即通知医生抢救,同时将患者头偏向一侧,保持呼吸道通畅,可轻拍背,将积血排出。

(3) 脑转移患者的护理:①注意观察患者有无头晕、头痛、恶心、呕吐及生命体征的变化,同时注意有无一过性脑转移的症状,如突然跌倒、一过性肢体失灵、失语、失明等。②做好治疗、检查配合,按医嘱补液,给止血药、脱水药、吸氧、化疗等,配合医生做好鞘内化疗,常用药物为 MTX。配合医生做 hCG 水平测定,腰穿抽脑脊液送检和进行 CT 检查等。③积极预防患者意外事件的发生,如患者昏迷应专人守护,采取一些安全防护措施,并做好口腔、皮肤、黏膜护理,预防咬伤、吸入性肺炎、压力性损伤等发生。

五、化疗护理

(一) 用药护理

(1) 准确测量体重,以确定用药的剂量或调整剂量:测体重一般在 1 个疗程用药前、中分别测量 1 次;测量体重的时间应在清晨、空腹时,并排空大小便,减去衣服,以保证体重的准确。

(2) 正确使用化疗药物:在配药及给患者用药的过程中严格执行查对制度,保证用药人、时间、剂量等准确无误。严格控制输液速度,保证在规定时间内完成给药。药物应现配现用,化疗药物放置一般不超过 1 小时;对放线菌素 D 及顺铂等需要避光的药物应严格避光;联合用药者应注意药物的使用顺序和配伍禁忌。

(3) 合理使用及保护静脉血管:遵循长期补液保护血管的原则,有计划地穿刺。由于化疗药物对血管的刺激性大,化疗结束时应用生理盐水冲管,以保护血管,对经济条件允许的患者建议使用经外周静脉穿刺中心静脉导管(PICC)及输液港(PORT)等给药。

(4) 预防药液外渗:用药前先注入少量生理盐水,确保针头在静脉中再用化疗药。若发生化疗药物外渗应立即停止滴注,并进行局部冷敷、生理盐水或普鲁卡因局部封闭后外敷金黄散,以减少组织坏死,减轻疼痛和肿胀。

(二)化疗药物不良反应的观察与护理

(1)骨髓抑制的护理:骨髓抑制是主要的化疗不良反应,应定期检查血常规,对白细胞计数<3.0×10^9/L的患者应通知医生考虑停药,对白细胞计数<1.0×10^9/L者应进行保护性隔离,并采取谢绝探视、禁止带菌者进行患者护理、净化空气等措施,同时,遵照医嘱使用抗生素、成分输血等。血小板计数<50×10^9/L者可引起皮肤黏膜出血,应让患者减少活动,卧床休息;血小板计数<20×10^9/L者有自发出血的可能,必须嘱患者绝对卧床休息,遵医嘱输入血小板浓缩液。

(2)消化道不良反应的护理:指导患者进食易消化的软食,避免吃生、冷、硬及刺激性大的食物。应少食多餐,鼓励患者呕吐后再进食,必要时静脉补液。每次进食前后用生理盐水漱口,进食后用软毛牙刷刷牙,保持口腔的清洁。对口腔溃疡疼痛难以进食的患者,在进食前15分钟可给予丁卡因溶液涂抹溃疡面,减轻疼痛。进食后漱口,涂抹锡类散或冰硼散。鼓励患者进食,促进咽部活动,减少咽部溃疡引起的充血、水肿、结痂。

(3)其他:对肝、肾功能受到损伤者应进行保肝及保肾的治疗,严重者停止用药,待功能恢复后方可用药;告知患者皮肤色素沉着和脱发等待停药后可恢复,可以建议患者戴帽子、围巾或假发。

(4)动脉化疗并发症的护理:动脉灌注化疗可因穿刺损伤或患者凝血机制异常而出现穿刺部位血肿或大出血,应该用沙袋压迫穿刺部位6小时,穿刺肢体制动8小时,卧床休息24小时。如有渗血应及时更换敷料,出现血肿或大出血应立即对症处理。

六、健康指导

讲解化疗护理的常识,教会患者化疗时的自我护理。(1)在治疗过程中,由于出现化疗的不良反应,使患者难以坚持治疗,应向患者讲明坚持化疗的重要性,嘱咐患者一定要坚持正规化疗。(2)每天外阴清洁2次,并勤换内裤,预防感染。(3)进食高蛋白、高维生素、含营养素丰富、易消化的食物,如鸡蛋、牛奶、鱼、蔬菜、水果等,并保证休息与睡眠,促进患者康复。

治疗结束后应严密随访。每月监测 hCG,持续1年;第2~3年,每3个月1次;第4~5年,每年1次。随访内容同葡萄胎。随访期间应严格避孕至少1年,一般于化疗停止≥12个月后方可妊娠。

任务评价

根据任务实施情况进行考核(表4-5-1)。

表4-5-1 妊娠滋养细胞疾病护理任务评价表

评价项目	评价标准	分值	得分
素质要求	1. 服装、鞋帽整洁,仪表大方,举止端庄,指甲符合要求 2. 微笑服务,语言柔和恰当,态度和蔼可亲,体现人文关怀	10	

(续表)

评价项目	评价标准	分值	得分
实施过程	1. 准确理解妊娠滋养细胞疾病(葡萄胎、侵蚀性葡萄胎、绒毛膜癌)的定义、分类及临床表现,体现专业素养 2. 准确核对患者姓名、年龄、孕次、产次等基本信息 3. 评估并观察患者临床症状(腹痛、阴道流血、转移病灶相关症状等)、生命体征,及时准确记录出血量和时间,展现敏锐观察力 4. 协助患者完成必要的辅助检查(如 B 超、血清 hCG 水平测定、胸部 X 线、CT、MRI 等),确保检查流程规范,展现专业能力 5. 根据医嘱,准确执行治疗措施(如清宫术、化疗药物等),体现责任心 6. 指导患者卧床休息,提供适宜的卧床体位建议,避免使其病情加重 7. 促进患者心理健康,提供心理支持和教育,体现同理心 8. 针对葡萄胎或妊娠滋养细胞肿瘤的具体情况,制订并执行相应的护理措施,如清宫术配合、化疗护理、转移灶护理等 9. 严密监测病情变化,及时发现并报告异常情况(如感染、出血、转移灶症状等),体现专业能力 10. 在护理过程中体现对生命的尊重和敬畏,展现职业道德	80	
综合评价	1. 护理人员在护理评估过程中正确应用沟通技巧,语言通俗易懂,患者配合默契 2. 能流畅进行健康教育,亲和力强,内容科学,符合葡萄胎护理教育的内容要求 3. 工作过程中尊重患者隐私,态度端正,能关心爱护患者,有保护患者的安全意识	10	
评价总分		100	

任务训练

请扫码完成课后习题。

课后习题

(徐玲丽)

◆ 模块二　妇科护理

项目五　妇科内分泌疾病护理

项目介绍

　　妇科内分泌疾病包括异常子宫出血、痛经、绝经综合征等，在女性群体中较为常见，可发生于各年龄段妇女。这些病症不仅影响女性的身体健康，还对其生活质量和心理健康造成冲击。作为护理人员，对患者进行有效的护理可促进其身体康复，改善生活状态。

　　本项目通过对临床典型案例的分析，引入异常子宫出血、痛经和绝经综合征等护理内容，明确护理人员在疾病治疗中的护理任务，提出护理问题，规范护理人员对妇科内分泌疾病患者的护理实施，并进行护理评价。

学习导航

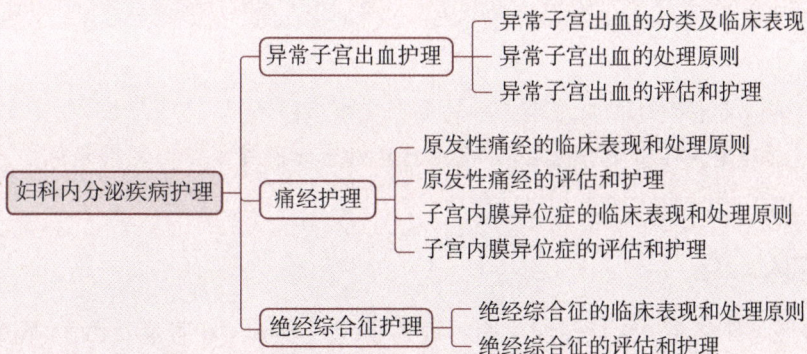

项目五　妇科内分泌疾病护理

任务一　异常子宫出血护理

任务目标

1. 了解异常子宫出血的临床表现和辅助检查方法。
2. 能对异常子宫出血的患者实施整体护理。
3. 具备对异常子宫出血的判断和专业应对能力，能够有效进行护理干预。
4. 培养关心、爱护妇女，保护患者隐私的人文素养。

护理案例

李女士，女，48岁，家庭妇女，无业。因"月经紊乱2年，不规则阴道流血20天"入院。自诉20天前无明显诱因下出现阴道流血，量多，是平时月经量的1.5倍，色暗红，有血块，无腹痛，并自觉头晕、乏力。

请思考：

1. 护理人员应协助患者做哪些检查以明确诊断？
2. 如确定为异常子宫出血，护理人员应对李女士做哪方面的指导？

学习内容

正常月经是伴随卵巢周期性变化而出现的子宫内膜周期性脱落及出血，异常子宫出血（abnormal uterine bleeding，AUB）是指与正常月经的周期频率、规律性、经期长度、经期出血量不同，来源于子宫腔内的异常出血。

女性的月经受下丘脑-垂体-卵巢轴的调节，当受到内部和外界各种因素刺激时，如精神紧张、营养不良、代谢紊乱、慢性疾病、环境及气候骤变、饮食紊乱、过度运动、酗酒以及其他药物影响等，会引起性腺轴调节功能失调而导致月经异常。常见类型包括无排卵性和排卵性AUB，前者好发于青春期和绝经过渡期的女性，后者好发于育龄期妇女。

一、临床表现

（一）无排卵性 AUB

1. 症状　多数女性表现为月经紊乱，即失去正常周期和出血自限性，出血间隔长短不一，短者几日，长者数月。出血量多少不一，出血量少者只有点滴出血，多者大量出血，不能自止，导致贫血，甚至休克。出血期间一般无腹痛或其他不适。患者可有痤疮、多毛、肥胖、泌乳等症状。出血的模式与血雌激素水平及其下降速度、雌激素对子宫内膜持续作用的时间及子宫内膜的厚度均相关。

2. 体征　出血多或时间长者可有贫血貌，妇科检查可见子宫稍软，其余无异常。

（二）排卵性 AUB

包括黄体功能不足和子宫内膜不规则脱落。

1. 症状

（1）黄体功能不足：常表现为月经周期缩短，也可表现为经前期出血。有时月经周期虽在正常范围内，但卵泡期延长、黄体期缩短（<11 日），以致患者不易受孕或在妊娠早期流产。

（2）子宫内膜不规则脱落：表现为月经周期正常，但经期延长，长达 9～10 日，出血量可多可少。

2. 体征　出血多或时间长者可有贫血貌，妇科检查可见子宫稍软，其余无异常。

二、处理原则

（一）无排卵性异常子宫出血

尽快止血、纠正贫血，以维护正常生理状态。调整月经周期，防止子宫内膜病变和生殖内分泌疾病复发。

青春期以止血、调经为主；育龄期在止血、调经的基础上，有生育要求者给予促排卵治疗；绝经过渡期以止血、减少血量为主，还特别需要注意是否有子宫内膜癌变。

1. 止血　首选性激素止血，遵循最低有效原则，要求 6 小时见效，24～48 小时血止，如超过 96 小时未止血者考虑器质性病变。

（1）雌激素止血：对于青春期女性、血红蛋白<80 g/L 者通过雌激素促使内膜增生进行止血。

（2）孕激素止血：对于体内有一定量雌激素、血红蛋白>80 g/L、阴道流血量少且淋漓不净者，应用孕激素使子宫内膜转为分泌期，停药后彻底脱落而止血，临床称为"药物性刮宫"。

（3）雌、孕激素联合用药：效果优于单一用药。

（4）刮宫术：适合出血时间长的育龄期和绝经过渡期女性，可迅速止血并明确诊断。

（5）其他止血方法：可选择止血药物。

2. 调整月经周期　一般止血后继续应用性激素调整周期可以巩固疗效，避免复发。常用雌、孕激素序贯疗法，有避孕要求者可应用口服避孕药，疗效不佳者可应用左炔诺孕酮宫内缓释系统。

3. 促排卵　对于有生育要求的妇女适用。

异常子宫出血子宫内膜的病理变化

雌、孕激素序贯疗法

4. 手术　对于药物治疗无效、无法随访的、年龄较大的妇女可采用子宫内膜切除或子宫切除术。

(二) 排卵性异常子宫出血

1. 黄体功能不全

(1) 促进卵泡发育以刺激黄体形成:有生育要求者可给予促排卵治疗,以改善卵泡发育和黄体功能。可采用氯米芬、来曲唑、尿促性素等。

(2) 促进月经中期 LH 峰形成:在卵泡成熟后,给予绒促性素 5 000～10 000 U 肌内注射。

(3) 黄体功能刺激疗法:于基础体温上升后开始,隔日行绒促性素 1 000～2 000 U 肌内注射,共 5 次。

(4) 黄体功能补充疗法:一般选用天然黄体酮制剂,自排卵后开始口服地屈孕酮 10～20 mg 每天或微粒化孕酮 200～300 mg 每天,或肌内注射黄体酮注射液 10 mg 每天,共 10～14 天。

(5) 口服避孕药:尤其适用于有避孕需求的患者。一般周期性使用口服避孕药,共 3 个周期,病情反复者可酌情延至 6 个周期。

2. 子宫内膜不规则脱落

(1) 孕激素:排卵后第 1～2 日或下次月经前 10～14 日开始,每日口服孕激素(如地屈孕酮等)10～14 日或肌内注射黄体酮注射液,其后孕激素撤退会导致子宫内膜集中剥脱出血,月经期明显缩短。

(2) 绒促性素:用法同黄体功能不足,有促进黄体功能的作用。

(3) 复方短效口服避孕药:抑制排卵,控制周期,尤其适用于有避孕需求的患者,一般使用 3～6 个周期。

案例分析

护理案例中,李女士月经紊乱 2 年,不规则阴道流血 20 天,自诉 20 天前无明显诱因下出现阴道流血,量多,是平时月经量的 1.5 倍,色暗红,有血块,无腹痛,并自觉头晕、乏力。对李女士进行妇科检查后发现腹软、无压痛、阴道有少量出血,符合"异常子宫出血"的诊断,护理人员对患者进行护理评估。

一、健康史

(1) 一般资料:李女士 48 岁,已婚,外阴已婚已产型。

(2) 一般情况:发育正常,营养良好,神志清楚,查体合作。

(3) 月经史:李女士既往月经周期规律,$13\dfrac{5-7}{28-30}$,末次月经为 2025 年 3 月 4 日,月经量多,颜色正常,无血块、无痛经。

二、身体评估

(1) 主要症状:李女士近 20 天无明显诱因下出现经量增多,量似既往月经量的 1.5 倍,伴血块,每周期使用 15 片卫生巾、2 卷卫生纸。测量体温、脉搏、呼吸、血压、体重,均显示正常。

（2）查体：评估李女士的发育和营养情况，测量血压、体重正常，血压为 138/88 mmHg。评估其营养状况正常，评估心、肺、肝、脾、肾功能无异常，妇科检查示子宫稍软，阴道有少量出血。

三、心理-社会评估

评估李女士的精神状况，发现李女士精神乏力、紧张、焦虑、恐惧。

四、辅助检查

（1）实验室检查：

① 血常规和凝血功能检查：可确定有无贫血，排除凝血异常。案例中，李女士白细胞计数 5.2×10^9/L，红细胞计数 3.92×10^{12}/L，血红蛋白计数 86 g/L，血小板计数 220×10^9/L。

② 测定血 hCG：对于有性生活史者，如阴性可排除妊娠和相关疾病。

（2）B 超：案例中，李女士的 B 超检查结果显示子宫稍大，子宫内膜厚度正常，无异常回声，双侧卵巢无卵泡发育。

（3）子宫内膜活组织检查：又称诊断性刮宫。考虑无排卵性 AUB 者，可随时诊刮，结果为不同程度增生期改变；考虑黄体功能不足者，在月经来临前 1～2 天或来潮后 6 小时内刮宫，结果为分泌不良的子宫内膜；考虑子宫内膜脱落不全者，在月经来潮 5～6 天刮宫，结果为新增生子宫内膜和残存分泌的内膜共存。案例中，李女士 48 岁，已婚，异常出血 20 天，考虑无排卵性 AUB，立即行诊断性刮宫，如结果为增生期子宫内膜，即可明确诊断。

（4）宫腔镜检：临床根据病情应用宫腔镜可直接观察子宫内膜性状并取活检，提高临床诊断准确率。

（5）基础体温测定（base body temperature，BBT）：根据女性基础体温曲线特点可判断异常子宫出血的类型。无排卵性 AUB 呈单相型体温曲线（图 5-1-1）；黄体功能不足的 AUB 呈双相型体温曲线，但高温相持续时间短，一般不足 11 天（图 5-1-2）；子宫内膜不规则脱落的 AUB 呈双相型体温曲线，高温相下降缓慢（图 5-1-3）。

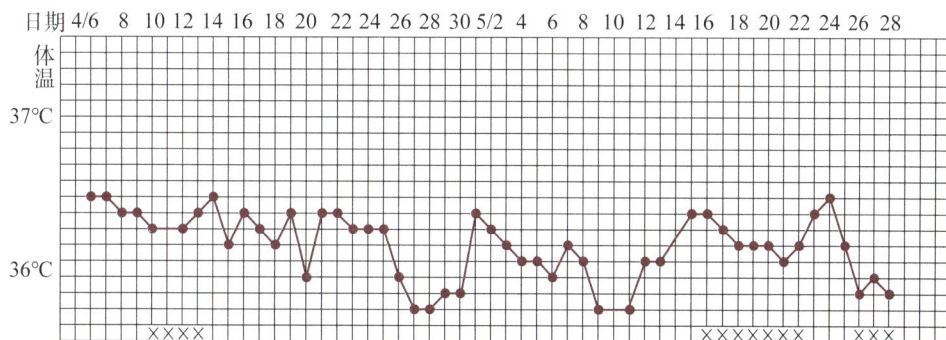

图 5-1-1 无排卵性 AUB 体温曲线

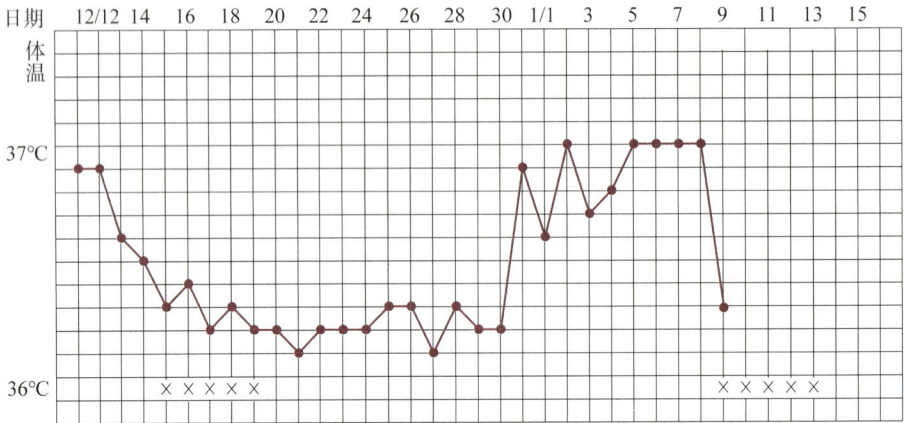

图 5-1-2　排卵性 AUB 体温曲线（黄体功能不足）

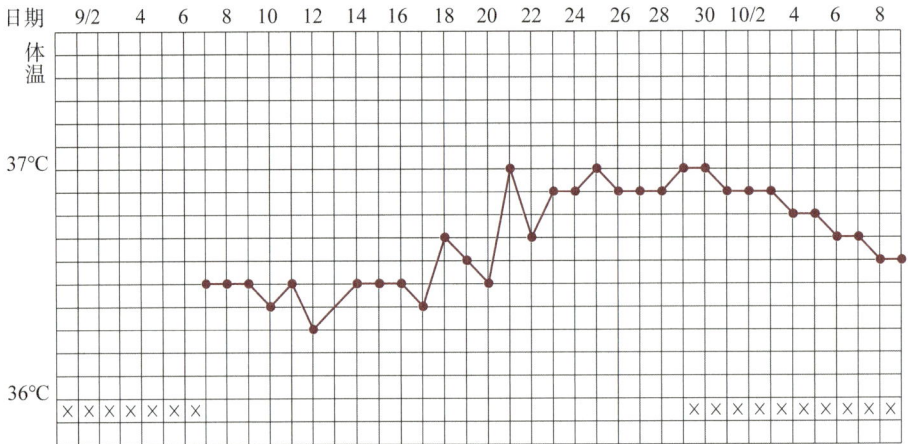

图 5-1-3　排卵性 AUB 体温曲线（子宫内膜不规则脱落）

根据评估结果,护理案例中李女士目前存在以下护理问题:

1. **活动无耐力**　与异常子宫出血导致的继发性贫血有关。
2. **恐惧**　与阴道出血量多导致紧张、害怕有关。
3. **知识缺乏**　缺乏正确服用性激素的方法。
4. **有感染的危险**　与子宫不规则出血、出血量多导致严重贫血、机体抵抗力下降有关。
5. **睡眠型态紊乱**　与异常子宫出血有关。

任务实施

一、心理护理

（1）帮助患者认识疾病,消除对疾病的顾虑,树立疾病可以治愈的信心。

（2）耐心倾听患者的诉说,了解患者的疑虑。

（3）应鼓励患者表达其内心感受，向患者解释病情及提供相关信息，帮助患者澄清问题，解除思想顾虑，摆脱焦虑。

（4）可交替使用放松技术，如看电视、听音乐、看书等分散患者的注意力。

二、饮食指导

（1）宜清淡饮食，多食富含维生素 C 的新鲜水果、蔬菜，如菠菜、油菜、西红柿、胡萝卜、苹果、梨等。这些食物不仅含有丰富的铁和铜元素，还含有叶酸、维生素 C 及胡萝卜素等，对治疗贫血和辅助止血有较好的作用。

（2）避免暴饮暴食，以免损伤脾胃。忌食寒凉及刺激性食品、调味品，如雪梨、香蕉、辣椒、胡椒、葱、蒜、姜、酒等，因刺激性强的食品会增加月经量。

（3）注意补充蛋白和富铁食物，如牛奶、鸡蛋、瘦肉、猪肝、海带、紫菜、黄豆、芹菜、番茄、杏、橘子等。这些食物不仅含有人体所需的必需氨基酸，还含有丰富的维生素 A、B_1、B_2、B_{12}等，是治疗功血的重要食物。

三、协助医生止血并维持正常血容量

（1）出血阶段应配合医生进行诊断性刮宫，迅速有效地止血。遵医嘱纠正贫血，如用性激素止血，注意血止后应开始减量，每次减量不超过原来的 1/3，直到达到维持量。

（2）观察并记录患者的生命体征、出入量。

（3）嘱患者留会阴垫及内裤，以便正确估计出血量。

（4）嘱其卧床休息，避免过度疲劳和剧烈运动，保证充分的休息。

四、预防感染

（1）严密观察与感染有关的体征，如体温、脉搏、子宫体压痛等。如有异常应及时与医生联系。

（2）做好无菌操作及会阴护理，保持局部清洁，预防上行性感染。

（3）遵医嘱合理、正确使用抗生素。

五、健康指导

（1）保证患者充分休息。

（2）出血期间避免剧烈活动和劳累。

（3）指导患者起床和站立时动作要慢，以防跌倒。

（4）指导合理用药。

（5）保持外阴部清洁，勤换内裤，刮宫者 1 个月内避免盆浴及性生活。

（6）如出现不规则出血应及时就诊。

任务评价

根据任务实施情况进行考核（表 5 - 1 - 1）。

表 5-1-1　异常子宫出血护理任务评价表

评价项目	评价标准	分值	得分
素质要求	1. 服装、鞋帽整洁,仪表大方,举止端庄,指甲符合要求 2. 微笑服务,语言柔和恰当,态度和蔼可亲	10	
实施过程	1. 准确核对妇女姓名、年龄、民族、职业、婚姻、文化程度等信息 2. 评估妇女临床症状,包括乏力、月经紊乱等 3. 评估妇科体征 4. 协助妇女做 B 超检查等明确诊断结果 5. 评估妇女的健康史,评估其丈夫身体情况及家族史 6. 评估妇女生命体征、身高,测量血压、体重,评估体重指数和营养状况 7. 指导家属配合护理人员工作,共同做好心理护理 8. 能对妇女进行异常子宫出血护理,包括心理、饮食护理和健康教育	80	
综合评价	1. 护理人员在护理评估过程中正确应用沟通技巧,语言通俗易懂,患者配合默契 2. 能流畅进行健康教育,亲和力强,内容科学,符合异常子宫出血健康教育的内容要求 3. 工作过程中能尊重妇女隐私,态度端正,能关心爱护女性	10	
评价总分		100	

任务训练

请扫码完成课后习题。

课后习题

(吴改娟)

任务二　痛 经 护 理

任务目标

1. 了解痛经的临床表现及处理原则。
2. 能对痛经患者准确评估,制订全面的护理措施并熟练实施。
3. 具备对痛经症状的判断和专业应对能力,能够有效进行护理干预。
4. 关心和爱护女性,帮助痛经女性缓解疼痛,减少痛经疾病给女性带来的困扰。

护理案例

案例 1

王女士,女,16 岁,未婚,学生。主诉:月经来潮后下腹部疼痛不适,小腹部发凉,严重时影响正常学习及生活,家人陪同来医院就诊。医生询问后得知王女士 14 岁初潮,既往月经规律,经期无腹痛。此次月经期第 1 天腹痛不适、小腹发冷发凉、面色青白、经血量少、色紫黑,腹部得热后疼痛减轻,临床初步考虑为"原发性痛经"。

请思考:

1. 护理人员应协助王女士做哪些检查以明确诊断?

2. 如确定为痛经,护理人员应对王女士做哪方面的痛经指导?

案例 2

时女士,女,40 岁,已婚已育,专业技术人员。主诉:月经来潮第 2 天下腹痛剧烈伴经量增多。既往月经规律,$13\dfrac{5-6}{25}$,经量适中,5 个多月前无明显诱因下出现经量增多,有血块,是以往月经量的 2 倍,伴痛经,月经期第 2 日疼痛最剧烈,逐月加重,未诊治。此次家人陪同来院治疗咨询。门诊医生初步考虑为"继发性痛经"。

请思考:

1. 护理人员应协助时女士做哪些检查以明确诊断?

2. 如确定为子宫内膜异位症,护理人员应对时女士做哪方面的指导?

学习内容

痛经为最常见的妇科症状之一,指行经前后或月经期出现下腹部疼痛、坠胀,伴有腰酸或其他不适。症状严重者影响生活和工作。痛经分为原发性和继发性 2 类,原发性痛经指生殖器无器质性病变的痛经,占痛经 90% 以上;继发性痛经指由盆腔器质性疾病引起的痛经,最常见原因为子宫内膜异位症。

痛经发生的原因

一、原发性痛经

(一)临床表现

原发性痛经在青春期多见,常在初潮后 1~2 年发病。

1. **症状** 主要为逐渐加重的痛经,疼痛多自月经来潮后开始,最早出现在经前 12 小时,以行经第 1 日疼痛最剧烈,持续 2~3 日后缓解,疼痛常呈痉挛性,多位于下腹部耻骨上,可放射至腰骶部和大腿内侧。

痛经时患者可伴有恶心、呕吐、腹泻、头晕、乏力等症状,严重时面色发白、出冷汗。

2. **体征** 妇科检查无阳性体征。

(二)处理原则

通过药物治疗、热敷、规律运动、饮食调整等综合方式缓解症状,重点在于抑制前列腺素分泌,促进血液循环,避免腹部受凉,进食生冷食物等。

临床需要注意:(1)加强月经期保健的健康教育,重视心理安慰,做到心情放松,情绪愉悦。(2)通过腹部局部热敷、进食热汤类食物或遵医嘱服用镇痛剂缓解症状。(3)经期注意保持外阴清洁,禁止性生活,预防感染。经期注意保暖,生活规律,睡眠充足。

二、继发性痛经

子宫腺肌病护理

以子宫内膜异位症最常见。子宫内膜异位症指子宫内膜组织(腺体和间质)出现在子宫体以外的部位,简称内异症。异位内膜可侵袭全身任何部位,以卵巢、子宫骶韧带最常见,其次为子宫及其他脏腹膜、直肠阴道隔等部位。

(一) 临床表现

1. **症状** 下腹痛和痛经是内异症的主要症状,表现为进行性加重的继发性痛经,少数患者表现为慢性盆腔痛、经期加重,部分患者可有深部性交痛,月经来潮前性交痛最明显。较大卵巢子宫内膜异位囊肿出现破裂时,囊内液体流入盆腹腔可引起突发性剧烈急腹痛,伴恶心、呕吐和肛门坠胀。内异症患者不孕率高达50%。15%~30%的女性月经异常,有经量增多、经期延长或月经淋漓不尽、经前期点滴出血等表现。

2. **体征** 妇科双合诊检查可发现子宫后倾固定,直肠子宫陷凹、宫底韧带及子宫后壁下方可触及痛性小结节;子宫一侧或双侧附件处触及增大的、与子宫粘连的囊实性包块。部分女性阴道后穹隆处可触及不规则小结节,质硬触痛。

(二) 处理原则

子宫内膜异位症的治疗新药

治疗目的在于缓解疼痛,尽量减少复发,改善生育功能。目前主要治疗手段为手术减灭病灶,药物为重要辅助治疗,对于症状轻者可以定期随访观察。

临床还需注意提供心理支持、做好治疗配合和加强健康教育。

(1)提供心理支持:理解并尊重妇女,及时提供安慰和心理疏导,缓解和消除其焦虑、恐惧的心理。

(2)做好治疗配合:根据治疗方法的不同,做好配合。对于随访观察的患者注意加强指导,强调随访的时间、内容和意义,对于不孕者鼓励其积极检查和治疗,以早日受孕。对于应用激素治疗的妇女,告知其治疗目的、方案、注意事项和常见副作用,指导患者坚持用药,不得随意停服或漏服。对于手术患者,做好术前准备、术中配合和术后护理。

(3)加强健康教育:女性必须注意经期卫生,加强经期保护,经期避免性生活,不做盆腔检查,如有医学需要,应轻柔操作,以免引起经血逆流或医源性内膜异位种植。痛经时注意下腹部保暖,避免受凉,下腹部局部热敷或进食热的饮料如热汤、红糖水等,可适当服用止痛剂缓解症状。

🩺 案例分析

护理案例1

案例1中,临床初步考虑王女士为"原发性痛经",护理人员对案例进行护理评估。

一、健康史

(1)一般资料:王女士16岁,未婚,学生。

（2）月经史：王女士既往月经规律，$14\frac{5}{28}$，经期无腹痛。

二、身体评估

（1）主要症状：王女士此次月经期第 1 天出现腹痛不适、小腹发冷发凉、面色青白、经血量少、色紫黑，腹部得热后疼痛减轻。符合原发性痛经的临床特点。

（2）查体：王女士的发育、营养、精神状态正常，测量体温、脉搏、呼吸、血压、体重均正常。肛腹诊检查生殖器官无阳性体征。

三、心理-社会评估

评估王女士在痛经时的精神状态和焦虑、恐惧程度，对于疼痛无能为力的心理压力，注意评估家属在其痛经发作时的心理支持与关怀是否到位。

四、辅助检查

盆腔 B 超检查显示子宫及附件无异常，排除子宫内膜异位、子宫肌瘤、盆腔粘连、感染等疾病。

> 根据评估结果，可以明确护理案例 1 中王女士为"原发性痛经"，目前存在以下护理问题：
> 1. 疼痛　与月经期子宫收缩，子宫肌组织缺血缺氧，刺激疼痛神经元有关。
> 2. 恐惧　与长期痛经造成的精神紧张有关。
> 3. 睡眠型态紊乱　与痛经影响睡眠有关。

护理案例 2

案例 2 中，临床考虑时女士为"继发性痛经"，护理人员进行护理评估。

一、健康史

（1）一般资料：时女士 40 岁，已婚，已育。

（2）月经史：时女士既往月经规律，$13\frac{5-6}{25}$，经量适中，5 个多月前无明显诱因下出现经量增多，有血块，是以往月经量的 2 倍，伴痛经，月经期第 2 日疼痛最剧烈，逐月加重，未诊治。

二、身体评估

（1）主要症状：时女士此次月经来潮伴痛经，月经期第 2 日出现下腹部疼痛不适，且时女士痛经存在逐月加重的特点，血液中有血凝块。

（2）查体：评估时女士的发育、营养、精神状态正常。妇科检查显示，时女士的子宫后倾固定,子宫后壁和直肠子宫陷凹处触及痛性小结节。

三、心理-社会评估

评估时女士因痛经有无影响工作和生活,有无恐惧、精神紧张、焦虑,注意评估家属的支持情况。

四、辅助检查

(1) B超检查:最常用,敏感性和特异性均>96%,可以明确异位病灶或囊肿的部位、大小和形态。根据时女士病情,做B超检查,结果显示:子宫后位,大小8.8cm×5.8cm×4.6cm,宫壁回声不均匀,形态不规则,轮廓清晰。子宫内膜厚度0.7cm,后壁见1.5cm×1.3cm团状低回声,边界清。后壁及后壁外缘分别见3.0cm×1.8cm、0.9cm×0.6cm团状低回声,边界不清。双侧卵巢大小正常。

(2) 血清CA125测定:多增高,但不特异。

(3) 腹腔镜检:目前诊断子宫内膜异位症的最佳方法。

根据评估结果,明确护理案例2中时女士为"子宫内膜异位症",目前存在以下护理问题:

1. 焦虑和恐惧　与环境陌生、担心预后和住院费用以及术后恢复有关。
2. 睡眠状态紊乱　与疾病导致的不适、环境改变和担忧有关。
3. 知识缺乏　与缺乏手术、麻醉相关知识和术前准备相关知识。
4. 有感染的危险　与手术切口和留置尿管有关。

任务实施

护理案例1

针对案例1中王女士的原发性痛经,护理人员应实施以下护理措施。

一、一般护理

(1) 心理护理:关心并理解患者不适和恐惧心理,可交替使用放松技术,如看电视、听音乐、看书等分散患者的注意力,缓解焦虑和紧张的情绪,舒缓患者身体状态,放松心情。

(2) 对症护理:腹部热敷和进食热的饮料(如热汤),以加快血液循环缓解疼痛。遵医嘱给予镇痛药物。

二、健康教育

(1) 饮食指导:按时吃早餐,注意经期的营养,应以清淡、易消化的食物为主,尽量少食多餐,多吃蔬菜、水果、鸡肉、鱼肉等,避免食用辣椒、生葱、生蒜、胡椒、烈性酒等生冷、刺激性食物。

（2）避免摄入咖啡因：咖啡因可使女性神经紧张，加重痛经症状。患有痛经的女性应尽量少食含有咖啡因的食物。

（3）经期避免过劳：经期避免参加过重体力劳动和剧烈的体育活动，合理休息。保证足够的睡眠，生活有规律，可消除恐惧、焦虑和各种心理负担。

痛经护理

（4）注意经期卫生：保持外阴部清洁，禁止性生活，预防感染，加强经期保护，注意保暖，避免受凉，预防感冒。

护理案例 2

案例 2 中时女士因子宫内膜异位症引起的继发性痛经应实施以下护理措施。

一、心理护理

（1）建立良好的护患关系：加强心理安慰和疏导，缓解和消除患者紧张、焦虑等情绪。

（2）心理支持与疏导：鼓励患者表达内心感受及顾虑，理解、尊重患者，耐心倾听，解答患者及家属的问题。

二、不同治疗方法的护理配合

（1）如时女士无妊娠需求，可随访观察或行假孕/假绝经疗法，护理人员向患者解释定期随访的意义、时间和内容，取得患者主动配合，一般 3～6 个月随访 1 次。对经期疼痛轻微者，应用布洛芬、双氯芬酸钠等。对希望生育患者，积极治疗，促使早日受孕。对假孕疗法、假绝经疗法者，指导患者严格遵医嘱用性激素药，不得随意停服或漏服，注意定期随访。

（2）如时女士有妊娠需求，可促进妊娠，通过妊娠使异位内膜蜕膜化，待妊娠结束坏死脱落。

三、健康教育

（1）防止经血逆流：尽早治疗某些引起经血逆流或引流不畅的疾病。

（2）防止医源性异位内膜种植：①经期一般不做盆腔检查，如有必要应轻柔，避免用力挤压子宫；②宫颈及阴道手术应在月经干净后 3～7 天内进行；③切开子宫的手术要注意保护好子宫和腹壁切口，缝合子宫壁时避免缝线穿过子宫内膜层；④人工流产吸宫术时，宫腔内负压不宜过大。

（3）药物避孕：对有高发家族史、易带器妊娠者，可指导患者口服避孕药，以降低发病风险。

（4）定期随访：采用药物治疗或术后需补充药物治疗的患者，需在门诊定期随访，给予妊娠保健和康复指导，如有异常，及时与医生联系，调整治疗方案。

任务评价

根据任务实施情况进行考核（表 5-2-1）。

表 5-2-1　痛经护理任务评价表

评价项目	评价标准	分值	得分
素质要求	1. 服装、鞋帽整洁,仪表大方,举止端庄,指甲符合要求 2. 微笑服务,语言柔和恰当,态度和蔼可亲	10	
实施过程	1. 准确核对妇女姓名、年龄、民族、职业、婚姻、文化程度等信息 2. 评估妇女的健康史,包括月经史、婚育史及家族史 3. 评估妇女生命体征、步态及身高,测量血压、体重,评估体重指数和营养状况 4. 评估妇女临床症状,如痛经发生的时间、部位、性质及程度,有无诱发因素,与月经的关系,是否服用镇痛药缓解疼痛,用药量及持续时间,疼痛时伴随的症状以及自觉最能缓解疼痛的方法和体位 5. 评估妇女体征,判断是原发性痛经还是继发性痛经 6. 协助妇女做血清试验、超声检查、宫腔镜检查、腹腔镜检查等明确诊断结果 7. 指导家属配合护理人员工作,共同做好心理护理 8. 对女性进行痛经护理,包括心理、饮食护理和健康教育	80	
综合评价	1. 护理人员在护理评估过程中正确应用沟通技巧,语言通俗易懂,患者配合默契 2. 能流畅进行健康教育,亲和力强,内容科学,符合痛经健康教育的内容要求 3. 工作过程中能尊重妇女隐私,态度端正,能关心爱护女性	10	
	评价总分	100	

任务训练

请扫码完成课后习题。

课后习题

（吴改娟）

任务三　绝经综合征护理

任务目标

1. 了解绝经综合征的临床表现。
2. 能对绝经综合征妇女提出护理问题,并实施护理。

3. 具备对绝经综合征的正确评估和专业护理能力,能够有效进行护理干预。

4. 关心和爱护妇女,帮助妇女建立健康的生活方式。

护理案例

　　王女士,女,48 岁,家庭妇女,无业。主诉:月经紊乱半年,平日会出现头晕、失眠、不定时潮热伴乏力,家人陪同来妇科门诊咨询。医生询问后得知王女士近半年例假不规律,情绪波动大,经常失眠,全身乏力。

　　请思考:

　　1. 护理人员应协助患者做哪些检查以明确诊断?

　　2. 如确定为绝经期综合征,护理人员应对王女士做哪方面的指导?

学习内容

　　绝经指月经的永久性停止,属回顾性临床诊断。40 岁以上的女性停经 12 个月及以上,排除妊娠及其他可能导致闭经的疾病后,即可诊断为绝经。绝经综合征指的是女性在绝经前后因性激素的逐渐减少和波动导致的一系列躯体和精神心理症状。绝经有自然绝经和人工绝经,后者更易发生绝经综合征。

一、临床表现

(一)症状

1. 近期症状

(1)月经改变:月经紊乱是常见症状,由于稀发排卵或无排卵,表现为月经周期不规则、经期持续时间长及经量增多或减少。

(2)血管舒缩症状:主要表现为潮热、多汗,为血管舒缩功能不稳定所致,是雌激素降低的特征性症状。潮热起自前胸,涌向头颈部,然后波及全身。该症状可持续 1~2 年,有时长达 5 年或更久。

(3)精神心理症状:常表现为注意力不易集中,并且情绪波动大,如激动易怒、焦虑不安或情绪低落、抑郁、不能自我控制等。

(4)自主神经失调症状:常出现无原因头痛、失眠、心悸、眩晕等。

2. 远期症状

(1)骨质疏松:绝经早期的骨量快速丢失和骨关节的退行性变可导致腰背、四肢、关节等周身骨骼疼痛。

(2)绝经生殖泌尿综合征:主要表现为泌尿生殖道萎缩症状,外阴或阴道萎缩、干涩、烧灼、刺激、瘙痒、分泌物异常,可有性欲减低、性交痛、性交困难等,泌尿道可出现尿频、尿急、排尿困难、反复的下尿路感染以及合并尿失禁等。

(3)心血管症状和代谢异常:由于基础代谢率下降,身体脂肪重新分布,向腹部内脏积

绝经综合征
病因

聚,可出现体重增加、糖脂代谢异常。

（二）体征

近期体征为生殖器官无明显改变,远期体征为生殖器官出现外阴萎缩,阴毛稀少,阴道黏膜变薄,子宫内膜变薄。

二、处理原则

（一）一般治疗

主要针对女性出现的精神症状采取心理治疗,选用适量的镇静剂促进睡眠,改善症状,常用地西泮、谷维素等。为预防骨质疏松,应坚持锻炼,增加日晒时间,摄入富含蛋白质及钙的食物。

（二）绝经激素治疗（menopausal hormone therapy，MHT）

针对女性绝经综合征相关问题的必要医疗手段。

（1）适应证:对因雌激素缺乏导致的绝经综合征症状,预防骨质疏松及心血管疾病,本人知情同意使用激素治疗且无禁忌证者。

（2）禁忌证:包括明确患有或可疑患有乳腺癌、子宫内膜癌、原因不明生殖道出血、6个月内血栓栓塞性疾病、严重肝肾功能异常等。

（3）常用方案:包括雌、孕激素单独或联合使用。

（三）预防骨质疏松

一般应用雌激素即可预防,如不能应用雌激素,则可使用阿仑膦酸钠、利塞膦酸钠等,同时鼓励患者增加日晒时间。

案例分析

护理案例中,王女士既往月经规律,近半年出现月经紊乱、头晕、潮热、乏力等表现,临床初步考虑为"绝经综合征",护理人员对患者进行护理评估。

一、健康史

（1）一般资料:王女士48岁,已婚,外阴为已产式。

（2）月经史:既往月经规律,$13\frac{5}{28}$,LMP:2024年5月12日。

二、身体评估

（1）主要症状:王女士近半年有月经不规律、乏力、潮热等表现。

（2）全身检查:观察王女士的发育、营养、精神状态、步态及身高情况,测量血压、体重,正常血压不超过140/90 mmHg,超过者属病理状态。计算BMI,评估其营养状况。检查心、肺、肝、脾、肾功能有无异常,妇科检查外阴及阴道变化。

（3）妇科检查:王女士的生殖器官体征,如外阴萎缩、阴毛稀少、阴道黏膜变薄、子宫内膜变薄等符合绝经综合征体征。

三、心理-社会评估

重点评估王女士是否出现焦虑、紧张的心理变化,注意家属的支持是否有力。

四、辅助检查

(1) 血清促卵泡激素(FSH)测定:绝经过渡期血清 FSH>10 U/L,提示卵巢储备功能下降。闭经、FSH>40 U/L 且雌二醇(E_2)<10~20 pg/mL,提示卵巢功能衰竭。

(2) B超检查:基础状态卵巢的窦状卵泡数减少、卵巢容积缩小、子宫内膜变薄。

(3) 骨密度测定:了解有无骨质疏松。

根据评估结果,可以明确护理案例中王女士为"绝经综合征",目前存在以下护理问题:

1. 焦虑　与绝经过渡期内分泌改变,或个性特点、精神因素等有关。

2. 知识缺乏　缺乏绝经过渡期生理、心理变化知识及应对技巧。

3. 自我形象紊乱　与月经紊乱、出现精神和神经症状等围绝经期综合征症状有关。

任务实施

一、心理护理

(1) 加强心理应对,促进心态改变:护理人员应指导王女士正确应对身体出现的各种不适,进行心理调适。鼓励其多听舒缓的音乐,嘱其丈夫和家人多陪伴,放松心情,维持愉快的心理状态。鼓励患者参加社交,加强体育锻炼,以增强体质,促进心态改变。

(2) 加强心理疏导,促进心理调适:护理人员应帮助绝经女性调整心理状态,使其对绝经综合征建立正确的认知,了解其为正常的生理过程,通过各种方式进行心理疏导,促进女性对绝经综合征的调适。

二、用药护理

(1) 遵医嘱用药:指导患者正确应用激素,可缓解绝经相关症状,但需注意可能发生的不良反应,必须严格遵医嘱用药,定期随访。同时,有效预防、早期发现并积极处理骨质疏松症、动脉硬化等老年性疾病。

(2) 激素治疗过程中应注意药物不良反应,动态监测阴道流血、乳腺情况和子宫内膜的厚度,随时调整治疗方案或停药。

三、健康指导

(1) 建立健康生活方式,合理饮食,坚持适度锻炼和户外活动,保持正常体重,提倡增加社交和脑力活动,并避免不良习惯,戒烟限酒,可有效帮助大部分患者平稳度过围绝经期。

(2) 合理摄入营养,增加蛋白质和钙的摄入。绝经女性每日钙需要量为 1 500 mg,日常摄入不足者可适量服用钙剂,减缓骨质丢失。维生素 D 适用于围绝经期女性且缺少户外活动者,每日口服 400～500 U,与钙剂合用有利于钙的完全吸收。

（3）调整生活状态,规律作息、科学运动、健康饮食,增加日晒时间,注意补钙,避免熬夜。

任务评价

根据任务实施情况进行考核(表 5-3-1)。

表 5-3-1 绝经期综合征护理任务评价表

评价项目	评价标准	分值	得分
素质要求	1. 服装、鞋帽整洁,仪表大方,举止端庄,指甲符合要求 2. 微笑服务,语言柔和恰当,态度和蔼可亲	10	
实施过程	1. 准确核对妇女姓名、年龄、民族、职业、婚姻、文化程度等信息 2. 评估妇女的健康史,评估其丈夫情况及家族史 3. 评估妇女临床症状,包括潮热、乏力、失眠、月经紊乱 4. 评估妇女生命体征、步态及身高,测量血压、体重,评估体重指数和营养状况 5. 评估妇科体征 6. 协助妇女做血清 FSH 检测、B 超检查等明确诊断结果 7. 指导家属配合护理人员工作,共同做好心理护理 8. 能对妇女进行绝经期综合征护理,包括心理护理、饮食护理和健康教育	80	
综合评价	1. 护理人员在护理评估过程中正确应用沟通技巧,语言通俗易懂,患者配合默契 2. 能流畅进行健康教育,亲和力强,内容科学,符合绝经期健康教育的内容要求 3. 工作过程中能尊重妇女隐私,态度端正,能关心爱护女性	10	
评价总分		100	

任务训练

请扫码完成课后习题。

课后习题

（吴改娟）

◆ 模块二　妇科护理

项目六　妇科生殖器官损伤性疾病护理

项目介绍

　　妇科生殖器官损伤性疾病包括子宫脱垂、尿瘘、粪瘘等,在产后女性和老年女性群体中较为常见,主要由分娩损伤引起。此类疾病严重影响妇女的生活质量,并危及其心理健康和社会交往。作为护理人员,对妇科生殖器官损伤性疾病患者进行有效的护理可促进身体康复,改善生活状态,提高其生活质量。

　　本项目通过对临床典型案例的分析,引入子宫脱垂、尿瘘、粪瘘等疾病的护理内容,明确护理人员在疾病治疗中的护理任务,提出护理问题,规范护理人员对于妇科生殖器官损伤性疾病患者的护理实施,并进行护理评价。

学习导航

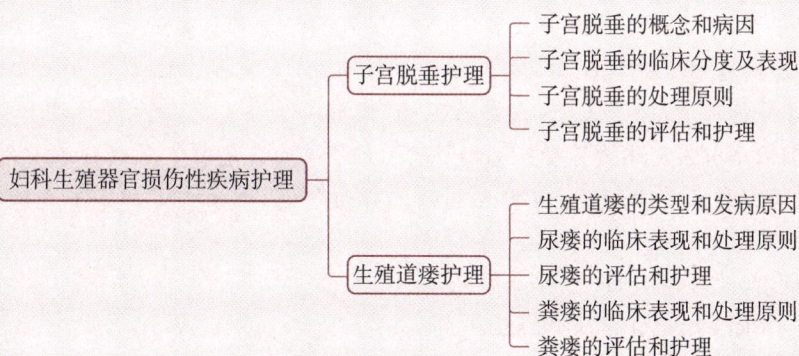

项目六　妇科生殖器官损伤性疾病护理

任务一　子宫脱垂护理

任务目标

1. 能正确开展子宫脱垂患者的护理评估。
2. 能正确说出子宫脱垂患者的病因、临床分度、临床表现及处理原则。
3. 能正确列出子宫脱垂患者的护理诊断/问题。
4. 能针对子宫脱垂患者的健康问题实施护理措施并开展健康教育。
5. 培养有效的沟通能力,树立呵护女性全生命周期健康的责任感,提升关爱女性、保护患者隐私的职业素养。

护理案例

　　李女士,56岁,农民,已婚,育有3子(均为阴道分娩)。主诉"自觉阴道口有肿物脱出3年,症状加重并伴排尿困难1个月"入院。患者自述近3年来长时间站立或劳累后阴道口有肿物脱出,休息后可自行回纳,未重视。近1个月脱出肿物增大,无法自行回纳,伴下腹坠胀、排尿不畅,偶有尿失禁。既往有慢性便秘病史10年,长期从事田间重体力劳动。妇科检查:子宫颈及部分宫体脱出阴道口外,阴道前后壁膨出明显,诊断为"子宫脱垂Ⅲ度",拟行"经阴道全子宫切除术＋阴道前后壁修补术"。

　　请思考:

　　1. 李女士的护理诊断有哪些?

　　2. 根据目前的情况,如何对李女士进行正确护理?

　　3. 为减少本病的发生,应做哪些妇女保健工作?

学习内容

　　正常情况下,成年女性子宫位于骨盆中央,宫颈外口位于骨盆坐骨棘水平以上。子宫脱垂(uterine prolapse)是指子宫从正常位置沿阴道下降,宫颈外口达到坐骨棘水平以下,甚至子宫全部脱出阴道外口以外。常伴有阴道前、后壁膨出。

一、病因

(一)分娩损伤

是子宫脱垂最常见、最主要的原因。分娩过程中,特别是阴道助产或第二产程延长者,由于盆底肌、筋膜以及子宫韧带过度伸展,导致张力降低,甚至出现撕裂。多次分娩会增加盆底肌肉受损的机会。此外,产后过早参加体力劳动,尤其是重体力劳动,会影响盆底组织张力恢复,导致未复旧的子宫下移。

(二)长期腹压增加

如有长期慢性咳嗽、便秘、经常超重负荷(肩挑重物、举重、久蹲、久站)、腹腔盆腔内巨大肿瘤、腹水等,均可使腹压增加,使子宫下移。

(三)盆底组织松弛

未产妇偶见子宫脱垂,主要原因是先天性盆底组织发育不良。绝经后的妇女因雌激素水平下降,盆底组织萎缩,也可导致子宫脱垂。

二、临床分度

以患者平卧、用力向下屏气时子宫下降的最低点为标准,可将子宫脱垂分为3度(图6-1-1)。

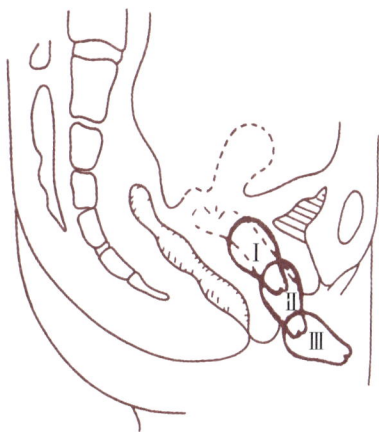

图6-1-1 子宫脱垂分度

Ⅰ度:轻型为子宫颈外口距处女膜缘<4 cm,但未达处女膜缘。重型为子宫颈外口已达处女膜缘,但未超出,阴道口可见到子宫颈。

Ⅱ度:轻型为子宫颈已脱出阴道口外,宫体仍在阴道内。重型为子宫颈及部分宫体已脱出阴道口外。

Ⅲ度:子宫颈和子宫体全部脱出阴道口外。

三、临床表现

（一）症状

Ⅰ度患者一般无自觉症状。Ⅱ度、Ⅲ度患者的主要症状包括早期患者在走路、下蹲、提物、排便等腹压增加时会有肿物自阴道脱出，休息后可自行还纳，严重者不能自行还纳，需用手还纳，有的甚至用手也无法还纳。同时，患者还有腰骶部酸痛、下坠感、排尿困难、尿潴留、压力性尿失禁、便秘、排便困难等症状。

（二）体征

妇科检查可发现患者屏气时子宫脱出，常伴有阴道前、后壁膨出。Ⅱ度以上患者常出现阴道黏膜增厚，宫颈肥大、延长，易发生感染。此外，可有压力性尿失禁发生。

四、处理原则

去除病因，并根据患者年龄、生育要求、子宫脱垂分度以及有无并发症等选择非手术治疗或手术治疗，以安全、有效为原则。

1. **非手术疗法** 包括盆底肌康复锻炼、物理疗法、放置子宫托、中药和针灸等。
2. **手术治疗** 非手术治疗无效及Ⅱ度以上子宫脱垂者，应采取手术治疗。手术方式有阴道前后壁修补术、阴道前后壁修补加主韧带缩短及子宫颈部分切除术、子宫悬吊术、经阴道全子宫切除术及阴道前后壁修补术等。

拓展阅读

案例分析

一、健康史

了解患者孕产次数，以及在分娩过程中有无难产、产程延长、阴道助产、盆底组织损伤等病史；评估患者有无长期咳嗽、便秘、盆腹腔肿瘤等导致该病发生的因素。

案例中，李女士56岁，G_3P_3，多产，通过问诊了解到患者有阴道助产史，有慢性便秘病史10年，长期从事田间重体力劳动，这些因素均可导致子宫脱垂发生。目前患者阴道口脱出肿物3年，加重1个月，肿物无法自行回纳，伴下腹坠胀、排尿不畅，偶有尿失禁。根据患者的情况，考虑"子宫脱垂"，应进行身体评估。

二、身体评估

（1）主要症状：阴道口脱出肿物3年，劳累后加重，近1个月脱出肿物增大，无法自行回纳，伴下腹坠胀、排尿不畅，偶有尿失禁。

（2）体征：妇科检查见阴道前、后壁膨出，子宫颈及部分宫体脱出阴道口外，子宫颈有肥大、延长。护理人员为患者检查时应保护患者隐私，动作轻柔。

三、心理-社会评估

评估李女士对子宫脱垂的认知，评估患者的困扰，以及对治疗方案和预后的担忧。

四、辅助检查

（1）B超：可清晰显示子宫、附件及盆腔脏器的形态、位置，有助于判断子宫脱垂程度及是否合并其他盆腔病变。

（2）压力性尿失禁检查：嘱患者憋尿，取膀胱截石位，检查时嘱患者咳嗽，观察有无尿液溢出，如有溢出，检查者用示指、中指分别置于尿道口两侧稍向下加压，嘱患者再咳嗽，如无尿液溢出，证明有压力性尿失禁。

（3）盆底肌功能评估：可了解盆底肌功能状态，根据情况选择。

综合评估案例中李女士的临床表现与辅助检查结果，考虑患者应为"子宫脱垂Ⅲ度伴压力性尿失禁"，可提出以下护理问题：

1. **焦虑** 与长期子宫脱垂影响生活和对手术的不了解有关。

2. **舒适度改变** 与子宫下垂牵拉韧带引发下腹坠胀，伴排尿不畅、压力性尿失禁有关。

3. **组织完整性受损** 与子宫颈、宫体及阴道壁膨出暴露在阴道口外有关。

任务实施

一、一般护理

协助李女士改善全身营养状况，增强体质，合理安排工作与休息，避免过度劳累，避免重体力劳动，积极治疗慢性便秘。

二、盆底肌康复训练

指导李女士进行盆底肌肉锻炼。盆底肌肉锻炼也称凯格尔（Kegel）运动，训练前排空膀胱，用力收缩阴道及肛门，收缩3秒以上后放松，再重复，每次10～15分钟，每日2～3次，或每天做150～200次，一般应坚持6～12个月，可有效改善盆底肌肉松弛引起的症状。本训练站立、仰卧和坐位均可进行，并可在一天中任何时间进行，方便、安全、有效，也可用盆底肌康复设备进行训练。

三、正确使用子宫托

帮助李女士选择合适型号，以放置后不脱出、无不适为宜。子宫托适用于全身情况不适宜手术者；妊娠期和产后患者；脱垂膨出面有溃疡者（在手术前应先促进溃疡面愈合）。常用的子宫托有喇叭形、环形和球形。

子宫托的
使用指导

四、手术护理

（1）术前准备：术前5日阴道准备，Ⅰ度子宫脱垂患者用1∶5 000高锰酸钾或0.2％聚维酮碘溶液坐浴或阴道冲洗，每日2次。像李女士这类Ⅱ、Ⅲ度子宫脱垂患者，每日冲洗后

局部涂软膏,如有溃疡可局部涂 40％紫草油或抗生素软膏,然后戴无菌手套将脱垂子宫还纳,平卧 30 分钟。

(2) 术后护理:术后嘱李女士取平卧位,可降低外阴、阴道张力,卧床休息 7～10 天,尿管留置 10～14 天,每日外阴擦洗 2 次,预防便秘,避免增加腹压的动作。同时,注意观察阴道分泌物性质、颜色和量。

五、心理护理

向李女士和家属介绍子宫脱垂的知识和预后,缓解其焦虑,帮助家属理解李女士,协助李女士康复。

六、健康指导

(1) 术后休息 3 个月,禁止盆浴,禁止性生活,半年内避免重体力劳动。术后 2 个月复诊伤口愈合情况,3 个月后再次复查,待医生确认完全恢复后方可恢复性生活。放子宫托者定期复查。

(2) 消除子宫脱垂的诱因,防止分娩损伤,积极进行产后康复,避免产后过早参加重体力劳动,促进盆底肌恢复。积极防治使腹压增加的疾病,帮助李女士解决长期便秘的问题。

任务评价

根据任务实施情况进行考核(表 6－1－1)。

表 6－1－1　子宫脱垂护理任务评价表

评价项目	评价标准	分值	得分
操作前准备	1. 素质要求:服饰整洁,举止端庄,指甲符合要求,态度和蔼,注意保护患者隐私 2. 核对:姓名、床号、住院号、医嘱、治疗单 3. 护士准备:洗手、戴口罩、备齐物品 4. 评估:患者病情、相关知识知晓度、合作能力等	10	
实施过程	1. 采集患者的一般信息、主诉、现病史、月经史、婚育史、既往史、个人史、家族史 2. 结合患者的健康史、症状、心理-社会情况及辅助检查的结果,完成护理评估 3. 根据患者症状开展对症护理 4. 对患者进行用药护理 5. 对患者进行正确的术前、术中及术后护理 6. 根据患者需求开展心理护理 7. 根据患者病情开展健康教育	80	
综合评价	1. 注意保护患者的隐私 2. 与患者沟通有效,态度和蔼,关爱患者,有保护患者的安全意识,注重人文关怀	10	

（续表）

评价项目	评价标准	分值	得分
	3. 护理人员在护理评估过程中正确应用沟通技巧,语言通俗易懂,信息采集准确、全面 4. 能根据患者病情,选择适合患者的形式,开展心理护理和健康教育,内容科学,患者接受度好		
评价总分		100	

任务训练

请扫码完成课后习题。

课后习题

（王　冰）

任务二　生殖道瘘护理

任务目标

1. 了解女性生殖道瘘发生的原因和类型。
2. 能对女性生殖道瘘进行护理评估,并配合医生进行治疗。
3. 能对女性生殖道瘘的患者提出护理问题,做好相关护理。
4. 培养对患者关心、体贴的人文关怀,具有尊重患者人格、保护患者隐私的职业素养。

护理案例

文女士,女,31岁,初产妇,因"产后2周多次排气从阴道逸出和稀便从阴道流出"就诊。产妇孕期经过顺利,孕40^{+5}周临产,产科检查:宫高34 cm,腹围103 cm,骨盆测量出口横径8.0 cm,坐骨棘间径10.0 cm,耻骨弓90°,对角径13 cm,因预估胎儿重量为3 600 g,胎位ROA,试行阴道分娩。入院当天,产妇宫缩弱,临产10小时宫口扩张至1 cm,医生使用缩宫素加强宫缩后3小时宫口开至5 cm,因产妇感觉宫缩过频遂停用缩宫素。8 小时后产妇宫口全开,1 小时后阴道助产分娩一女婴,出生体重为 3 840 g,产后应用缩宫素、益母草、会阴冲洗、康复新液外用等一系列治疗措施后出院。产后 1 周时因外阴侧切愈合不良在家坐浴治疗,1 周后侧切伤口渐愈,又发现阴道多次有气体逸出和稀便从阴道流出,产妇非常焦虑,担心影响正常生活遂来院。入院诊断为"直肠阴道瘘"。

请思考:

1. 作为护理人员,该患者的主要护理问题是什么?
2. 现考虑为该患者手术治疗,请制订相关护理措施。

📖 学习内容

女性生殖道瘘是指生殖道与邻近器官(如膀胱、尿道、直肠)之间的异常通道,主要分为尿瘘(泌尿生殖道瘘)和粪瘘(直肠生殖道瘘),可导致尿液或粪便经阴道漏出,严重影响患者生活质量(图 6 - 2 - 1)。

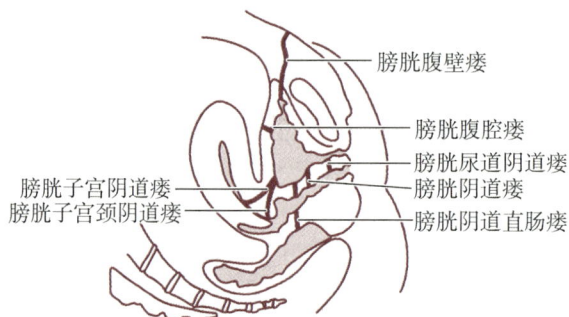

图 6 - 2 - 1　常见生殖道瘘示意图

一、发生原因

(一)产科损伤

产科损伤为最常见原因。

(1)产程过长导致组织压迫性坏死,如头盆不称、梗阻性难产。

(2)产科手术损伤,如产钳助产、剖宫产。

(二)妇科手术并发症

子宫切除术、广泛性子宫切除术等手术中误伤膀胱、输尿管或直肠。

(三)其他

包括放射治疗后遗症,如女性宫颈癌盆腔放疗后组织纤维化、缺血坏死;盆腔脓肿,如结核性盆腔炎侵蚀组织形成;晚期宫颈癌、阴道癌直接浸润膀胱或直肠;先天发育异常等。

二、分类

根据瘘管解剖位置可分为以下 3 类。

1. *尿瘘*　最常见膀胱阴道瘘,为膀胱与阴道间异常通道。

2. *粪瘘*　最常见直肠阴道瘘,为直肠与阴道间通道。

3. *混合性瘘*　同时存在尿瘘和粪瘘(如膀胱直肠阴道瘘),较少见。

三、临床表现

（一）症状

1. *尿瘘*　典型症状为阴道持续性或间歇性漏尿,与体位有一定关系。伴随症状有外阴湿疹、皮炎(长期尿液刺激)、反复尿路感染、尿频、尿急。

2. *粪瘘*　典型症状为阴道排气或排便,稀便时更明显,与瘘孔大小有关。伴随症状有阴道炎、外阴感染(粪便刺激)、腹胀、腹痛(偶见肠梗阻)。

3. *其他表现*　可出现性交困难、心理创伤(羞耻感、社交障碍)。

（二）体征

1. *阴道检查*　阴道窥器检查可观察阴道前壁或后壁瘘孔位置、大小。

2. *三合诊*　评估瘘管走向及周围组织瘢痕情况。

四、处理原则

（一）非手术治疗

1. *保守治疗*

(1) 适应证:小型瘘(<0.5 cm)、术后早期瘘和全身情况差无法手术者。

(2) 具体方法:

① 留置导尿管持续引流:适用于膀胱阴道瘘。

② 控制感染:遵医嘱应用广谱抗生素。

③ 营养支持:注意高蛋白饮食,纠正贫血。

2. *姑息治疗*

粪瘘患者使用阴道填塞或造口护理(如结肠造口)。

（二）手术治疗

手术修复是主要手段,术后需长期随访,警惕复发或新发瘘管。

1. *手术时机*　一般产伤可以立即手术,其他原因需等待瘘孔周围炎症消退,通常为 3～6 个月,放疗后瘘需延迟至放疗结束 6～12 个月。

2. *手术方式*

(1) 经阴道修补术:适用于低位膀胱阴道瘘、直肠阴道瘘的患者。

(2) 经腹修补术:适用于高位瘘、复杂瘘(如输尿管阴道瘘)。

(3) 腹腔镜/机器人辅助手术:微创,适用于技术条件允许的患者。

直肠阴道瘘的
手术治疗

五、预防措施

对孕产妇加强产前保健,避免产程过长;规范妇科手术操作,术中仔细分离,避免损伤;放疗前评估盆腔器官状态,必要时保护正常组织。

案例分析

案例中,文女士产后2周以"直肠阴道瘘"入院,护理人员应首先进行护理评估。

一、健康史

详细询问患者的分娩史、手术史、放疗史、感染史等。案例中,文女士存在分娩过程中出现产程长、胎头在局部压迫过久的分娩史。

二、身体评估

评估患者有无生殖道瘘的症状和体征。

案例中,文女士在产后1周因会阴伤口愈合不佳选择保守治疗,在产后2周时出现"多次排气从阴道逸出和稀便从阴道流出"的典型症状,符合直肠阴道瘘的表现。

查体:用阴道窥器打开阴道,暴露后壁,可见到瘘口在阴道后壁,距离阴道口约3 cm处,大小约1 cm,周围有新鲜肉芽组织增生。直肠检查可在直肠前壁触及瘘口。

三、心理-社会评估

注意评估患者的心理状态及对疾病了解程度,综合评估患者和家属对于疾病治疗相关知识了解情况和支持程度。

案例中,文女士因为产后出现生殖道瘘而焦虑,担心影响自己的生活,护理人员应准确评估文女士的心理状态及家属对于疾病治疗的态度。

四、辅助检查

(1)影像学检查:

① 亚甲蓝试验:经导尿管注入亚甲蓝,阴道内放置纱布,蓝染提示膀胱阴道瘘。

② 膀胱镜/直肠镜:直接观察瘘孔位置及周围黏膜情况。

③ 静脉肾盂造影:排查输尿管瘘及肾功能。

④ 盆腔 MRI/CT:明确复杂瘘管的解剖关系(如放疗后瘘)。

(2)实验室检查:尿常规、尿培养,以排查感染。

针对案例中文女士的情况,提出以下护理问题:

1. 自尊紊乱 与产妇阴道有气体逸出和稀便从阴道排出有关。
2. 焦虑 与产妇担心不能恢复正常生活有关。
3. 知识缺乏 缺乏产伤导致生殖道瘘的相关知识。

4. 潜在并发症 瘘道长期开放导致局部抵抗力下降可能引起感染等。

任务实施

针对案例中文女士的情况,符合"直肠阴道瘘(低位)",可能由产伤引起,需手术修补治疗,护理人员应在术前、术中和术后做好相应护理。

一、治疗配合

(一)非手术治疗护理

护理人员应加强与文女士的沟通,安慰、鼓励患者和家属。嘱其每日外阴局部清洁,保持干燥,遵医嘱应用抗生素预防感染发生;加强营养,进高蛋白、高维生素饮食,增强机体抵抗力。

(二)手术治疗护理

(1)术前护理:

① 案例中,文女士属于粪瘘患者,术前 3 天应进少渣饮食,每天应用 1∶5 000 高锰酸钾溶液坐浴 1～2 次,口服肠道抗生素、甲硝唑等抑制肠道细菌。术前 1 天流质饮食,术前一晚和术日晨清洁灌肠。

② 尿瘘患者术前 3～5 天,每天应用 1∶5 000 高锰酸钾溶液坐浴,术前数小时应用抗生素预防感染。如有尿路感染者,应在感染控制后手术。

(2)术中护理:配合医生修补瘘孔,观察患者生命体征。

(3)术后护理:

① 体位与活动:术后 24 小时卧床,避免压迫伤口(如膀胱阴道瘘术后应取侧卧位),逐步恢复活动,2 周内避免久坐、提重物或剧烈运动。

② 粪瘘术后排便护理:术后保持局部清洁,每日擦洗会阴 2 次。术后 4 天进少渣饮食,并口服阿片全碱 3～4 天,控制 4～5 天不排便,第 5 天口服缓泻剂,禁止灌肠或发生便秘而用力排便。

③ 尿瘘术后导尿管护理:注意每天补液量不少于 3 000 mL,保持导尿管通畅,留置导尿 7～14 天,必要时可留置 21 天,记录尿量及颜色;每日消毒尿道口,预防尿路感染;拔管前进行膀胱功能训练。

④ 伤口护理:术后注意观察患者阴道分泌物性状(正常为少量血性液),异常出血或有脓液排出须及时报告医生处理。会阴部每日消毒(如碘伏擦洗),可使用无菌护垫。

⑤ 疼痛管理:遵医嘱使用镇痛药,术后 24 小时内局部冷敷以减轻肿胀。

二、心理护理

做好心理护理,向文女士和家属解释病情,讲解治疗方案,减轻患者焦虑情绪,鼓励家属参与沟通,增强患者治疗疾病的信心。

三、随访指导

患者出院后注意加强营养,预防贫血,每日保持外阴清洁干燥,预防感染,每日监测体温,观察伤口红肿、渗液情况。尿瘘患者注意观察拔管后是否再次漏尿;粪瘘患者注意排便是否从阴道漏出。如有异常及时就诊。

四、健康教育

加强性生活指导,术后3个月内避免性生活,恢复后使用润滑剂减少摩擦。促进患者社会适应,指导使用吸水护垫或专用内裤,帮助恢复正常社交。

任务评价

根据任务实施情况进行考核(表6-2-1)。

表6-2-1 生殖道瘘护理任务评价表

评价项目	评价标准	分值	得分
素质要求	1. 形象:护理人员服装、鞋帽整洁;仪表大方,举止端庄;指甲符合要求 2. 态度:微笑服务;语言柔和恰当;态度和蔼可亲	10	
实施过程	1. 准确评估患者的病史,尤其是产伤情况 2. 评估患者的症状,确定生殖道瘘的类型 3. 通过护理查体,评估生殖道瘘的大小 4. 配合医生熟练进行相关辅助检查 5. 准确提出护理问题,制订护理措施并实施 6. 熟练完成非手术患者的护理 7. 针对手术患者: (1) 做好术前肠道、尿道和外阴的准备工作,加强心理沟通 (2) 术中准确配合,严密观察患者情况 (3) 术后注意保持导尿管通畅,外阴清洁干燥,避免感染发生 8. 能熟练对患者进行健康教育	80	
综合评价	1. 能熟练进行整体护理,动作标准规范,力度适宜 2. 护理过程认真仔细,与患者沟通良好,富有爱心 3. 护理过程中尊重患者,注意保护患者隐私	10	
	评价总分	100	

任务训练

请扫码完成课后习题。

课后习题

（张 伟、申 婧）

◆ 模块二　妇科护理

项目七　优化生育健康管理

项目介绍

　　生育健康管理是女性全生命周期健康的核心环节,涵盖避孕措施选择、避孕失败补救及生育力保护等内容。优化生育以避孕为主,其主要方法包括宫内节育器、药物避孕及外用避孕等,护理人员要掌握避孕措施相关知识,科学指导避孕及规范护理。

　　人工流产是避孕失败后妊娠早期的补救措施,包括手术流产和药物流产两种方式,护理人员应掌握其注意事项及护理要点,重点关注人工流产后生育力保护。

　　本项目通过对临床典型案例的引入,明确护理人员在避孕方式选择、避孕失败补救措施两种情况中的护理任务,指导其提出护理问题,规范护理实施,并进行护理评价。

学习导航

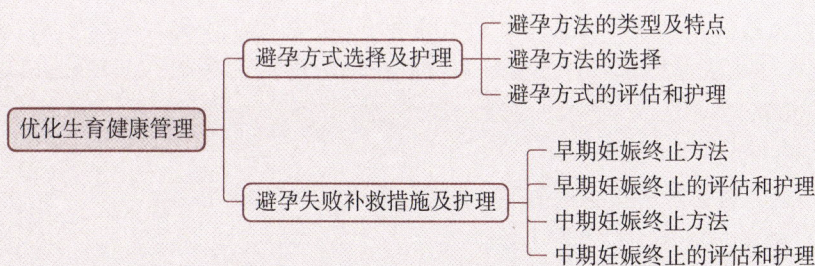

项目七 优化生育健康管理

任务一 避孕方式选择及护理

任务目标

1. 能知晓常用避孕方法及适应证,能对宫内节育器常见并发症进行护理。
2. 能对人工流产术术前、术后进行护理,并做好术中配合。
3. 具备指导妇女进行避孕方式知情选择的能力。
4. 培养良好沟通、尊重妇女隐私的素养。

护理案例

　　杨女士,30岁,已婚,因产后半年不知采取何种避孕方法来医院咨询。该妇女半年前自然分娩一女婴,产后坚持母乳喂养,现月经复潮一次,经量适中,暂无生育计划,前来咨询避孕方法。既往体健,12岁初潮,平素月经规律,周期28~30天,经量适中,无痛经。未孕时曾服用过短效避孕药,不良反应较重。无糖尿病、高血压等病史。体格检查均正常。B型超声检查:子宫、附件无异常。血常规、阴道分泌物检查正常。

　　请思考:

1. 请为该妇女选择合适的避孕方法。
2. 选择该方法的依据是什么?
3. 该避孕方法的护理要点有哪些?

学习内容

　　避孕是指用科学的方法,在不影响正常性生活和身心健康的前提下,通过药物、器具以及利用妇女的生殖、生理自然规律,使妇女暂时不受孕。避孕主要控制过程中的3个关键环节:①抑制精子和卵子产生;②阻止精子和卵子结合;③改变宫腔内环境。目前常用的女性避孕方法有工具避孕、药物避孕及外用避孕等。男性避孕方法主要是阴茎套和输精管结扎术。

一、宫内节育器

（一）宫内节育器定义及分类

宫内节育器(intrauterine device，IUD)是一种置于子宫腔内的长效、可逆避孕装置,通过局部机械或生化作用干扰受精、着床等环节实现避孕(图 7-1-1)。根据材质及作用机制,主要分为含铜 IUD 和激素 IUD 2 类。

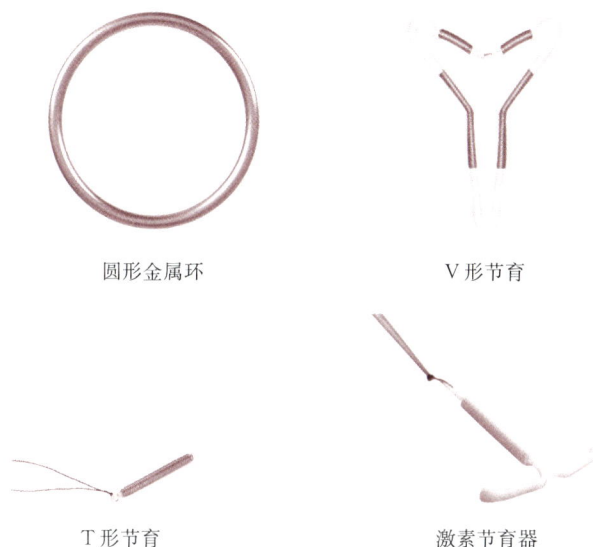

圆形金属环　　　　　　　　V 形节育

T 形节育　　　　　　　激素节育器

图 7-1-1　宫内节育器类型

避孕原理

1. **含铜 IUD**　由塑料支架缠绕铜丝或铜套组成,通过持续释放铜离子产生毒性效应,抑制精子活性和受精卵着床,有效期可达 10 年。

2. **激素 IUD**　如左炔诺孕酮宫内缓释系统,为含孕激素的储药库,通过缓释激素抑制子宫内膜增生、增厚宫颈黏液及部分抑制排卵,兼具避孕与治疗功能(如控制月经过多),有效期通常为 5 年。

IUD 具有高效性、长效性、可逆性及低维护性的特点,其避孕成功率>99%,一次放置可持续数年,无须每日操作,适用于不同生育阶段的女性,是世界卫生组织推荐的核心避孕方法之一。

（二）IUD 放置术

1. **适应证**　育龄期女性自愿选择长效避孕;需治疗月经过多、痛经者(使用激素 IUD)。

2. **禁忌证**　妊娠、急性盆腔感染、生殖道急性炎症、怀疑有妊娠组织残留或感染可能、生殖道畸形、生殖道肿瘤、宫腔<5.5 cm 或>9.0 cm、宫颈口过松、重度宫颈裂伤或子宫脱垂、严重的全身性疾病、短期内阴道不规则出血、铜过敏者。

3. **术前评估**　采集月经史、避孕史、妇科手术史等。行妇科检查、白带常规、尿 hCG、B型超声(评估子宫形态)。

4. **放置时机**　月经干净后 3~7 天内且无性交;产后 42 天恶露已净且子宫恢复正常;剖

宫产术后半年并恢复月经；人工流产后，中期妊娠引产术后 24 小时或清宫术后；孕激素 IUD 在月经第 4～7 天放置；自然流产于月经复潮后放置，药物流产 2 次正常月经后放置；哺乳期放置应先排除早孕；紧急避孕应在性交后 5 天内。

5. **放置步骤** 取膀胱截石位，常规消毒外阴、铺洞巾，放置窥阴器充分暴露宫颈，消毒阴道、宫颈、宫颈管，宫颈钳夹持宫颈前唇，子宫探针测量宫腔深度，宫颈管较紧者，用宫颈扩张器逐步扩张。用放环器将节育器推送入宫腔，宫内节育器上缘必须抵达宫底部，若放置带有尾丝的节育器，应在距宫颈外口 2～3 cm 处将尾丝剪断，观察无出血后，即可取出宫颈钳和阴道窥器。

6. **治疗配合**

（1）术前协助受术者选择合适型号的 IUD，介绍 IUD 的避孕原理、放置术过程及配合要点，舒缓妇女的紧张情绪，使其理解并积极配合。

（2）物品准备：上环包 1 个、洞巾 1 块、无菌手套 1 副、棉球若干、宫内节育器 1 个、0.5％碘伏液 1 瓶。

（3）术中观察疼痛反应，监测生命体征。

（4）术后观察出血量及腹痛情况。

（5）术后健康指导：术后休息 3 天，避免重体力劳动 1 周；术后 2 周内禁止盆浴、禁止性生活；每月经期或排便时观察有无 IUD 脱落；术后可能有少量阴道出血及下腹部不适，若发热、下腹痛及阴道流血量多时，应随时就诊。

（三）IUD 取出术

1. **适应证** 计划妊娠者、绝经后 1 年内、IUD 到期更换者、有严重并发症（如感染、移位）、带器妊娠者。

2. **禁忌证** 患生殖器官急性、亚急性炎症和严重全身性疾病者。

3. **取节育器时机** 月经干净 3～7 天为宜，带器早期妊娠于人工流产时取出，带器异位妊娠于术前行诊断性刮宫时取出，子宫不规则出血或出血多者随时可取。

4. **操作流程**

（1）术前检查：超声确认 IUD 位置，排除嵌顿。

（2）取出步骤：常规外阴、阴道及宫颈消毒，钳夹尾丝缓慢牵拉。如无尾丝，使用取环钩贴近宫壁轻柔钩取，遇阻力时暂停，超声引导或宫腔镜下取出。

5. **术后指导** 注意观察出血及感染征象，2 周内禁止性生活、禁止盆浴。需避孕者建议及时更换其他避孕措施。

（四）IUD 放置的并发症及处理原则

IUD 放置的并发症及处理原则见表 7-1-1。

表 7-1-1　IUD 放置并发症及处理原则

并发症	临床表现	处理措施
子宫穿孔	突发下腹剧痛、出血、休克	立即停止操作，超声/腹腔镜探查，必要时手术修复
感染	发热、下腹痛、有脓性分泌物	抗生素治疗，严重者取出 IUD

（续表）

并发症	临床表现	处理措施
IUD 脱落	月经量突增、触及尾丝延长或消失	超声确认后重新放置，建议选择固定式 IUD
月经异常	经量增多（含铜 IUD）、点滴出血（激素 IUD）	对症治疗，3～6 个月无改善可考虑更换类型
嵌顿/异位	取器困难，腹痛	宫腔镜或腹腔镜下取出，避免暴力操作
带器妊娠	停经，出现早孕反应	行人工流产同时取出 IUD

二、药物避孕

药物避孕通过外源性甾体激素干扰生殖内分泌轴调控，实现多环节协同避孕效应。

（一）避孕药的类别

常用避孕药有短效、长效、紧急，具体使用见"常用避孕药物种类及使用原则"二维码。

常用避孕药
物种类及使
用原则

（二）适应证与禁忌证

1. **适应证** 健康育龄期女性自愿要求药物避孕且无禁忌证；需调整月经周期者（如月经过多、痛经、经前紧张综合征）；痤疮、多毛症等高雄激素血症的辅助治疗（可用含抗雄激素活性孕激素的联合口服避孕药）。

2. **禁忌证**

（1）绝对禁忌证：目前或既往患有静脉血栓栓塞症（venous thrombosis embolism, VTE）、动脉粥样硬化性心血管疾病、雌激素依赖性肿瘤（如乳腺癌、子宫内膜癌）、严重肝功能障碍（如急性病毒性肝炎、肝硬化失代偿期）、不明原因阴道出血、已知或怀疑妊娠者。

（2）相对禁忌证（需个体化评估）：偏头痛（无局灶性神经症状）、未控制的高血压（收缩压≥160 mmHg 或舒张压≥100 mmHg）、糖尿病伴血管并发症、胆囊疾病、长期卧床等。

（三）避孕药的不良反应及处理

1. **类早孕反应** 10%～30%的妇女服药后会发生恶心、呕吐、头晕、乳房胀痛等类早孕症状，轻者不需处理，坚持服药数个周期后不良反应可自然消失。症状较重者，指导其睡前服药或与食物同服维生素 B_6 10～20 mg，每日 3 次，持续≥3 个月，若无缓解，需评估更换制剂。

2. **突破性出血** 多数发生在漏服避孕药后，少数未漏服避孕药也会发生。轻者点滴出血，无须处理，随着服药时间延长而逐渐减少直至停止。若流血量偏多者，可每晚在服用避孕药同时加服雌激素直至停药。流血似月经量者则停止用药，于下一周期再开始服用药物或更换避孕药。

3. **闭经** 常见于单纯孕激素制剂（如皮下埋植剂），停药后月经不来潮，需排除妊娠，必要时可用短期雌、孕激素周期治疗恢复撤退性出血。

4. **代谢影响** 体重增加，可能与避孕药促进体内合成代谢增强及水钠潴留有关。新型复方口服避孕药（含屈螺酮）可对盐皮质激素受体产生拮抗作用，减少水钠潴留。

5. 静脉血栓(VTE)风险 Caprini 血栓风险评估量表评分≥3 分者避免使用含雌激素制剂,优选第二代孕激素(左炔诺孕酮)或非口服途径。

三、其他避孕方法

(一)屏障避孕法

1. 男用避孕套 为男性避孕工具,作为屏障阻止精子进入阴道,从而达到避孕的目的。正确使用下避孕成功率达 93%～95%。使用阴茎套还具有防止性传播疾病的作用,故应用广泛。

2. 女用避孕套 将聚氨酯套覆盖阴道壁及外阴,阻止精子和卵子接触。女性避孕套既能避孕,又能预防性传播疾病,但操作难度较高,国内普及率低。

3. 外用杀精剂 是性交前置入阴道,具有灭活精子而起到避孕作用的一类化学避孕制剂。目前临床常用的有避孕栓剂、片剂、胶冻剂、凝胶剂及避孕薄膜等,于性交前 5～10 分钟将片剂、栓剂和薄膜等置入阴道,等待溶解后才能起效,不作为避孕首选药。

(二)自然避孕法

根据妇女的自然生理规律,不用任何避孕药物或器具,选择在月经周期中的易受孕期进行禁欲而达到避孕目的,包括日历法、基础体温法、宫颈黏液观察法。安全期计算法适用于月经周期规则的妇女,避开排卵期(下次月经前 14 天左右),其余时间不易受孕为安全期。基础体温法和宫颈黏液观察法是根据基础体温测量和宫颈黏液来判断排卵日期。需注意的是,妇女排卵过程受情绪、健康情况、性生活以及外界环境等多种因素影响,可提前或推迟排卵,因此,自然避孕法并不可靠,失败率高,不宜推广。

新兴技术(临床研究阶段)

1. 男性激素避孕

机制:睾酮+孕激素抑制精子发生。

进展:世界卫生组织Ⅱ期试验显示有效率为95%,尚未上市。

2. 避孕疫苗

靶点:抗 hCG 抗体阻断胚胎着床。

现状:已完成Ⅰ期试验,有效性待验证。

案例分析

案例中,杨女士因产后暂无生育计划前来咨询避孕方法。护理人员初步对妇女进行护理评估。

一、健康史

(1)一般资料:30 岁,已婚,无药物过敏史,无糖尿病、高血压等病史。未孕时曾服用过短效避孕药,不良反应较重。产后坚持母乳喂养,月经复潮 1 次,目前无生育计划。

(2)月经史:既往体健,12 岁初潮,平素月经规律,周期 28～30 天,经量适中,无痛经。

二、身体评估

（1）护理案例中，杨女士体温、脉搏、呼吸、血压均正常，心肺检查无异常。

（2）妇科检查：主要评估外阴发育是否正常，有无红肿、溃疡。双合诊检查阴道黏膜是否光滑，评估分泌物量及颜色；宫颈是否光滑，有无举痛及摇摆痛；评估子宫大小、位置及活动度，有无压痛；双侧附件有无明显包块、压痛。案例中，杨女士以上检查均无异常。

三、辅助检查

B型超声检查子宫及附件有无异常，阴道分泌物检查是否正常，血常规、凝血系列、传染病系列检查有无异常。案例中，杨女士以上辅助检查结果均无异常。

四、心理−社会评估

评估杨女士和其丈夫夫妻关系是否和谐，家属对计划生育接受程度，是否对避孕方式选择存在疑虑，有无焦虑、紧张的心理变化。

> 根据评估结果，可以明确案例中杨女士目前存在以下护理问题：
> 1. *知识缺乏*　缺乏计划生育相关知识。
> 2. *焦虑*　与担心避孕措施对身体健康影响有关。

任务实施

护理人员明确杨女士暂时无生育要求，需要避孕措施，护理人员需完成下列任务。

一、一般护理

（1）护理人员能耐心沟通交流，细致讲解有关避孕的知识。

（2）告知妇女妇科检查、妇科B超检查及阴道微生态检测的目的及注意事项，并协助完成相关检查。

二、心理护理

护理人员在操作前与受术者充分沟通交流，避免其产生焦虑及不信任的情绪，积极配合治疗。

三、推荐合适的避孕方法

可推荐含铜宫内节育器。选择依据：①含铜IUD是一种长效、可逆、不含激素的避孕方式，适合产后哺乳期女性，且无须依赖日常用药或操作；②杨女士既往使用短效避孕药不良反应较重，排除激素类避孕方式（如皮下埋植、避孕针、复方避孕药）；③体格检查及B型超声显示子宫恢复良好，无禁忌证。

四、治疗配合

积极配合宫内节育器放置术操作前、后准备。

五、观察与指导

(1)留观30分钟,确认受术者无剧烈腹痛、阴道大出血等急性并发症。(2)术后1周避免重体力劳动,术后2周避免性生活。(3)保持外阴清洁,预防感染。(4)嘱受术者若出现发热、严重腹痛或出血量>月经量,应立即就诊。

六、随访计划

放置IUD 1个月后进行首次随访,复查B型超声确认IUD位置;以后每年进行1次妇科检查,观察IUD尾丝及避孕效果。

任务评价

根据任务实施情况进行考核(表7-1-2)。

表7-1-2 宫内节育器放置及取出术护理任务评价表

项目	评价标准	分值	得分
素质要求	1. 形象:服装、鞋帽整洁;仪表大方,举止端庄;指甲符合要求 2. 态度:微笑服务;语言柔和恰当;态度和蔼可亲 3. 注意保护患者隐私,尊重女性	10	
实施过程	1. 操作前评估: (1)核对妇女姓名、性别,操作前解释 (2)评估患者身体状况、有无手术禁忌 (3)环境清洁,光线适宜 2. 操作前准备: (1)洗手、戴口罩 (2)用物准备:上环/取环包、阴道窥器、大棉棒、各种型号扩宫棒、探针、合适型号的节育器。核对并检查用物,应在有效期内,放置合理 (3)患者准备:排空膀胱,备卫生纸巾,配合操作 3. 操作步骤: (1)核对并解释 (2)协助患者取膀胱截石位 (3)外阴视诊:查看外阴发育情况、有无皮肤溃疡糜烂等 (4)阴道窥诊:阴道窥器放置、退出方法正确,动作轻柔 (5)双合诊检查子宫位置、大小及附件情况,方法正确 (6)打开上环/取环包,协助医生消毒外阴及阴道,铺巾 (7)再次核对 (8)术中护理配合规范 (9)术毕观察有无出血,确认无异物残留,再次消毒宫颈及阴道,取出窥阴器 (10)整理用物	80	

（续表）

项目	评价标准	分值	得分
	4. 操作后处置： （1）用物、生活垃圾及医疗废弃物分类处置正确 （2）流动水洗手 （3）术后观察患者出血量及一般情况并记录 （4）指导妇女术后注意事项和随诊时间		
综合评价	1. 操作过程规范、准确，符合无菌操作及标准预防原则 2. 患者体位舒适，操作方法正确，动作轻柔，无操作并发症发生 3. 指导、沟通到位，体现人文关怀 4. 患者感觉良好，无不适，知晓相关注意事项	10	

任务训练

请扫码完成课后习题。

课后习题

（杨　蕊）

任务二　避孕失败补救措施及护理

任务目标

1. 熟悉常用的避孕失败补救措施及其适应证、禁忌证。
2. 了解早期终止妊娠与中期终止妊娠的区别。
3. 能对避孕失败后妊娠终止的妇女进行护理。
4. 培养良好沟通的能力和尊重妇女隐私的素养。

护理案例

李女士，30岁，已婚，因停经50天来院就诊。尿妊娠试验阳性，B超检查于宫腔内探及妊娠囊。该妇女平素月经规律，已育有2孩，既往体健，无生殖器官炎症，无血栓性疾病。平时采取安全期避孕，此次属于意外妊娠，要求行人工流产，身体检查无异常发现。

请思考：

1. 如何为实施人工流产术的妇女提供相应的护理？
2. 如何指导李女士人工流产术后注意事项？

学习内容

避孕失败的补救措施是指因意外妊娠、母体疾病不宜继续妊娠、检查发现胚胎异常等原因需要终止妊娠而采用的人工流产方法，包括早期终止妊娠和中期终止妊娠。

一、早期妊娠终止方法

早期人工流产是适用于妊娠≤14周的妊娠终止方法。人工流产需在具备资质的医疗机构内，由专业医护人员实施，并严格遵循知情同意原则。根据妊娠周数及临床指征，早期妊娠终止方法包括手术流产和药物流产2类。

（一）手术流产

1. 负压吸引术（妊娠≤10周）

（1）适应证：

① 自愿终止妊娠且符合《中华人民共和国人口与计划生育法》第三十九条规定。

② 母体健康因素：妊娠合并严重心、肝、肾疾病，如心功能Ⅲ～Ⅳ级、肝硬化失代偿期；妊娠期恶性肿瘤需立即化疗或放疗，如急性白血病，不宜继续妊娠。

③ 胎儿异常：胎儿停止发育；经产前诊断确诊染色体异常（如21-三体综合征）或重大结构畸形，如无脑儿。

> **《中华人民共和国母婴保健法》**
>
> 第十九条　依照本法规定施行终止妊娠或者结扎手术，应当经本人同意，并签署意见。本人无行为能力的，应当经其监护人同意，并签署意见。
>
> **《中华人民共和国人口与计划生育法》**
>
> 第三十九条　严禁利用超声技术和其他技术手段进行非医学需要的胎儿性别鉴定；严禁非医学需要的选择性别的人工终止妊娠。

（2）禁忌证：

① 生殖器官急性炎症，如盆腔炎活动期。

② 凝血功能障碍（国际标准化比值＞1.5，血小板计数＜50×10^9/L）。

③ 各种疾病的急性期或严重的全身性疾病。

④ 子宫畸形无法安全操作，如纵隔子宫未矫正。

2. 钳刮术（妊娠10～14周）

（1）适应证：适用于妊娠10～14周以内自愿要求终止妊娠而无禁忌证者；其余同负压

吸引术。

（2）禁忌证：同负压吸引术。

3. 治疗配合

（1）术前评估与准备：

① 术前必查项目：血常规、凝血功能、血型、阴道分泌物检测；超声检查确认孕周及宫内妊娠，排除异位妊娠。

② 测量体温、脉搏、血压。

③ 讲解手术操作流程及配合要点，消除受术者顾虑和担忧。

④ 术前排空膀胱。

⑤ 行无痛人工流产术，术前须常规禁饮食 4～6 小时。

⑥ 行钳刮术者术前必须进行预处理，即米索前列醇 0.4 mg 术前 2～3 小时阴道放置，或海藻棒扩张宫颈至 10～12 mm。

（2）术中观察：

① 生命体征监测：持续监测血压、心率（警惕人工流产综合征，即心率＜60 次/分，收缩压＜90 mmHg）。

② 备齐急救药品。

③ 超声引导下操作，减少子宫穿孔风险。

（3）术后管理：

① 卧床休息 2 小时，观察腹痛及阴道流血情况，及时评估出血量，若每小时出血量＞200 mL，则提示大出血，需用宫缩剂 + 补液。

② 疼痛管理：评估受术者疼痛的程度，遵医嘱给予口服或肌内注射镇痛药。

③ 配合医生检查吸出物，必要时送病理检查。

④ 积极实施"流产后关爱"服务，向女性和家属宣传避孕相关知识，帮助流产后女性及时落实科学的避孕方法，避免重复流产。

⑤ 定期随访：术后 1 周超声复查排除妊娠物残留，术后 1 个月评估月经恢复及避孕措施依从性。

4. 并发症及防治

（1）出血：多发生在妊娠月份较大、吸管过小时，妊娠产物不能迅速排出而影响子宫收缩所致。可在扩张宫颈管后注射宫缩剂，并尽快钳取或吸出妊娠产物。

（2）子宫穿孔：是手术流产的严重并发症。多表现为突发下腹剧痛、器械无阻力感，应立即停止操作，进行超声评估，必要时腹腔镜探查修补。

（3）人工流产综合反应：是指手术时疼痛或局部刺激，使受术者在术中或术毕出现恶心呕吐、心动过缓、心律不齐、面色苍白、头昏、胸闷、大汗淋漓，严重者甚至出现血压下降、昏厥、抽搐等迷走神经兴奋症状。若发现症状，应立即停止手术，给予吸氧，一般能自行恢复。严重者可加用阿托品 0.5～1 mg 静脉注射。

（4）漏吸或空吸：施行人工流产术未吸出胚胎及绒毛而导致继续妊娠或胚胎停止发育，称为漏吸。一旦发现漏吸，应再次行负压吸引术。误诊宫内妊娠而行人工流产负压吸引术，称为空吸。诊断为空吸必须将吸刮的组织全部送病理检查。术毕吸刮出物肉眼未见绒毛，需重新检查,警惕异位妊娠。

(5) 吸宫不全:是指手术流产后宫腔内有部分妊娠产物残留,是手术流产常见并发症。术后阴道流血超过 10 天,血量过多或流血停止后再现多量流血,均考虑为吸宫不全,B 超检查有助于诊断,一经诊断排除感染征象,应尽早行刮宫术。

(6) 术后感染:主要表现为发热、下腹痛、白带混浊和不规则阴道流血。妇科检查时子宫或附件区有压痛。嘱其半卧位休息,给予全身支持疗法,应用广谱抗生素。宫腔内有妊娠产物残留者,应按感染性流产处理。

(7) 羊水栓塞:少见,偶发于钳刮术。

(8) 远期并发症:宫颈粘连、宫腔粘连、月经失调、慢性盆腔炎、继发性不孕等。

(二) 药物流产

药物流产是指通过口服或阴道给药的方式,使用抗孕激素(米非司酮)联合前列腺素类似物(米索前列醇)终止早期妊娠的方法,适用于妊娠≤49 天的宫内妊娠终止。

1. 适应证

(1) 适用于妊娠≤49 天,自愿终止妊娠且符合国家法律法规。

(2) 妊娠合并严重内科疾病,如心力衰竭、肝肾功能不全,无法耐受手术风险;生殖道畸形,如子宫纵隔导致手术操作困难。

(3) 多次手术流产史,对手术流产存在恐惧或心理抗拒。

2. 禁忌证 异位妊娠或疑似异位妊娠,肾上腺皮质功能不全,米非司酮或前列腺素过敏史。

3. 用药方法

(1) 顿服法:用药第 1 天顿服米非司酮 200 mg,第 3 天早上米索前列醇 0.6 mg 口服。

(2) 分服法:米非司酮 150 mg 分 3 天服用。第 1 天晨服 50 mg,8～12 小时后再服 25 mg;用药第 2 天早、晚各服米非司酮 25 mg;第 3 天上午 7 时服 25 mg,1 小时后再服 0.6 mg。

4. 治疗配合

(1) 评估与准备:超声确认宫内妊娠及孕周、血常规、凝血功能、肝肾功能,排除异位妊娠及过敏史。

(2) 心理支持:解释流产过程及可能出现的不良反应,取得配合。

(3) 耐心解释米非司酮、米索前列醇的使用剂量、次数、用药方法,最好看着妇女服下药物,以免漏服、错服,保证用药安全。

(4) 妊娠囊排出观察。大多数在服药 6 小时内会出现阴道少量流血、小腹下坠感、腹痛等症状,指导妇女使用专用便器或一次性杯收集妊娠排出物,查看排出物,鉴定是否为妊娠囊及其大小、完整性。个别需要更长时间,须密切观察,耐心等待。

(5) 用药期间密切观察腹痛及出血量,若流产不全或流产失败,协助医生做好清宫准备。

(6) 流产后注意休息,禁止性生活、禁止盆浴 1 个月。

(7) 指导流产后避孕方法的选择,避免重复流产。

5. 不良反应及处理

(1) 胃肠道反应:服药过程中部分妇女可出现恶心、呕吐、腹泻等胃肠道症状,症状轻者无须特殊处理,给予心理护理。症状较重者,给予对症处理。

（2）阴道流血:用药后应严密随访,1周后复查B超,若疑为不全流产时应及时行清宫术,应用抗生素预防感染。

二、中期妊娠终止方法

孕妇患有严重疾病不宜继续妊娠或防止先天性畸形儿出生需要终止中期妊娠者,可以采取依沙吖啶(利凡诺)引产和水囊引产。

（一）适应证

（1）妊娠≥14周至<28周,患有严重器质性疾病(如失代偿性心脏病、重度高血压、肝肾衰竭)或妊娠期严重并发症(如子痫前期重度、HELLP综合征、胎盘早剥保守治疗无效等),不宜继续妊娠者。

（2）妊娠早期接触导致胎儿畸形的因素,检查发现胚胎异常者。

（二）禁忌证

（1）患有生殖器官急性炎症、各种急性感染性疾病、慢性疾病急性发作期。

（2）凝血功能障碍未纠正。

（3）严重全身性疾病无法耐受手术(如心功能Ⅳ级)。

（三）操作方法

1. 依沙吖啶(利凡诺)引产　包括羊膜腔内注入法和羊膜腔外注入法。依沙吖啶是一种强力杀菌剂,可使子宫内蜕膜组织坏死而产生内源性前列腺素,引起子宫收缩。临床常用依沙吖啶羊膜腔内注入法,需超声引导下进行,引产成功率达90%～100%。

2. 水囊引产　将消毒水囊放置在子宫壁和胎膜之间,根据妊娠月份大小,囊内注入300～500 mL的0.9%氯化钠溶液,以增加宫腔压力和使胎膜剥离,局部前列腺素释放,引起子宫收缩,促使妊娠物排出。一般水囊放置后12～24小时可引起宫缩。

（四）并发症及处理

1. 出血　主要原因为子宫收缩乏力、胎盘残留、凝血异常等。快速建立静脉通路,使用缩宫素/卡前列素氨丁三醇注射液,必要时行清宫术或介入栓塞治疗。

2. 感染　是水囊引产最常见的并发症,应严格无菌操作,术后应用抗生素预防感染,如头孢类＋甲硝唑。

3. 子宫损伤　若出现穿孔、宫颈裂伤,应立即停止操作,必要时腹腔镜下或开腹探查修补。

4. 产道损伤　少数受术者可有不同程度的软产道裂伤。

5. 胎盘、胎膜残留　一般发生率低,为避免妊娠组织残留,多主张胎盘排出后立即行刮宫术。

（五）治疗配合

1. 术前评估　全面评估孕产史、手术史、过敏史,完善血常规、凝血功能、超声、心电图等检查,做好穿刺点皮肤准备。

2. 心理支持　解释操作流程,减轻焦虑,取得配合。

3. 术中观察　监测生命体征,记录出血量及用药反应。观察宫缩强度及腹痛性质,警惕强直性宫缩。

4. 术后管理 胎盘、胎膜排出后常规行清宫术，注意观察产后宫缩、阴道流血及排尿情况，指导会阴清洁，预防感染。若妊娠月份大的产妇引产后出现泌乳，需指导其及时采取退奶措施。

5. 健康指导 术后 1 个月禁止性生活、禁止盆浴，落实避孕措施。若出院后出现发热、剧烈疼痛及阴道流血量多等异常情况，应及时就诊。

案例分析

案例中，根据李女士的健康史和辅助检查结果，符合早孕。此次属于意外妊娠，妇女要求行人工流产，护理人员对该妇女进行护理评估。

一、健康史

（1）一般资料：李女士，30 岁。

（2）月经婚育史：已婚，已育有 2 孩。13 岁初潮，平素月经规律，周期 28～30 天，经量适中，无痛经。

（3）疾病史及过敏史：既往体健，无生殖器官炎症，无血栓性疾病，无药物过敏史。

二、身体评估

（1）主要症状：停经 50 天。

（2）全身检查：评估体温、脉搏、血压是否正常，心肺功能检查有无异常。

（3）妇科检查：评估外阴发育是否正常，有无红肿、溃疡。双合诊检查阴道黏膜是否光滑，评估分泌物量及颜色；宫颈是否光滑，有无举痛及摇摆痛；子宫位置、大小及活动度；双侧附件有无明显包块。案例中，李女士身体检查无异常发现。

三、心理-社会评估

评估其社会关系，是否征得家属同意，妇女有无焦虑、紧张的情绪变化。

四、辅助检查

尿妊娠试验是否阳性，B 超检查是否于宫腔内探及妊娠囊，阴道分泌物检查是否正常，血常规、凝血系列、传染病系列检查有无异常。案例中，李女士尿妊娠试验阳性，超声于宫腔内探及妊娠囊，其余检查无异常。

根据评估结果，可以明确案例中李女士目前存在以下护理问题：

1. *知识缺乏* 缺乏计划生育相关知识。

2. *焦虑* 与意外妊娠有关。

任务实施

护理人员明确李女士无继续妊娠意愿，要求行人工流产术终止妊娠，完成下列任务。

一、一般护理

（1）护理人员能耐心沟通交流，细致讲解有关人工流产的知识。

（2）告知妇女妇科检查、尿 hCG、妇科 B 超检查及阴道微生态检测的目的及注意事项，并协助完成相关检查。

二、心理护理

护理人员应与受术者充分沟通交流，解释手术流程（如无痛人流采用静脉麻醉），缓解焦虑情绪。

三、术前宣教与准备

行无痛人流术术前 6 小时禁食，2 小时禁饮；术前排空膀胱；签署知情同意书，告知手术风险（如出血、感染、子宫穿孔）及术后注意事项。

四、术中观察与护理配合

协助受术者取膀胱截石位，注意保暖及隐私保护。协助医生消毒外阴，铺巾，传递器械。持续监测生命体征（心率、血压、血氧饱和度）。观察受术者反应，及时处理疼痛或不适；记录术中出血量（通常＜50 mL），发现异常（如出血过多、面色苍白）立即报告医生。

五、术后护理措施

① 术后留观 1～2 小时，监测生命体征至清醒。②观察阴道出血量及腹痛情况，排除宫缩不良或穿孔可能。③疼痛管理：口服非甾体抗炎药（如布洛芬），缓解术后宫缩痛。

六、预防感染

遵医嘱口服抗生素（如多西环素 3 天），预防盆腔感染。指导妇女保持外阴清洁，每日温水清洗，避免盆浴。

七、人工流产术后注意事项

① 术后卧床 24 小时，全休 2 周，避免重体力劳动及剧烈运动。②观察腹痛及阴道出血情况，出血量＞月经量或持续 2 周不净，有剧烈腹痛、发热（＞38 ℃）、分泌物异味（感染征象）等，须立即返院复查。③禁止性生活、禁止盆浴 2 周。④建议高蛋白（鱼、蛋、瘦肉）、高铁（动物肝脏、菠菜）、维生素丰富的食物，促进恢复，避免生冷、辛辣的刺激性食物。

八、避孕指导

术后 2 周即可恢复排卵，须立即落实避孕措施。

推荐方案：①短效避孕药（如屈螺酮炔雌醇片），修复内膜、调节月经，术后当日开始服用；②宫内节育器（IUD），术后及时放置，放置前须排除感染；③避孕套，应正确使用，确保全程、无破损。

九、随访指导

术后 2 周首次复查,评估出血情况、行 B 超排除残留。一般在术后 4～6 周月经恢复,若延迟,需排查有无宫腔粘连或内分泌异常。

任务评价

根据任务实施情况进行考核(表 7 - 2 - 1)。

表 7 - 2 - 1　人工流产术护理任务评价表

项目	评价标准	分值	得分
素质要求	1. 形象:服装、鞋帽整洁;仪表大方,举止端庄;指甲符合要求 2. 态度:微笑服务;语言柔和恰当;态度和蔼可亲 3. 注意保护患者隐私,尊重女性	10	
实施过程	1. 操作前评估: (1) 洗手,核对妇女姓名、性别、住院号(住院妇女),操作前解释 (2) 评估患者身体状况,有无手术禁忌 (3) 环境清洁、光线适宜 2. 操作前准备: (1) 洗手、戴口罩 (2) 用物准备:基础治疗盘、留置针、止血带、胶布、弯盘、人流包、各种型号扩宫棒及吸引管、探针、阴道窥器。核对并检查用物,应在有效期内,并放置合理 (3) 患者准备:排空膀胱,备卫生纸巾,配合操作 (4) 备床旁 B 超、电动吸引器 3. 操作步骤: (1) 核对并解释 (2) 协助患者取膀胱截石位,建立静脉通路 (3) 外阴视诊:查看外阴发育情况、有无皮肤溃疡、糜烂等 (4) 阴道窥诊:阴道窥器放置、退出方法正确,动作轻柔 (5) 双合诊检查子宫位置、大小及附件情况,方法正确 (6) 打开无菌人流包,协助医生消毒外阴及阴道,铺巾 (7) 再次核对 (8) 术中护理配合规范 (9) 医护共同确认清出物是否有绒毛及胎囊大小,送病检 (10) 协助患者取舒适体位,整理床单位和用物 4. 操作后处置: (1) 用物、生活垃圾及医疗废弃物分类处置正确 (2) 流动水洗手 (3) 术后观察患者出血量及一般情况并记录 (4) 指导妇女术后注意事项、随诊时间及避孕方法	80	
综合评价	1. 操作过程规范、准确,符合无菌操作及标准预防原则 2. 患者体位舒适,操作方法正确,动作轻柔,无操作并发症发生 3. 指导、沟通到位,体现人文关怀 4. 患者感觉良好,无不适,知晓相关注意事项	10	

任务训练

请扫码完成课后习题。

课后习题

（杨　鑫）

参考文献

［1］ HERDMAN T H, KAMITSURU S, LOPES C T. NANDA-I护理诊断:定义与分类 (2021—2023)［M］.12版.李小妹,周凯娜,译.西安:世界图书出版西安有限公司, 2023.

［2］ 安力彬,陆虹.妇产科护理学［M］.7版.北京:人民卫生出版社,2022.

［3］ 高娜,肖华鹏.三教改革背景下高职医护类专业活页式教材开发研究［J］.中国教育技术装备,2024(5):35－36,43.

［4］ 韩叶芬,单伟颖.妇产科护理学［M］.3版.北京:人民卫生出版社,2021.

［5］ 孔北华,马丁,段涛.妇产科学［M］.10版.北京:人民卫生出版社,2024.

［6］ 李淑文,王丽君.妇产科护理［M］.2版.北京:人民卫生出版社,2020.

［7］ 潘建明,杨晶,徐晨.产后恢复职业技能教材［M］.长沙:湖南科学技术出版社,2021.

［8］ 桑未心,杨娟.妇产科护理(临床案例版)［M］.武汉:华中科技大学出版社,2016.

［9］ 谭严.妇科护理学［M］.2版.北京:中国医药科技出版社,2022.

［10］ 王冰,赵婷.项目式教学在妇产科护理实训课程教学中的实践研究［J］.知识文库,2024 (23):123－126.

［11］ 王玉,崔萱.助产学［M］.2版.北京:人民卫生出版社,2024.

［12］ 王泽华,丁依玲.妇产科学［M］.北京:中国医药科技出版社,2019.

［13］ 魏碧蓉.高级助产学［M］.北京:人民卫生出版社,2006.

［14］ 夏海鸥.妇产科护理学［M］.4版.北京:人民卫生出版社,2019.

［15］ 谢幸,孔北华,段涛.妇产科学［M］.9版.北京:人民卫生出版社,2018.

［16］ 徐国庆.“活页式、手册式教材”概念辨析与应用开发［J］.当代职业教育,2022(2):4－9.

［17］ 张宏玉,王爱华,徐鑫芬.助产学［M］.北京:科学技术文献出版社,2015.

［18］ 郑智嘉.“三教”改革背景下护理实训新型活页式教材的开发与教学实践［J］.卫生职业教育,2024(19):37－41.

课程标准

一、课程名称

妇产科护理。

二、适用专业和面向岗位

适用于中、高职护理、助产专业,面向各级医院的妇科、产科门诊及病房护理和社区母婴保健、产后康复等岗位。

三、课程性质

"妇产科护理"是中、高职护理专业必修的一门专业核心课程,是在学习了基础护理、健康评估、护理导论等基础课程后,具备了护理基本理论、技术及实践能力的基础上开设的一门理论 + 实践的临床护理课程,其功能是对接护理专业人才培养目标,面向妇产科护士、社区母婴保健、产后康复师等工作岗位,培养护生具备妇产科护理专科能力,为后续课程学习奠定基础。通过本课程的学习,培养护生以孕产妇的健康为中心,从人的生理、心理、精神、社会等方面进行护理评估,结合辅助检查等对护理对象提出护理诊断,制订护理措施,从而实现整体护理。

四、课程设计

(一)设计思路

"妇产科护理"是临床护理的核心课程,旨在培养护生对于妇产科生理和病理状况的整体护理能力。本教材课程内容设置强调紧贴临床妇产科护理工作的实际需要,以临床妇产科护理工作岗位任务为主线,主要采用项目任务教学法、护理案例教学法等方式开展课程教学,内容以必须、够用为度,突出精简、新颖、合理、科学和易操作的特点,重点培养护生对临床护理案例的理解和分析能力,强调护生自主学习能力、技能操作水平和综合护理能力的提升。

(二)内容组织

本教材内容组织根据行业、岗位实际需求,并遵循学生认知规律,将医护行业、职业标准和岗位规范中与妇产科护理相关的内容进行重构,采用"模块—项目—任务化"教材体例,教材内容分为两大模块,每个模块下有数个项目和学习任务。每一模块均突出学生岗位能力培养,体现做中学、学中做,基于工作过程的学习,为学生提供了妇产科护理临床工作中涉及的相关生理或病理状态下完整的护理工作流程和相关实训操作技能。

五、课程教学目标

（一）知识目标

1. 掌握妇产科护理的基本理论、基本知识及常见疾病患者的护理评估、护理诊断并制订护理措施。

2. 熟悉妇产科常见急、危重症患者的急救原则及护理措施。

3. 了解妇产科护理的工作范畴和发展趋势；能通过护士执业资格考试。

（二）技能目标

1. 具备对妇产科常见疾病患者的病情观察、疾病初步判断及配合处理患者的能力。

2. 能运用护理程序为不同健康需求的妇女提供妇产科专业护理。

3. 能熟练进行妇产科手术患者术前、术中、术后的整体护理；能配合医生进行妇产科常用手术操作。

4. 能运用有效的沟通技术促进护患关系、加强医护合作、注重护护合作。

5. 在掌握常规护理技术的基础上，能对相关技术操作进行创新改革，提高工作能力。

（三）素质目标

1. 培养学生自学的能力，养成良好的学习习惯，为终身学习打好基础。

2. 培养学生虚心学习、刻苦钻研的学习态度。

3. 培养学生能够理论联系实际，关心、爱护和尊重患者，养成良好的职业素质和护患沟通能力。

4. 培养学生细心严谨的工作作风，提高学生的综合职业能力。

5. 培养学生的职业创新能力，能拓宽创业的范围。

六、参考学时与学分

参考学时：72/64（高职/中职）学时，参考学分：4.5/4（高职/中职）学分。

七、课程内容与结构

学习项目	对接典型工作任务与职业要求	知识、技能、素质要求	教学活动设计	学时（高职/中职）
模块一　产科护理				
早、中期妊娠护理	早期妊娠健康管理	1. 掌握早期妊娠妇女的临床表现和心理变化特点，能对孕妇进行健康管理，针对其生理、心理表现进行评估和护理 2. 熟悉妊娠基础，了解女性生殖系统的解剖和生理知识 3. 护理过程中态度端正，有较强的整体护理观念，沟通能力强；工作过程中对孕妇关爱、体贴，有较强的安全意识和法律意识	1. 讲授 2. 案例导入 3. 情景教学 4. 技能操作	6/6

（续表）

学习项目	对接典型工作任务与职业要求	知识、技能、素质要求	教学活动设计	学时(高职/中职)
	中期妊娠健康管理	1. 掌握中期妊娠妇女的临床表现和心理变化特点，能对孕妇进行健康管理，针对其生理、心理表现进行评估和护理 2. 能熟练进行妊娠期腹部检查操作，并判断胎方位 3. 护理过程中对孕妇关爱、体贴；能熟练进行健康宣教，有较强的安全意识和法律意识	1. 讲授 2. 案例导入 3. 情景教学 4. 技能操作 5. 虚拟仿真	4/4
	早、中期妊娠出血护理	1. 掌握妊娠期出血的概念、临床表现，能准确评估，提出护理问题，并制订护理措施 2. 熟悉妊娠期出血的病理特点、处理原则，配合医生进行临床处理 3. 护理过程中关心、体贴和尊重孕妇，注意保护隐私，有安全意识	1. 讲授 2. 案例导入 3. 情景教学	2/2
	羊水量异常护理	1. 熟悉羊水量异常的概念、临床表现，能准确进行评估，提出护理问题，并制订护理措施 2. 能指导孕妇进行相关检查，配合医生进行临床处理 3. 工作中关心、体贴和尊重孕妇，注意保护隐私，有安全意识	1. 讲授 2. 案例导入 3. 情景教学	2/0
	妊娠期贫血护理	1. 熟悉妊娠期贫血的概念、临床表现，能准确评估，提出护理问题，并制订护理措施 2. 了解妊娠期贫血的检查，能配合医生进行临床处理 3. 工作中关心、爱护和尊重孕妇，注意保护隐私，有安全意识	1. 讲授 2. 案例导入 3. 情景教学	1/0
	妊娠期血糖异常护理	1. 熟悉妊娠期血糖异常的概念、临床表现和判断，能准确评估，提出护理问题，并制订护理措施 2. 能熟练进行血糖的测定，判断结果，配合医生进行临床处理 3. 工作中关心、体贴和尊重孕妇，科学进行宣教和指导	1. 讲授 2. 案例导入 3. 情景教学	1/0
围生期护理	围生期健康管理	1. 掌握围生期的概念和胎心监测的方法 2. 熟悉围生期孕产妇体重管理的内容和健康指导 3. 护理过程中尊重孕产妇，关心母儿安危，科学进行宣教和指导	1. 讲授 2. 案例导入 3. 情景教学 4. 技能操作	2/2

（续表）

学习项目	对接典型工作任务与职业要求	知识、技能、素质要求	教学活动设计	学时（高职/中职）
	正常分娩护理	1. 掌握临产的判断和产程的概念、划分，能准确判断产程并给予正确的护理 2. 能熟练进行产程观察、会阴擦洗消毒和新生儿护理 3. 能配合医生、助产士进行分娩期的处理 4. 关心、体贴和尊重产妇，注意保护隐私，护理过程有安全意识	1. 讲授 2. 案例导入 3. 情景教学 4. 技能操作 5. 虚拟仿真	10/10
	新生儿护理	1. 掌握新生儿的概念、生理特点 2. 熟悉新生儿 Apgar 评分内容和标准，配合医生进行复苏，熟练完成复苏后护理 3. 能熟练进行新生儿沐浴、抚触等操作 4. 对新生儿充满爱心，动作轻柔，关爱生命，有很强的护幼意识	1. 讲授 2. 案例导入 3. 情景教学 4. 技能操作 5. 虚拟仿真	4/4
	产褥期护理	1. 掌握产褥期的概念、生理和病理机制，尤其是恶露的形成和特点 2. 熟悉产褥期护理的评估和产褥感染的具体护理措施 3. 能熟练进行产褥期子宫复旧的护理和会阴伤口护理 4. 能顺利完成母乳喂养和产后恢复的指导 5. 尊重产妇个人隐私，关心、体贴产妇，具有爱母护婴意识	1. 讲授 2. 案例导入 3. 情景教学 4. 技能操作	2/2
	妊娠晚期出血护理	1. 掌握妊娠晚期出血中前置胎盘、胎盘早剥的概念、分类及临床特点 2. 能指导孕妇进行辅助检查，配合临床治疗 3. 能熟练进行妊娠晚期出血的评估和护理 4. 具有尊重生命、爱护和体贴孕妇的职业素养	1. 讲授 2. 案例导入 3. 情景教学	2/2
	妊娠期高血压疾病护理	1. 掌握妊娠期高血压疾病的分类、护理评估 2. 熟悉妊娠期高血压疾病的病理机制、临床主要症状和体征 3. 能熟练进行血压测量和硫酸镁用药护理，完成子痫的护理 4. 配合医生进行子痫的抢救 5. 具有尊重生命、体贴和爱护孕妇、进行急救护理的素质	1. 讲授 2. 案例导入 3. 情景教学 4. 技能操作	3/2
	胎膜早破护理	1. 掌握胎膜早破的概念、护理评估和护理措施 2. 熟悉胎膜早破的判断和紧急处理 3. 关心、爱护孕妇，尊重生命，保护其隐私	1. 讲授 2. 案例导入 3. 情景教学	1/0

（续表）

学习项目	对接典型工作任务与职业要求	知识、技能、素质要求	教学活动设计	学时（高职/中职）
	产力异常护理	1. 熟悉产力异常的分类及特点 2. 掌握宫缩乏力的原因和处理原则 3. 能对异常产程进行评估并正确护理 4. 关心、体贴产妇，尊重产妇，有保护隐私意识和良好沟通	1. 讲授 2. 案例导入 3. 情景教学 4. 技能操作	2/3
	产道异常护理	1. 熟悉产道异常的类型和特点 2. 能熟练完成头盆关系的评估，并对试产者进行护理 3. 尊重生命，爱护、体贴产妇，注意保护隐私	1. 讲授 2. 案例导入 3. 情景教学	2/2
	胎位异常护理	1. 掌握持续性枕横位、枕后位、臀位的概念和臀先露的临床分类、护理评估 2. 熟悉异常胎位的产程特点和处理原则 3. 能对异常胎位进行产程护理，并指导孕妇纠正臀位 4. 尊重、关爱孕妇，有安全意识和综合素养	1. 讲授 2. 案例导入 3. 情景教学 4. 技能操作	2/3
	产后出血护理	1. 掌握产后出血的概念、原因和出血特点 2. 熟悉产后出血的类型和处理原则 3. 能配合医生对产后出血的产妇进行急救止血护理 4. 能熟练进行子宫按摩的操作 5. 具有治病救人、大爱无疆的医护精神	1. 讲授 2. 案例导入 3. 情景教学 4. 技能操作	2/2
模块二　妇科护理				
妇科炎症护理	阴道炎护理	1. 掌握妇科常见阴道炎的临床特点和处理原则 2. 能对常见妇科阴道炎进行护理评估，提出护理问题，并进行护理 3. 能熟练进行妇科检查、阴道上药和灌洗的护理操作 4. 具有关爱妇女、保护隐私、敢于担当、甘于奉献的专业价值观和素养	1. 讲授 2. 案例导入 3. 情景教学 4. 技能操作	4/4
	宫颈炎护理	1. 掌握宫颈炎的临床特点，能熟练进行护理评估，提出护理问题，并进行护理 2. 熟悉慢性宫颈炎的病理类型和辅助检查方法 3. 具有尊重妇女、保护隐私的职业意识和临床快速反应能力	1. 讲授 2. 案例导入 3. 情景教学	1/1
	盆腔炎护理	1. 熟悉妇科盆腔炎的临床表现 2. 能对盆腔炎患者进行护理评估，提出护理问题，制订护理目标，并实施护理 3. 关心、体贴妇女，尊重女性，保护隐私	1. 讲授 2. 案例导入 3. 情景教学	1/1

（续表）

学习项目	对接典型工作任务与职业要求	知识、技能、素质要求	教学活动设计	学时（高职/中职）
妇科肿瘤护理	子宫肌瘤护理	1. 掌握子宫肌瘤的分类、护理评估、护理诊断和护理措施 2. 能指导患者进行相关检查和治疗 3. 尊重生命，爱护、体贴患者，具有人文关怀素养	1. 讲授 2. 案例导入 3. 情景教学	1/2
	子宫颈癌护理	1. 掌握宫颈癌早期症状、筛查和确诊的方法 2. 熟悉宫颈癌的好发部位、病理类型和处理原则 3. 能对宫颈癌患者进行护理评估，提出护理问题，并开展护理；能做好术后健康指导 4. 能对妇女进行健康宣教，有防癌意识，具有尊重生命、关爱女性的职业素养	1. 讲授 2. 案例导入 3. 情景教学	2/2
	子宫内膜癌护理	1. 掌握子宫内膜癌的临床特点，能对患者进行护理评估，提出护理问题，并进行护理 2. 熟悉子宫内膜癌的病理机制和处理原则 3. 培养职业自豪感和价值感，同时具备职业使命和担当	1. 讲授 2. 案例导入 3. 情景教学	1/2
	卵巢肿瘤护理	1. 掌握卵巢肿瘤的良恶性鉴别和并发症的表现 2. 熟悉卵巢肿瘤的病理机制、临床表现和处理原则 3. 能熟练进行卵巢肿瘤患者的护理评估，提出护理问题，并实施护理 4. 培养关爱妇女、尊重生命、救死扶伤的职业素养	1. 讲授 2. 案例导入 3. 情景教学	2/2
	妊娠滋养细胞疾病护理	1. 掌握葡萄胎患者的随访和化疗患者的护理措施 2. 熟悉妊娠滋养细胞疾病的病理、临床表现及处理原则，并进行鉴别 3. 能熟练配合医生进行清宫术的操作，并进行手术护理 4. 培养敬佑生命、救死扶伤的职业精神	1. 讲授 2. 案例导入 3. 情景教学	2/2
妇科内分泌疾病护理	异常子宫出血护理	1. 掌握异常子宫出血的概念和分类 2. 熟悉异常子宫出血的辅助检查方法和结果 3. 能对异常子宫出血患者进行护理评估，提出护理问题，并完成护理 4. 能熟练配合进行止血的护理 5. 培养尊重生命、关爱女性的素养，恪守"生命至上"的救死扶伤精神	1. 讲授 2. 案例导入 3. 情景教学 4. 技能操作	2/2

（续表）

学习项目	对接典型工作任务与职业要求	知识、技能、素质要求	教学活动设计	学时（高职/中职）
妇科生殖器官损伤性疾病护理	痛经护理	1. 掌握痛经的临床特点 2. 熟悉子宫内膜异位症的表现及辅助检查 3. 能对痛经患者进行护理评估，提出护理问题，并完成护理 4. 培养尊重生命、关爱女性的职业素养	1. 讲授 2. 案例导入 3. 情景教学	1/0
	绝经综合征护理	1. 熟悉绝经综合征的概念和临床特点 2. 能对绝经综合征患者进行护理评估，提出护理问题，并完成护理 3. 培养学生尊重生命自然规律、关爱绝经期女性的职业素养	1. 讲授 2. 案例导入 3. 情景教学	1/0
	子宫脱垂护理	1. 掌握子宫脱垂的概念和临床分度 2. 熟悉引起子宫脱垂的主要原因和预防方法 3. 能对子宫脱垂患者熟练进行护理评估，提出护理问题，并进行护理 4. 能对子宫脱垂患者进行健康指导 5. 培养尊重女性、爱护生命、维护和促进妇女健康为己任的专业价值观和社会责任感	1. 讲授 2. 案例导入 3. 情景教学 4. 技能操作	1/0
	生殖道瘘护理	1. 掌握生殖道瘘的常见类型和临床表现 2. 熟悉生殖道瘘的病因和处理原则 3. 能对生殖道瘘患者进行护理评估，提出护理问题，并完成护理 4. 培养尊重女性、关爱妇女的职业素养和全心全意为患者服务的意识	1. 讲授 2. 案例导入 3. 情景教学 4. 技能操作	1/0
优化生育健康管理	避孕方式选择及护理	1. 熟悉避孕方法和适应证 2. 对于采取不同避孕方法的女性进行评估和护理 3. 能科学指导女性进行避孕方式的选择 4. 培养尊重女性、保护隐私、科学求实的职业素养	1. 讲授 2. 案例导入 3. 情景教学 4. 技能操作	2/1
	避孕失败补救措施及护理	1. 熟悉避孕失败的处理方法和并发症 2. 能熟练配合医生进行避孕失败的手术护理 3. 培养"生命至上"的理念和自尊自爱的素养	1. 讲授 2. 案例导入 3. 情景教学 4. 技能操作	2/1

八、资源开发与利用

（一）教材编写与使用

本教材编写以岗位工作能力需求为基础，坚持理论知识够用、适用，且以能力培养为核心原则。教材体例突破传统学科系统的结构，建立了包括护理病例、问题导入、任务实施、任务评价等内容模块,以学习目标、护理案例、学习内容、任务实施、任务评价、知识链接、图文素材、操作视频等形式多样、内容丰富的方式呈现,增加了教材的趣味性,这既满足学生学习需求,又符合教师教学使用要求。

（二）数字化资源开发与利用

运用数字化技术将任务中重点涉及的岗位技能通过制作微课,以二维码的形式呈现,便于学生手机移动端可以利用碎片化时间随时在线学习,帮助学生更好地掌握临床妇产科护理技能,提升人才培养质量。

（三）企业岗位培养资源的开发与利用

以医院的典型案例、图片、护理操作等为素材,用于课程教育与任务实施,体现课程学习与实际工作岗位紧密结合的特点,以丰富课程教学内容和形式,提高学生学习的积极性和主动性,提升教学效果,从根本上解决妇产科护理学习与实际工作脱节的问题,进一步促进学生未来岗位胜任能力的提升。

九、教学建议

本课程教学手段主要采用任务驱动教学法、情景教学法等形式,紧密联系实际工作岗位需要,重点突出学生岗位能力与职业素质的培养,针对性进行任务评价,技能操作能以实际工作情景为基础,依托虚拟仿真系统、临床实习等,进一步强化岗位能力的提升。

十、课程实施条件

本课程属于临床护理核心课程,作为操作性极强的一门临床课程,教学过程中以"理论—实践一体化"的教学模式为指导,应充分应用数字化教学技术,可通过情景模拟、角色扮演、虚拟仿真和临床见习等方式强化护生实践操作技能的培养,使学生进入临床就能对妇产科护理对象进行护理评估,提出护理问题,制订护理目标,并系统地进行护理。

十一、教学评价

教学评价既要关注学生知识的积累,又要注重学习过程和实践技能的培养,更要注重情感态度与价值观的形成与发展。不仅要关注学生学习的结果,更要关注其过程中的努力,注意评价方式的多样化,过程性评价与终结性评价相结合,评价标准和内容体现能力本位,突出岗位职业能力与人文素质的养成。通过妇产科护理课程中各任务的学习达到该课程对应的国家护士执业资格考试的要求并能胜任临床护理工作的开展。

能够针对孕期、分娩、产褥期及产后常发疾病对妇女开展护理程序

项目一 早、中期妊娠护理

1. 掌握早、中期妊娠妇女的生理表现和妊娠护理要点。
2. 掌握妊娠早中期出血、羊水量异常、妊娠期糖尿病等的病因、临床表现及辅助检查及妊娠异常的护理要点。

1. 学会早、中期妊娠妇女的护理配合。
2. 掌握妊娠期疾病的各项辅助检查、注意事项及健康宣教。

项目二 围生期护理

1. 掌握围生期正常妇女的生理表现与护理。
2. 掌握围生期常见异常临床症状及护理。
3. 掌握新生儿护理知识。

1. 学会对正常围生期妇女的护理和健康宣教。
2. 学会对围生期异常妇女护理的和健康宣教。
3. 学会新生儿的相关护理。

项目三 妇科炎症护理

1. 掌握阴道炎、宫颈炎、盆腔炎的病因、临床表现和辅助检查。
2. 掌握阴道炎、盆腔炎的护理评估、护理诊断、护理计划、护理实施和护理评价。

1. 学会阴道炎、宫颈炎、盆腔炎的护理和健康宣教。
2. 学会阴道炎、宫颈炎、盆腔炎的护理配合。
3. 学会阴道炎、盆腔炎的治疗配合。

项目四 妇科肿瘤护理

1. 掌握子宫肌瘤、子宫内膜癌、宫颈癌、卵巢肿瘤的病因、临床表现和转移途径。
2. 掌握子宫肌瘤、子宫内膜癌、宫颈癌、卵巢肿瘤的护理评估、护理诊断、护理计划、护理实施和护理评价。

1. 学会子宫肌瘤、宫颈癌、卵巢肿瘤的护理和健康宣教。
2. 学会妇科手术患者的术前、术中和术后护理。
3. 学会子宫肌瘤、宫颈癌、卵巢肿瘤、子宫内膜癌患者的护理配合。

项目五 妇科内分泌疾病护理

1. 掌握异常子宫出血、痛经、绝经综合征的病因、临床表现和辅助检查。
2. 掌握异常子宫出血、痛经、绝经综合征的护理评估、护理诊断、护理计划、护理实施和护理评价。

1. 学会异常子宫出血、痛经、绝经综合征患者的护理和健康宣教。
2. 学会异常子宫出血、痛经、绝经综合征患者护理配合。

项目六 女科生殖器官损伤性疾病护理

1. 掌握异常子宫脱垂、生殖道瘘的病因、临床表现和辅助检查。
2. 掌握子宫脱垂、生殖道瘘的护理评估、护理诊断、护理计划和护理实施。

1. 学会子宫脱垂、生殖道瘘患者的护理和健康宣教。
2. 学会子宫脱垂患者护理配合。

项目七 优化生育健康管理

1. 掌握避孕方法、适应证、优缺点。
2. 掌握常用避孕方法、适应证、补救失败和注意事项。

1. 学会对节育环常见并发症进行护理和健康宣教。
2. 学会对人工流产术前后进行护理、并做好孕中护理配合。

图书在版编目(CIP)数据

妇产科护理/申婧主编.--上海:复旦大学出版
社,2025.7.--(护理专业双元育人教材).--ISBN
978-7-309-18122-7

Ⅰ.R473.71

中国国家版本馆 CIP 数据核字第 2025PJ8984 号

妇产科护理
申 婧 主编
责任编辑/高 辉 袁书琪

复旦大学出版社有限公司出版发行
上海市国权路 579 号 邮编:200433
网址:fupnet@fudanpress.com http://www.fudanpress.com
门市零售:86-21-65102580 团体订购:86-21-65104505
出版部电话:86-21-65642845
上海四维数字图文有限公司

开本 787 毫米×1092 毫米 1/16 印张 15.5 字数 367 千字
2025 年 7 月第 1 版第 1 次印刷

ISBN 978-7-309-18122-7/R·2194
定价:59.80 元

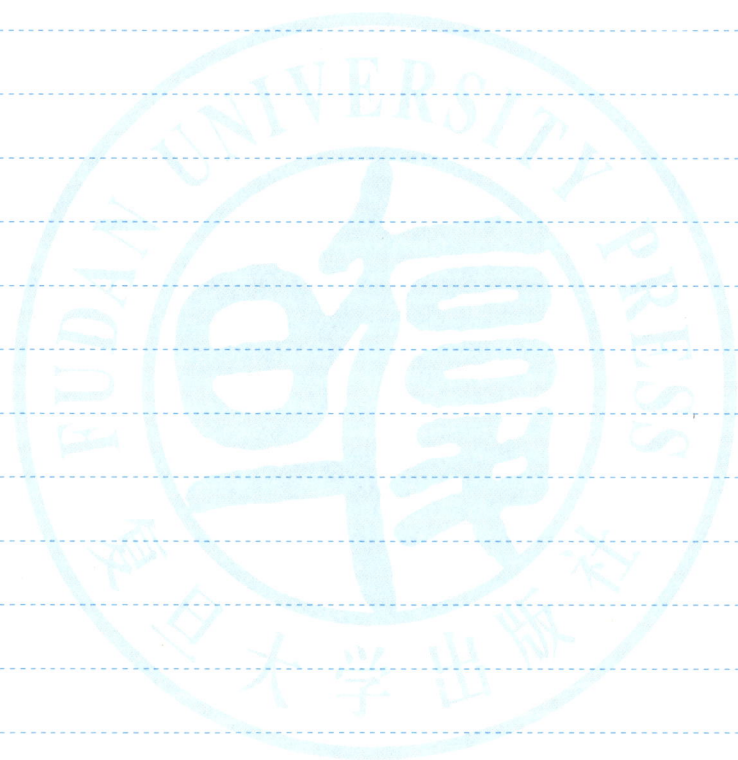

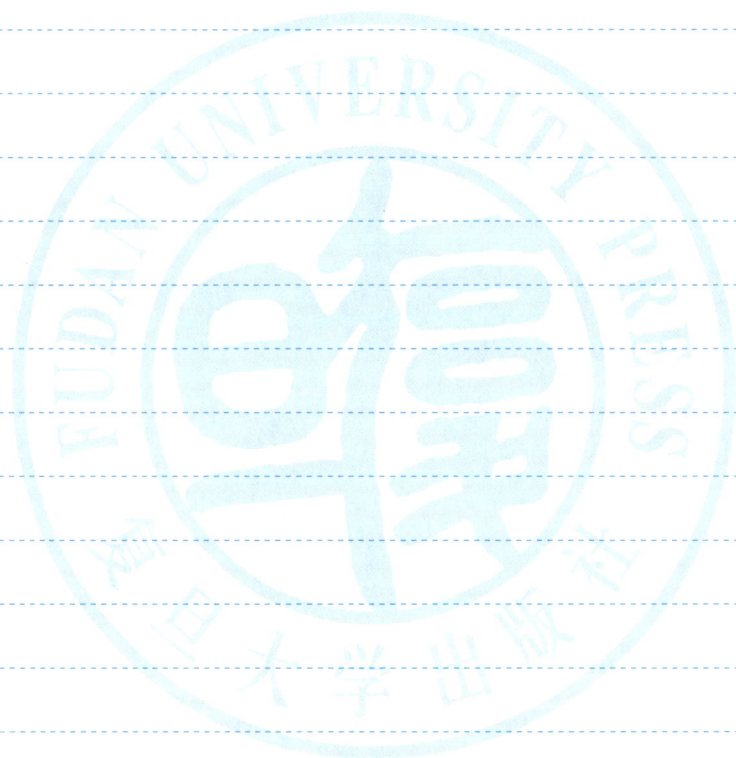